康复护理丛书

老年人常见
功能障碍的护理

主 编 田秋姣 谢家兴

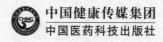

中国健康传媒集团

中国医药科技出版社

内 容 提 要

这是一本针对老年人常见功能障碍实施康复护理的指导手册。书中突出功能障碍的评估和康复措施，以实用技能为主线，叙述了老年人常见功能障碍的护理技能。各项护理操作技能条目清楚，文字浅显易懂，具有指导性强的特点。本书适用于医疗机构及养老机构护理人员阅读，可作为老年人照料者实际操作的培训教材。

图书在版编目（CIP）数据

老年人常见功能障碍的护理/田秋姣，谢家兴主编. —北京：中国医药科技出版社，2021.5

（康复护理丛书）

ISBN 978 - 7 - 5214 - 2392 - 1

Ⅰ.①老… Ⅱ.①田…②谢 Ⅲ.①老年人—护理 Ⅳ.①R473.59

中国版本图书馆 CIP 数据核字（2021）第 065600 号

美术编辑　陈君杞
版式设计　诚达誉高

出版　**中国健康传媒集团** | 中国医药科技出版社
地址　北京市海淀区文慧园北路甲 22 号
邮编　100082
电话　发行：010 - 62227427　邮购：010 - 62236938
网址　www.cmstp.com
规格　710×1000mm¼₆
印张　14¾
字数　265 千字
版次　2021 年 5 月第 1 版
印次　2021 年 5 月第 1 次印刷
印刷　三河市万龙印装有限公司
经销　全国各地新华书店
书号　ISBN 978 - 7 - 5214 - 2392 - 1
定价　59.00 元

获取新书信息、投稿、为图书纠错，请扫码联系我们。

编 委 会

前　言

为推进健康中国建设，《"健康中国 2030"规划纲要》明确提出，树立大卫生、大健康的观念，把以治病为中心转变为以人民健康为中心，关注生命全周期、健康全过程。目前我国面临人口老龄化的严峻挑战，据统计 2019 年我国 60 周岁及以上人口有 2.539 亿人，占总人口的 18.1%，65 周岁及以上人口有 1.76 亿人，占总人口的 12.6%。老年人由于机体组织、器官等退行性改变和功能衰退，易出现衰老、虚弱、各种功能障碍和慢性病高发。我国合并慢性病的老年人高达 1 亿以上，其中心脑血管疾病、癌症、慢性呼吸系统疾病和糖尿病等是迄今为止世界上老年人主要的死因，占死因的 63%。由于对慢性病危害性认识不足，慢性病并发症常见，严重影响老年人的身心健康和生活质量。

护理服务于人的生命全过程，在满足人民群众生理、心理、社会的整体需求方面发挥着重要作用。广大老年群体功能障碍后的护理引起医疗从业者的广泛关注，作为长期从事老年疾病防治和医疗、康复、护理的专业人员，为发挥自己的专业特长，进一步提升老年人常见功能障碍的护理水平，我们组织了国内顶尖的康复医疗机构，如北京博爱医院、国家康复辅具研究中心附属康复医院、广西壮族自治区江滨医院等一线的康复及护理专家，遵循科学性、实用性和创新性的原则，针对老年人常见功能障碍的相关护理问题编写了本书。本书紧紧围绕"常见功能障碍的护理"这一核心问题，打破常规疾病护理的界限，进一步突出功能障碍的护理评估和护理特色，收集国内外老年人常见功能障碍的身体评估、治疗、护理和健康教育等方面的最新研究成果，将传统护理和身体评估与护理相结合，以健康老龄化为目的，以解决医疗机构及养老机构老年人常见功能障碍的护理为重点，力求指导老年人患病后机体能达到最佳的功能状态。

由于编者水平有限，再加上编写时间仓促，本书难免存在不足或疏漏之处，敬请广大读者批评指正！

编　者
2021 年 3 月

目　　录

第一章　精神功能障碍的护理

精神功能障碍指的是大脑功能活动发生紊乱，导致认知、情感、行为和意识等精神活动不同程度障碍的总称。常见的有情感性精神功能障碍、脑器质性精神功能障碍等。精神功能障碍的致病因素有多方面：先天遗传、个性特征及体质因素、器质因素、社会环境因素等。许多老年精神功能障碍患者有妄想、幻觉、错觉、情感障碍、自言自语、哭笑无常、行为怪异、意识减退，绝大多数老人缺乏自知力，不承认自己有病，不主动寻医。发生在老年期的精神功能障碍就叫老年期精神功能障碍。

第一节　意识功能障碍的护理

意识是指中枢神经系统对体内外刺激的应答，是人对周围环境及自身状态的识别和觉察能力。意识清醒是觉醒状态正常，具有良好的定向力（包括对时间、空间、人物及自身的判断力），意识内容正常（包括认知、记忆、思维、推理、判断、情感等）。当颅脑及全身的严重疾病损伤了大脑皮质及上行性网状激活系统，则出现各种不同程度或不同类型的觉醒状态及意识内容的异常。临床上将人的觉醒状态、定向力、意识内容出现障碍称为意识功能障碍。短暂的意识障碍是一种突发而短暂的意识丧失，不能站立而晕倒，常由大脑一过性大量供血不足所致。临床上所说的意识功能障碍通常是指持续时间较长的意识障碍，一般分为五种：嗜睡、意识模糊、谵妄、昏睡、昏迷。

一、昏迷的护理

【概述】

昏迷是指意识丧失，任何强大的刺激都不能唤醒，是最严重的意识障碍。它分为浅昏迷和深昏迷。老人由于自身原因，常合并多种慢性病，如高血压、脑血管的硬化、糖尿病等，均易发生意识功能障碍，引起昏迷。

【临床表现】

（1）浅昏迷：意识大部分丧失，强刺激也不能唤醒，但对疼痛刺激有痛苦表情及躲避反应。角膜反射、瞳孔对光反射、吞咽反射、眼球运动等都存在。

（2）深昏迷：意识全部丧失。对疼痛等各种刺激均无反应，全身肌肉松弛，角膜反射、瞳孔对光反射均消失，眼球固定，可出现病理反射。

【治疗原则】

（1）支持疗法及对症治疗：给氧，建立静脉通道，维持血压，保持水、电解质平衡，对呼吸异常者提供呼吸支持（面罩气囊人工呼吸、气管插管、呼吸兴奋剂等）。

（2）病因治疗：根据导致昏迷的原发疾病及原因采取有针对性的治疗措施，如针对脑血管意外立即给予止血或疏通脑血管治疗、针对缺氧性昏迷的供氧措施、针对低血糖的补充糖类措施、感染采用抗生素治疗等。

【护理评估】

（1）意识功能障碍的情况：询问意识障碍发生的时间、过程、起病急缓、持续时间、表现等。

（2）确定意识障碍的程度：可根据老人的语言反应、对答是否切题、对疼痛刺激的反应、肢体活动、瞳孔大小及对光反射、角膜反射等加以判断。

（3）伴随症状和体征：注意询问有无发热、头痛、恶心、呕吐、肢体瘫痪等症状；注意观察有无瞳孔散大或缩小、血压增高或降低、脑膜刺激征等体征。

（4）身体反应：有无水、电解质紊乱及营养障碍的表现，有无压疮、运动障碍的表现。

（5）诊断、治疗及护理经过：如应用降压药、降血糖药的名称、剂量及用药后的效果。

（6）其他：有无与意识障碍有关的疾病史及诱发因素，注意询问有无外伤、用药史、饮酒史，有无接触煤气；诱因如精神过度紧张或情绪激动、感染、上消化道出血、大量应用利尿剂等。

【护理诊断】

（1）意识功能障碍：与脑部疾患有关，与全身性疾病有关。

（2）清理呼吸道无效：与意识障碍致咳嗽反射减弱或消失有关。

（3）有误吸的危险：与意识丧失致咳嗽和吞咽反射减弱或消失有关。

（4）有外伤的危险：与意识障碍有关。

（5）有营养失调的危险：与意识障碍不能正常进食有关。

（6）有皮肤完整性受损的危险：与意识障碍、长期卧床/排泄物刺激有关。

（7）有感染的危险：与意识障碍所致咳嗽与吞咽反射减弱或消失有关；与留置导尿管有关。

（8）潜在并发症：窒息、电解质紊乱等。

【护理措施】

1. 基础护理

（1）老人头部置一软枕，抬高 15°～30°，头偏向一侧，口角稍向下，以利呼吸道分泌物的引流。

（2）卧床休息，减少不必要的搬动，并保持病房安静。

（3）严密观察老人神志、瞳孔的变化，监测生命体征，特别应注意观察老人头痛的部位、性质及持续时间，是否伴有呕吐及呕吐物的性质，每 30 分钟巡视病房一次，一旦发现异常应立即通知医生。

（4）保持呼吸道通畅，可经口腔放置通气道或以舌钳将舌头向外拉，勤吸痰，必要时作气管切开。

（5）留置导尿管，准确记录 24 小时出入量。

（6）观察生命体征是否平稳，意识、瞳孔是否正常，有无脑疝发生的可能。

2. 清理呼吸道无效/有误吸危险的护理措施

（1）侧卧位，以防舌后坠堵塞气道，分泌物吸入造成窒息。

（2）吸痰：由于吞咽困难，分泌物较多时需用吸痰管吸出，若经口腔吸出，需用包有衬垫的开口器，气管深部吸痰不可超过 6～8 秒，以免加重刺激。

（3）必要时行气管插管术或气管切开术，以确保呼吸道通畅。

（4）保持室内空气湿润，避免呼吸道干燥及分泌物结痂。

3. 意外损伤危险的护理措施

（1）昏迷老人卧床时床头应竖放一软枕，以免躁动时头部撞到床档。

（2）护理治疗完成后及时拉起床档，防止老人躁动后坠床。

（3）除去老人身边的危险用物，解开其衣物束缚，以免自伤。

（4）减少刺激，如声、光刺激可使用窗帘、滤声器等，保持安静。

（5）注意观察有无惊厥、抽搐发生以及发生的频率、持续时间和程度。若发生惊厥，处置后需为老人行口腔护理和皮肤清洁护理。

（6）勤巡视，保持气道通畅，备好氧气、急救药品和器械。

（7）观察老年患者是否发生舌咬伤、骨折、脱臼等意外伤的发生。

（8）告知老人及家属掌握癫痫发作的前驱症状和行之有效的防护措施。

4. 营养失调危险的护理措施

（1）长期昏迷老人需插胃管鼻饲，主要措施如下所述。

①先行鼻饲试餐：昏迷老人应先鼻饲试餐 2～4 次，以果汁、糖水、米汤为宜，如无不良反应方可继续鼻饲。正常鼻饲为高热量、高营养的流质。

②制定每日食谱：确定机体所需热量、蛋白质等，在调配鼻饲饮食时应充分考虑高热、呕吐、出汗、呼吸紊乱和长期脱水、激素治疗等诸多因素对机体水、电解质的影响。

③鼻饲前抬高床头：鼻饲前将床头抬高 30°～45°，先回抽胃液，证实胃管在胃内后再注入温开水 20ml，灌入流质每次以 150～200ml 为宜，灌入速度以每分钟 30～50ml 为宜，最后注入温开水 20ml，灌食后不能立即翻身吸痰。

④密切观察胃内容物的性质：注意观察老人是否呕吐咖啡色胃内容物及胃部疼痛的表现，如发现此症状均提示胃肠出血，应立即禁食，使用止血药物，必要时行胃肠减压，并行肾上腺素 2mg 加冰水 20ml 胃内灌注，或用云南白药稀释后注入胃内，以利止血。

（2）凡禁食、禁水者和鼻饲不能满足机体需要时，均可参照护理诊断营养缺乏的护理措施。

5. 皮肤完整性受损危险的护理措施

受压部位皮肤可有发红、淤血、溃烂等表现。与昏迷后长期卧床，局部受压，大、小便失禁等因素有关。

（1）保持床单位清洁、平整、干燥。

（2）勤翻身，保持皮肤清洁、干燥，避免长期受压。

（3）给予高热量、高蛋白、易消化饮食，给予鼻饲或静脉高营养，提高机体抵抗力。

（4）给予气垫床、海绵床垫。受压部位给予棉垫、气圈等以减少局部受压。

（5）大、小便失禁者，污染床单后要及时处理，清洁会阴；男性小便失禁者可用避孕套接尿袋引流尿液，女性老人可用一次性尿不湿；肛门经常溢便者，局部皮肤受刺激后易引起感染、糜烂，应勤擦洗，局部涂抹甘油，防止皮肤受损。

（6）现在许多医养机构已对昏迷老人推广使用全自动护理床，运用全自动护理床的湿度感应报警系统和污物直接排出设置，减少污物对局部皮肤的刺激时间，减轻污物对局部皮肤的刺激程度，缩短医务人员护理时间，提高工作效率，降低了压疮的发生率。

6. 感染危险的护理措施

（1）昏迷老人易并发感染，应做好基础护理以预防感染的发生。

（2）气管切开出院者，回家后应保持室内空气清洁、湿润，每日通风 2~3 次；及时吸痰，避免堵管；不可自行拔管，注意固定带松紧度以能伸入一指为宜，以防套管滑出发生意外；每日清洁消毒 2~3 次。

（3）口腔护理：每 4 小时生理盐水清洁口腔 1 次，避免引起口腔感染和呼吸系统疾病；口唇涂抹液体石蜡或凡士林以避免干裂。

（4）眼部护理：每日生理盐水冲洗双眼 1~2 次，对角膜反射消失、眼睑不能闭合者，应涂眼膏后盖以眼罩，防止角膜干燥、溃疡而失明。

（5）会阴护理：每日早晚温热水擦洗会阴部，留置尿管的老人每日按留置尿管常规护理；老年人大便后及时清洗会阴部，更换尿不湿。

（6）每天给老年人翻身后叩背两次，促进痰液排出，以防发生坠积性肺炎。

【健康教育】

（1）指导老年患者保持肢体功能体位，以免肢体肌肉关节挛缩，影响功能恢复，按照康复师指导的方法，坚持进行功能锻炼，行康复护理。

（2）长期昏迷老人应取半卧位或床头抬高 30°~45°，并定时翻身、按摩骨突位，预防压疮发生。

（3）鼻饲前，抽吸胃液并检查胃管是否在胃内，是否有应激性溃疡和胃潴留的发生。

（4）观察老人排便情况，如有便秘，可协助按摩下腹部，必要时可由胃管注入适量缓泻剂。

（5）留置导尿管的老人，应增加温水摄入，定期开放和更换导尿管，锻炼膀胱功能，避免发生膀胱挛缩、尿路结石和感染。

二、神游症/昼游状态的护理

【概述】

神游症/昼游状态是指产生持续的觉醒、警觉和意识及精神崩溃后出现的到处徘徊、游走，以及夜间无目的地外出漫游。持续时间较长的自动症，对周围环境有一定的感知能力，而且有相应反应，外表近似正常，并可在相当长的一段时间内进行复杂的协调性活动。老年失智症患者常发生此种状态。

【临床表现】

老人无目的地外出漫游,持续数小时或一天,常突然清醒,对发作中的经历遗忘或部分遗忘。

【治疗原则】

(1)消除病因。

(2)积极的处世态度。

【护理评估】

(1)神游症/昼游状态的情况:询问症状发生的时间、过程、持续时间、表现等。

(2)确定机体有无病理反应:可根据老人的语言反应、对答是否切题、对疼痛刺激的反应、肢体活动、瞳孔大小及对光反射、角膜反射等判断大脑反应。

(3)伴随症状和体征:注意询问发病时有无发热、头痛、恶心、呕吐、肢体瘫痪等症状;注意观察有无瞳孔或缩小、血压变化、脑膜刺激征等体征。

(4)身体反应:有无水、电解质紊乱及营养障碍的表现,有无外伤、运动障碍的表现。

(5)诊断、治疗及护理经过:如服用抗精神病药物,药品的名称、剂量、用药后的反应。

(6)其他:有无与意识障碍有关的疾病病史及诱发因素,注意询问有无外伤、用药史、饮酒史,有无接触煤气;诱因如精神过度紧张或情绪激动、感染、上消化道出血、大量应用利尿剂等。

【护理诊断】

(1)意识障碍:与脑部疾患有关,与全身性疾病有关,与肝性脑病有关等。

(2)有外伤的危险:与意识障碍有关。

(3)有皮肤完整性受损的危险:与意识障碍有关。

【护理措施】

(1)观察发病时表现:密切注意观察神游症/昼游状态发生的时间段,发生时的症状。

(2)切忌突然中止病症:神游/昼游状态发生时不要突然大声叫醒老人,不可强制暴力制止老人神游行为,而应引导老人停止神游,回到安全地方休息。

(3)避免外伤发生:了解神游症发生情况,提前做好防范措施,防止发生意外伤害。

（4）分析原因解决病症：根据发病时的症状，发病前的表现，配合医生做好各项检查，找出病因并制定治疗方案，以改善和治愈病症。

【健康教育】

（1）告知老人病情，请其端正心态，积极配合医务人员寻找病因，落实各项治疗。

（2）根据病情制订预案，以防意外伤害发生。

三、谵妄的护理

【概述】

谵妄是指一组综合征，又称为急性脑综合征。表现为意识障碍、行为无章、没有目的、注意力无法集中。通常起病急，病情波动明显。该综合征常见于老人。老人的认知功能下降、觉醒度改变、感知觉异常、日夜颠倒。谵妄并不是一种疾病，而是由多种原因导致的临床综合征。

【临床表现】

意识障碍，神志恍惚，注意力不能集中，以及对周围环境与事物的觉察清晰度降低等。意识障碍有明显的昼夜节律变化，表现为昼轻夜重。定向障碍包括时间和地点的定向障碍，严重者会出现人物定向障碍。记忆障碍以即刻记忆和近记忆障碍最明显，老年患者尤其对新近事件难以识记。睡眠易觉醒，周期不规律，可表现为白天嗜睡而晚上活跃。好转后老人对谵妄时的表现或发生的事大都遗忘。

【治疗原则】

对于谵妄的治疗主要包括病因治疗、支持治疗和对症治疗。

（1）病因治疗：是指针对原发脑部器质性疾病或躯体疾病的治疗，这是最重要的治疗环节。

（2）支持治疗：一般包括维持水、电解质平衡，适当补充营养。

（3）对症治疗：针对老年患者的精神症状给予精神药物治疗。

【护理评估】

（1）谵妄时的情况：询问症状发生的时间、过程、持续时间、表现等。

（2）确定机体有无病理反应：可根据老人的语言反应、对答是否切题、对疼痛刺激的反应、肢体活动、瞳孔大小及对光反射、角膜反射等判断大脑反应。

（3）伴随症状和体征：注意询问发病时有无发热、头痛、恶心、呕吐、肢体瘫痪等症状；注意观察瞳孔有无变化、血压变化、脑膜刺激征等体征。

（4）身体反应：有无水、电解质紊乱及营养障碍的表现，有无外伤、运动障碍的表现。

（5）诊断、治疗及护理经过：如服用抗精神病药物，药品的名称、剂量、用药后的反应。

（6）其他：注意询问有无与意识障碍有关的疾病病史及诱发因素，有无外伤、用药史、饮酒史，有无接触煤气；是否有如精神过度紧张或情绪激动、感染、上消化道出血、大量应用利尿剂等方面的诱因。

【护理诊断】

（1）意识障碍：与脑部疾患有关，与全身性疾病有关。

（2）有意外损伤的危险：与意识障碍有关。

（3）有睡眠状态紊乱：与失眠有关。

（4）焦虑：不安全感。

（5）活动失常：运动兴奋。

【护理措施】

（1）保持环境安静，减少刺激，如声、光刺激可使用窗帘、滤声器等，密切观察老年患者状态的变化，避免引起老人情绪波动。

（2）观察老年患者谵妄的前驱状态，是否有坐立不安，是否有焦躁感，说话没有头绪，不知所言，是否伴有紧张、强烈的不安全感等。

（3）做好防范措施，祛除老年患者身边的危险用物，解开其衣物束缚，减少或避免老年患者自伤或他伤，必要时遵医嘱给予镇静药品及约束措施。

（4）加速配合各种治疗，尽量缩短兴奋过程，完成护理治疗后及时拉起床档，防止老年患者躁动坠床。

（5）谵妄发作时，沟通交流时切忌大声，护理时动作轻柔，避免不必要的刺激，以免加重老年患者病情。

（6）查找原发病因，去除诱发因素，如果怀疑有身体不适或身体疾病，要及时检查治疗，而原有疾病的恶化也是一个很重要的要因。在服药过程中，药物种类或量发生变化时，更要细心注意观察，发现先兆应及时处理与应对。

（7）勤巡视，加强生活护理，供给充足的营养和水分，并保证一定的睡眠时间。

（8）定期评价老年患者的行为是否适当，人际关系是否改善，老人对外界的反应能力是否提高，是否有自伤或伤他行为，以调整护理措施。

【健康教育】

（1）保持情绪稳定，避免精神刺激，保证一定睡眠时间。

（2）积极治疗原发病，定期复诊。

（3）密切观察老年患者的病情变化，发现先兆症状及时处理。

第二节　定向功能障碍的护理

【概述】

定向力是指个人对周围环境（时间、地点、人物）以及自身状态（姓名、性别、年龄、职业等）的察觉和识别能力。定向障碍指的是定向能力发生障碍，是意识障碍的重要判定标准。有定向力障碍不一定有意识障碍，如酒精中毒性脑病老人可以出现定向力障碍，而没有意识障碍。定向障碍可细分为：①时间定向障碍：时间定向是指个体对当前的时间状况的认知。时间定向障碍者则不能准确认知当前的时间，常见于脑病变所致痴呆及精神分裂症。②方位定向障碍：不能由视觉认识物体在空间内的各种特性，如物与物之间的方位关系、物与观察者的空间关系、景物之间的方位关系等的症候，简称视空间障碍。③人物定向障碍：人物定向是指辨认周围环境中人物的身份及其与老年患者的关系；自我定向包括对自己姓名、性别、年龄及职业等状况的认识。

【临床表现】

1. 时间定向障碍　表现为不能判断当前的时间、日期、季节，以及识别昼夜、晨昏等。

2. 方位定向障碍

（1）不能经视觉判断物体在空间的位置，经常有错位的感觉。

（2）分不清几个物体在空间的位置关系，如哪个在前面，哪个在后面。

（3）丧失对物体的立体感，预估不了物体的体积。

（4）不认识常走的路，在常走的路径上迷失了方向，如找不到回家的路了。

3. 人物定向障碍　指老年患者分不清周围其他人的身份以及与老年患者的关系，如把教师认为是医生，把儿子说成是孙子，把老伴说成是师傅或别的朋友等。

【治疗原则】

查找病因，积极治疗原发病，并加强定向力训练。

【护理评估】

（1）了解健康史：评估老年患者有无认知障碍、脑部疾病史或诱发因素。

（2）身体状况：观察老年患者对时间、方位、人物变化时的反应以及其他症状表现，判断定向障碍程度，查找病因，并为训练计划提供依据，为防意外伤害提前做好防范预案。

（3）了解老年患者及家属的状态：包括心理状态，对此病的认知程度，能否正确对待老年患者后期训练及照料等。

【护理诊断】

（1）生活自理能力下降：与定向障碍有关。

（2）自我保护能力欠缺：与定向障碍有关。

（3）有损伤的危险：与定向障碍有关。

（4）语言交流障碍：与定向障碍有关。

【护理措施】

（1）外出有人陪同：不要限制定向障碍老人的日常生活，配置智能辅具的同时，鼓励他们正常活动，以保存他们残存的各项生理及社会功能。

（2）配置智能辅具：有定向障碍的老年患者应随身携带定位设备，如智能手表、智能腰带、智能鞋，以便随时能联系到老人，随时能找到他们。

（3）加强定向力训练：针对老年患者功能障碍的情况制定具体的训练计划。

①方位定向训练：与老年患者的交谈中涉及到位置的内容时，应使用明确的方位词汇，比如上、下、左、右、前、后等，北方人群还可使用东、南、西、北等词汇，杜绝"这里、那里"等不明确的方位词汇；将住所改造成为老年患者熟悉的风格或区域划分，物品摆放形成相对固定的形式和位置，可以在区域或物品置放处贴上文字或图片标签，一旦确定下来则不能轻易做出更改，通过住所区域、物品方位的反复识记，提高老年患者的室内空间定向力；确定老年患者常去的几个地点，地点的选择以其感兴趣为原则，选择其精力、体力相对好的时间点，在一定的时间段内可反复多次地去往；老年患者的陪同人员在此过程中可经常提示老人所处地点的名称和方位，以加强老人对于室外地点和空间的认知力。

②时间定向训练：给老年患者佩戴手表或其他计时器，在每日安排的活动中，提示老年患者记下活动的时间；通过观看实时电视新闻提示老年患者月份日

期，通过节假日提示老年患者时令月份，均是提高老人时间定向力的训练方法。

③人物定向训练：通过应用照片、录像等多媒体手段，根据亲疏次序的原则，加强对媒体上呈现人物的辨识，可提高老年患者的人物定向力。此外，通过常识性的地点、人物的识记训练，也可以获得相应的效果。

（4）营造轻松和谐的家庭氛围：不要总是试图纠正老年患者的错误，以免老人产生严重挫败感，多鼓励他们与人交流，融入社会。

【健康教育】

早期发现，早期预防不良后果、及时训练，理性对待老人。

第三节　智力和认知功能障碍的护理

一、智力功能障碍的护理

智力是指生物一般性的精神能力，指人认识、理解客观事物并运用知识、经验等解决问题的能力，包括记忆、观察、想象、思考、判断等。这个能力包括理解、判断、解决问题，抽象思维，表达意念以及语言和学习的能力。智力也叫智能，是人们认识客观事物并运用知识解决实际问题的能力。智力的高低通常用智力商数来表示，以表示智力发展水平。特别需要指出的是智力不指代智慧，两者意义有一定的差别。

【概述】

智力功能障碍又称智力缺陷，一般指的是由于大脑受到器质性的损害或是由于脑发育不完全造成认识活动的持续障碍以及整个心理活动的障碍，简称智障。由于遗传变异、感染、中毒、头部受伤、颅脑畸形或内分泌异常等有害因素造成胎儿或婴幼儿的大脑不能正常发育或发育不完全，使智力活动的发育停留在某个比较低的阶段中，称为智力迟滞。由于大脑受到物理、化学或病毒、病菌等因素的损伤使原来正常的智力受到损害，造成缺陷，则称痴呆。老年人由于脑血管壁内膜纤维化、钙质沉着、淀粉样变，以及老年人血管壁粥样斑块的扩大，促使脑动脉逐渐硬化，脑血液减少，脑细胞得到的氧气减少，脑细胞功能减退而发生痴呆。

【临床表现】

（1）感知速度减慢，接受视觉通路的刺激比听觉刺激容易些。

（2）注意力严重分散，注意广度非常狭窄。

（3）记忆力差，经无数次重复方能学会一些知识，若不重复学习，又会忘得一干二净。

（4）言语能力差，只能讲简单的词句。

（5）思维能力低，缺乏抽象思考能力、想象力和概括力，更不能举一反三。

（6）基本无数字概念，靠机械记忆能学会简单的加减计算。

（7）情绪不稳，自控力差。

（8）意志薄弱，缺乏自信。

（9）交往能力差，难以学会人际间交往。

【治疗原则】

改善认知功能和行为障碍，提高日常生活能力，延缓疾病进展。

【护理评估】

（1）信息采集：包含病史采集和治疗经过。

①病史采集：发病的时间、早期症状、家属因何发现老人的异常、既往病史（如有无高血压病史、卒中史、脑缺血史、心血管病史、糖尿病史、脑炎病史、脑外伤史、一氧化碳中毒史等）、既往用药史（如长期服用镇静催眠药、酒精依赖、抗精神病药、抗癌药物等）、家族史（失智症家庭史的询问要十分重视，应包括精神病、阿尔茨海默病及遗传性疾病等）。

②对已确诊的诊断、检查（方法及结果）以及做过的治疗及其疗效信息的采集。

（2）评估智力功能障碍的原因、智商水平、四级划分的程度。

（3）评估生活自理情况：采用日常生活能力表 ADL 对老年患者的生活自理能力进行测试（可通过询问家属照料者获得）。

（4）评估语言功能：能否运用语言进行一般交流。

（5）评估情绪方面变化：有无烦躁、发脾气、哭闹等。

（6）评估有无冲动伤人行为。

（7）评估照料者对智力功能障碍老年患者的照顾程度。

（8）评估家庭及社会对智力功能障碍老年患者的关注与照料程度。

【护理诊断】

（1）生活自理缺陷：如不能正常进食、穿衣和如厕。相关因素：与智力功能障碍有关。

（2）对自己和他人有暴力行为。相关因素：与不能用语言表达自己的意愿和情绪变化有关。

（3）社交障碍：如沟通障碍。相关因素：与不能和正常人沟通有关。

（4）营养失调：如摄入减少。相关因素：与智力功能障碍有关。

（5）知识缺乏：如认知不良。相关因素：与智力下降学习困难和父母缺乏疾病知识有关。

【护理措施】

（1）早发现，早训练，早矫治，对老年患者早期心理观察，如表情、语言、动作、行为的观察。判断老年患者与同龄人的差异，若退化较多需智力测试，及时发现哪方面较差，及时进行训练。

（2）对轻度智力功能障碍（智商在 50～69 之间）老年患者可进行多方面的训练。如使用社会交往用语，学会与人交往；定期有计划地阅读书报和理解一些事物，并学会写字、简单的计算，培养一些协调运动的训练，如做体操、跑步、跳绳；训练一般个人社会生活技能，提高生活自理能力，如穿衣、梳洗、大、小便料理；培养独立的交往能力，如独自外出、购物、乘公共汽车等，最终学会一般家务劳动和熟练掌握生活技能。

（3）对中度智力功能障碍（智商在 35～49 之间）老年患者，由于他们在语言和运动方面明显落后同龄人，以及个人生活自理较困难，训练时要注意强调个性化的训练，以不断反馈强化为原则。主要从个人生活自理着手，养成良好的卫生习惯及规律生活，如饭前便后要洗手，按时起床及入睡，能够料理穿衣，进食，大、小便的训练，培养和掌握简单的用语，对人的一般称呼等；一般中度智力障碍的老年患者只会使用简单词句，不会使用长句来表达自己的意愿，甚至有时会出现一些情绪上的变化，如烦躁、发脾气等，此时我们应转移和分散注意力，以尽快让其情绪平静下来。

（4）对重度智力功能障碍（智商在 20～34 之间或 20 以下）老年患者，由于智力、认知、生活自理能力严重受到损害，此阶段的老年患者不仅要有个性化的训练计划，更要有专人照护老人的生活。因他们没有自控力，可出现不明原因地攻击和冲动行为，要防止伤害自己和他人，除陪伴以外，必要时要限制其活动，待情绪稳定后再给予指导。

（5）注意饮食合理搭配，在保证老年患者足够营养的同时，注意给他们创造一个良好的进餐环境，注意自理较差的老年患者，必要时喂食，其目的是为保证充分的营养摄入量。在进餐时注意有无暴饮暴食及偏食，必要时制定个性化的饮食计划。

【健康教育】

（1）对老年患者要有耐心、坚持不懈地训练，逐渐使老年患者适应周围环境，安排好日常生活，不断重复进行日常生活技能的培训。

（2）注意培养语言及社会交往的技能，不断和老年患者说话，鼓励老年患者多与他人交流，用语言表达自己的意愿，在交往中学会语言沟通，在语言矫正训练时不可操之过急。

（3）进行劳动技能和安全教育。先行家里基本劳动技能训练，后行户外劳动训练，在训练过程中不要忽视安全教育，如过马路时注意看红绿灯、过往车辆，购物时如何使用货币等。

（4）因智力功能障碍老年患者的认知分析能力较差，对自己的行为后果不能预知，常会发生不符合社会规范的行为，因此照料者在充分了解老年患者的缺陷后，应对不同情况给予不同处理，尊重他们，少批评、多表扬、多鼓励他们。

二、认知功能障碍的护理

认知是人体大脑高级功能的重要功能之一，是人们感知外周世界，推测和判断客观事物的心理过程，是对客观事物的认识过程中对感觉输入信息的获取、编码、操作、提取和使用的过程。它包括感知、识别、记忆、概念形成、思维、推理及表象过程。

认知功能分为四个方面：①接受功能，即通过各种感觉接受外界信息。②记忆和学习功能，包括识记，新信息进入脑内，形成即刻记忆；保存，信息被编码而形成长久信息；信息能够被复呈，如再现和再认。③思维功能，对即刻记忆信息和长久记忆信息复呈，再进行组合找到两者的关系。④表达功能，通过语言、躯体或情感等行为表达。

【概述】

认知功能障碍泛指由各种原因（从生理性老化到意识障碍）导致的不同程度的认知功能损害的临床综合征，类似的名称包括认知功能衰退、认知功能缺陷或认知症。认知功能障碍患者主要是认知症老人，其中阿尔茨海默病患者所占比例达60%。

【临床表现】

起病隐袭，进展缓慢，首发症状常为记忆力（尤其是近事记忆）减退，随后所有的皮质功能均可受损，定向力障碍、判断力障碍及注意力不集中，出现失语、失用、失认、失写，情绪改变呈抑郁、淡漠、易激惹、多疑，在疾病早期人格相对保持完好，疾病晚期老年患者尿便失控，生活完全不能自理，智力完全丧失，食量减少、体重减轻。

体征：早期神经系统检查无异常，病情发展到一定阶段时，易引出抓握反射和吸吮反射，步履不稳与步幅减小，可查及强直（肌张力增高）、运动减少等锥体外系受累的征象，偶见肌肉阵发性痉挛，晚期老人不能立行，四肢蜷曲，卧床不起。

【治疗原则】

（1）生活护理：使用某些特定的器械等，有效的护理能延长老年患者的生命及改善老年患者的生活质量，并能防止摔伤、外出迷失等意外的发生。

（2）非药物治疗：包括康复训练、音乐治疗和群体治疗等。

（3）药物治疗：目前常用的药物为胆碱酯酶抑制剂和 NMDA 受体拮抗剂。主要包括胆碱酯酶抑制剂多奈哌齐、卡巴拉汀、加兰他敏和石杉碱甲。

①NMDA 受体拮抗剂：美金刚，对中重度阿尔茨海默病和轻中度血管性失智的认知功能和临床症状有显著改善作用。

②中药及其他治疗药物：银杏提取物对 AD、多发梗死性认知症和 MCI 治疗有效。

此外，临床医生广泛使用的尼麦角林、尼莫地平、司来吉米对 AD 改善临床症状有效，与胆碱酯酶抑制剂、兴奋性氨基酸受体拮抗剂协同药物治疗效果更好。

【护理评估】

（1）了解老年患者的健康状态：了解既往史和用药史：询问老年患者既往健康状况，有无脑外伤，询问既往用药史，是否长期使用镇静药等；了解老人的生活方式：询问老年患者的职业、有无重金属接触史；询问饮食习惯，了解有无酗酒、吸烟等不良嗜好；了解老年患者的家庭史：询问老年患者的家人中是否有人患此类疾病，是否有家庭史。

（2）身体状况：评估起病的形式，询问老年患者的起病时间，是否为逐渐起病，认知功能障碍是否为逐渐发病和加重；评估有无智力减退，询问老年患者病情，与他们进行交谈，了解老年患者有无记忆力下降，有无认知障碍及情感障碍和人格障碍等。

（3）心理 - 社会状况：评估老年患者和家属是否因对疾病缺乏相关知识而

表现出焦虑、抑郁、绝望等不良心理。多与老年患者和家属沟通，争取达到最佳康复水平。

（4）照料评估：从穿衣、修饰、个人卫生以及活动范围、辅具使用方面存在问题的程度，是部分依赖还是完全依赖照料。另外行为、心理症状（BPSD）是比较困扰我们日常照护工作的一种状况，常会耗费我们巨大的精力和时间，应定期进行评估，积极寻找原因。

（5）家庭评估：主要包括家庭居住环境评估、了解家庭成员基本资料，并对家庭经济状况、家庭生活方式与健康观念等情况进行评估。

（6）对照料者的评估：推荐使用照料者负担量表（Zarit caregiver interview，ZBI），主要用于测试照料者对照料负担的主观感受；也可选用简化版和筛选版 Zarit 照料者负担量表。此外，还可采用照料者紧张指数（CSI）、照料者负担筛选量表（SCB）、简化版照料者负担筛选量表、照料者正性因素评价量表（PAC）、照料者满意度评价量表（CSS）等进行评估。

（7）社会评估：一方面包括老年人社会支持评估、老年歧视或受虐评估、老年文化差异评估、老年孤独评估；另一方面主要是评估老人现在居住的社区、原来工作的单位等与其生存密切相关联的社会资源，包括社区、街道居委会和街坊邻里、原单位同事对老人及照料者的支持、理解程度；社会团体对他们及照料者的教育和培训，以及是否参加了失智老人的群体聚会，是否组成问题小组等社会支持体系。

【护理诊断】

（1）思维过程改变：与记忆障碍有关。

（2）自理能力下降：老年患者认知障碍包括记忆力、定向力、判断力和社会自我感障碍等。

（3）社交障碍：老年患者的认知能力下降，表现为不愿意参加社交活动。

（4）持家能力下降：不能料理日常生活琐事。

（5）语言沟通障碍：认知功能障碍，老年患者无法理解别人的话，会话能力下降，语言不流利。

（6）心理行为异常：老年患者的社会性异常或怪异行为。

【护理措施】

（1）一般护理：鼓励老年患者多参加社会活动，坚持适当运动、益智游戏训练。尽可能维持正常的生活，对于中晚期精神、智力功能障碍患者应专人照护其生活起居，避免单独外出。

（2）饮食护理：给予易消化、营养丰富且老年患者喜欢的食品。进食时环境安静，以免老年患者分心造成呛咳、窒息；后期不能自行进食时，注意喂饭速度不宜过快，给予老年患者足够的咀嚼时间，必要时可酌情鼻饲流质。

（3）症状护理

①记忆障碍老年患者，因生活自理能力下降，不可对其说有损自尊的话，避免大声训斥老年患者，耐心倾听和解释老年患者的疑问，协助老年患者完成洗脸、个人修饰、洗澡、如厕等生活护理。

②对有语言障碍的老年患者，应同情和理解老年患者的痛苦，增加他们的信心，注意交谈内容要直接、简单明了，说话声音柔和、语速缓慢、一次只说一件事，必要时可借用手势或图片、文字等其他方式进行有效沟通。

③对有精神、智力功能障碍的老年患者，应注意安全、防止自伤和伤他事件的发生。当老年患者有被害妄想时，千万不要与老年患者争论，可先转移其注意力，安慰老年患者使其情绪稳定，然后再行解释。认知障碍老年患者的生活自理能力下降，注意尽量按其过去的生活习惯安排生活，尽可能多做些力所能及的家务劳动和日常生活自理能力的训练，防止老年患者发生烫伤、跌倒等意外伤害。

④对有情感障碍的老年患者，应做好情志护理，避免因伤害老人自尊的言行激怒老年患者。首先应取得老人的信任，建立良好的护患关系。开展一些适宜的游艺活动，如上网看视频、看电视节目、听广播、阅读、下棋、打扑克，以转移其注意力，消除抑郁、焦虑情绪和孤独感。

（4）用药护理

①告知药物作用、用法与用药注意事项，注意观察药物不良反应。要对认知功能障碍老人及其照护者说明药物治疗的重要性，特别需要强调改善认知药物的目的是延缓病情进展，而不是治愈疾病。只要老年患者的病情能够稳定，就是有效，而不能以常规思维来评判疗效，如药物治疗没有看到明显效果不等于无效。

②坚持长期、足量、联合运用改善认知药物。认知功能障碍是一种慢性病，需要长期服药和管理，因此，需要和照护者沟通，说明长期足量运用改善认知药物的重要性。此外，对中重度失智症可以考虑联合运用改善认知药物，可以显著地抑制认知功能下降、明显延迟去照料机构的时间。

（5）文娱活动安排的建议

①身体锻炼：身体锻炼有助于增强老年患者的体质，维持社会功能，进行规律的活动，如散步、逛公园、爬山、打太极、做保健操等；带领老人做肢体和手

指活动, 如摆动上肢、手指操等。

②家庭性活动: 家人是失智者最重要的社会支持因素, 与家人一起活动是老年患者最熟悉和最有安全感的体验。因此, 应创造机会让认知功能障碍老人与家人一起进餐、聊天、外出散步、购物、做简单的家务 (如一起摘菜、洗菜、做饭、洗餐具、擦桌子、园艺活动) 等。

③怀旧活动: 认知功能障碍老人对远事尚有一定记忆能力时, 建议通过一起翻看和谈论老照片、听唱老歌曲、看老电影、谈论往事、故地重游等方式, 激发其对过去事件或经验的回忆。

④感官和认知刺激活动: 建议根据认知功能障碍老人的喜好和现存的能力, 安排老人愿意主动参加的感官和认知刺激活动, 如唱歌、听音乐、跟随音乐打拍子、朗读、触摸花瓣、闻花香或香水的气味、给予按摩或情感性触摸、宠物陪伴; 进行折纸、剪纸、插花、编织、穿珠子、拼图、搭积木、挑游戏棒、书写、画画、涂色等手工活动; 与老人一起做简单的计算、识记物品并归类、棋牌等活动, 避免强迫老人做难度大的计算。

(6) 保持环境稳定、熟悉: 认知障碍老年人需要发自内心的安全感和充分的照顾, 熟悉安全的环境及规律的生活是他们的需求。

①认知功能障碍老人尽可能生活在自己熟悉的环境中, 避免突然变换住所 (如搬家、在子女家轮住、入住机构) 及居室的布局和物品。

②必须变换住所时, 尽量在居室内保留熟悉或喜欢的物品, 如小件家具、老照片、图画、纪念品, 帮助老人辨识周围环境。

③居家环境改造方面: 如厕: 可采用能够调节高度的智能坐便器及在马桶两侧安装坐便扶手来解决起身、双腿肌肉能力下降和平衡障碍老人如厕问题, 以及认知障碍老人忘记冲水和便后清洗擦拭等问题; 洗浴: 在浴室安装防滑的扶手、洗浴椅、防滑垫, 配备洗澡刷以辅助老人的洗浴的需要; 无障碍通道: 设立无障碍通道和警示牌提醒老人避免滑倒、电伤、烫伤等情况的发生; 智能安全锁: 使用带有自动锁闭提醒和内外反锁功能的智能门锁及水、电、燃气安全阀等, 避免安全隐患; 提示信息牌: 建议张贴明显的信息指示牌, 方便老人找到不同的房间; 通过小区对特定老人的出入登记, 佩戴卫星定位手表, 防止走失。

④照料小辅助器具使用: 助行器使用: 对于平衡功能障碍的老人应当使用一些必要的辅具, 比如手杖、助行器等, 尤其是在可能遇到不平整的地面、上下坡、台阶、湿滑等路况的情况下; 提醒类辅具使用: 认知方面出现障碍的老人选用语音相册等有助于对往事保持反复、正确记忆的辅具, 以及智能药箱、物品寻

找器、待办事务提醒工具、视频和语音通话设备等来辅助日常生活。佩戴定位器：利用智能手机对老年人进行地理位置实时定位和跟踪，历史运动轨迹回放，可防止认知症老人走失；跌倒预警及呼救：跌倒预警/报警次数和老年人运动信息报表统计、意外失踪或真实跌倒事件一键呼救及时响应和搜救处理，可提前报警，做好预防跌倒的措施，另外发生意外情况时可及时得到帮助。

【健康教育】

（1）给予高蛋白、高维生素、易消化的食物，多吃新鲜水果、蔬菜和补脑益智的食物，保持营养均衡。

（2）多参加适宜的社交活动，引导或协助其保持生活自理，维持现有功能，延缓衰退。

（3）遵医嘱按时服药，定期复查血压、血糖、脂肪及肝肾功能等。

（4）充分利用周边优势视角，织建支持体系网，以便更好地照顾老人，提高其生活质量。

（5）随身携带标明老人身份的智能辅具，外出时有人陪同，防止发生意外。

第四节 能量和驱力功能障碍的护理

能量和驱力功能是指驱使个体以持久的方式为满足特殊需要和总目标而不懈追求的生理和心理机制的一般精神功能。包括：能量水平、动机、食欲、成瘾（包括可能导致滥用成瘾物质）以及冲动控制的功能。

一、食欲亢进的护理

【概述】

食欲亢进是指容易饥饿、想进食及进食量明显增加，由机体热能消耗过多、代谢过分旺盛或胰岛素分泌亢进等原因引起。常见于糖尿病、甲状腺功能亢进、胰岛 β 细胞瘤的老年患者。

【临床表现】

常表现为饮食量异常增多、频繁摄食及病因特征性临床表现。

（1）反复出现过量进食现象（不一定是快速摄取大量食物）。

（2）在进食过程中无法控制过量进食这一行为。

【治疗原则】

（1）治疗原发病。

（2）停用或调整促胃肠动力、助消化的药物。

（3）去除诱因，给予心理指导。

（4）减重治疗：对超重和肥胖者均应有效控制体脂量和减肥，包括饮食控制、加强锻炼。

（5）对一时无法找到原发病者，随访追踪，不需特别用药。

【护理评估】

采用观察、身体检查、查阅病历记录和检验报告，以及与老年患者及其家属交谈等方式，对进食障碍的老人进行资料收集。

1. 主观资料

（1）老年患者目前每日的食谱、进食量及以往的食谱、进食量。

（2）评估老人体重减轻的情况。

（3）评估老人是否有意识限制饮食，进食后是否主诉胃痛、胃胀，评估老人进食后是否有引吐行为。

（4）评估老人是否存在暴饮暴食的行为。

（5）评估老人每日的活动量是否适度。

2. 客观资料

（1）躯体评估：老人的意识状态，生命体征，全身营养状况，身高和体重，皮肤的弹性，双下肢有无水肿，以及指（趾）甲和牙齿的情况。

（2）情绪状态的评估：老人是否存在抑郁、焦虑、兴奋、易激惹等情感障碍。

（3）对疾病认识的评估：老人对自己所患疾病有无认识。

（4）社会心理状况的评估：发病有无明显的诱发因素；家庭环境气氛如何；家庭经济收入，本人的职业、受教育程度、工作学习环境及经济收入如何；老人的社会支持系统是否良好；老人的年龄、种族及饮食形态如何；老人能否坚持正常的工作和学习，与同事及家人能否正常相处。

（5）亲属中有无进食障碍或情感性精神障碍的老人。

（6）既往史：既往健康状况评估，患病的病程，有无药物过敏史等，在院外是否曾接受过治疗，用药情况，药物的不良反应等。

（7）了解实验室及其他辅助检查：血、尿、大便常规，T3、T4，心电图，脑电图检查结果。

【护理诊断】

（1）超重：高于机体需要量，与疾病有关。

（2）体液过多：双下肢水肿、腹水。与血浆蛋白减少、蛋白质摄入不足有关。相关因素：与蛋白质及各种维生素摄入量少有关。

（3）有感染的危险：与机体代谢紊乱、免疫力降低有关。

（4）知识缺乏：与缺乏有关疾病及保持健康方面的知识有关。相关因素：不了解进食障碍疾病有关知识；保持健康知识缺乏；缺乏有关身体形象方面的知识；对疾病的严重性、预后、合并症等相关知识不了解。

【护理措施】

（1）详细了解老年患者的饮食习惯、文化、宗教、经济情况、家庭饮食方式。营养师、护士与老人及其家属一起制定治疗、护理方案，并随时提供相关健康信息及治疗效果情况，督促老人认真执行方案。

（2）根据老年患者体重的情况，一起讨论制定老人的每日食谱及进食量。食谱的制定要均衡合理，碳水化合物、脂肪、蛋白质、维生素、矿物质、电解质以及微量元素合理搭配，以维持正常的新陈代谢，确保身体的营养需求。

（3）向老年患者及家属讲解疾病的病因、诱发因素、治疗的必要性、预防措施。讲解满足机体每日健康和生长需要的最低营养素摄取量，以及在生命过程中个体不同时期的营养需要量。

（4）告诫老年患者多喝白开水，少饮咖啡和碳酸饮料，以减少热量。

（5）监测老年患者摄入量、消耗量、体重变化；对于营养失调者，定期监测其血生化及血糖、蛋白变化。

（6）对于食欲亢进食后催吐者

①营养失调、低蛋白者给予高蛋白、高热量、高维生素、高粗纤维、易消化的饮食，多食粗粮、蔬菜、新鲜水果，提高机体的免疫力，促进肠蠕动，防止便秘。

②对于营养失调、低蛋白体液过多者加强老年患者日常生活中的自我防护，避免引发感染的危险。

③做好老年患者心理护理，改变大量进食后催吐的饮食习惯，控制暴饮暴食，养成少食多餐的饮食习惯，避免心情不好时就暴食的心理。

（7）对于食欲亢进超重者

①指导老年患者进餐前适当喝汤，冲淡胃液，增加饱腹感，减少进食量；或餐前进食水果，以减少食欲，避免进食过多热量。

②喝咖啡或绿茶：咖啡中的咖啡因与绿茶中的儿茶素和多酚等成分都可以促进新陈代谢，增加产热作用，对减重有帮助。

③按压耳朵控制食欲和饥饿：示指按压右耳的饥饿点1分钟，换左耳做同样的动作；避免压力下进食：拇指和示指捏紧右神门，保持1分钟，然后换左耳做同样的动作；延长饱足感：用示指敲打右耳的内分泌点穴位60下，换左耳重复；减少腹部脂肪堆积：用小指轻轻敲打右耳的胃点穴位60下，换左耳重复。

④勒紧腰带，活动四肢：勒紧腰带可以增加腹部的压力和减少胃部的空间，转移注意力，可有效减轻食欲。生活忙碌会促进脑内交感神经素的分泌，这类内分泌素可抑制食欲，促进脂肪的燃烧，因此让自己忙碌起来，有助于达到减重的目的。

【健康教育】

（1）养成良好的生活习惯，少食多餐，切忌暴饮暴食。

（2）保持良好的心态、稳定的情绪，提高自我控制能力。

（3）多喝热开水，少饮碳酸饮料；忌食辛辣、油腻食品，以免刺激食欲亢进。

（4）多食绿色蔬菜、水果，能有效控制食欲亢进。

二、成瘾的护理

【概述】

成瘾的概念来自于药物依赖或者说药物成瘾。世界卫生组织（WHO）专家委员会对药物成瘾的概述是：药物依赖是药物与机体相互作用所造成的一种精神状态，有时也包括身体状态。它表现在成瘾的内涵已经涵盖了药物成瘾和行为成瘾。

【临床表现】

（1）药物成瘾：一种强迫性连续定期用该药的行为和其他反应，为的是要去感受它的精神效应，或是为了避免由于断药所引起的不适感觉。

（2）行为成瘾：老年患者明确知道自己的行为有害却无法自控。

【治疗原则】

成瘾性疾病的治疗目前在国内外都是一个难题。以前的治疗往往局限于药物治疗，多年的实践证明单纯的药物治疗复发率很高。因此，现在倾向于药物治疗和心理治疗及家庭治疗相结合进行综合性治疗。国内成瘾医学专家提出一种集药物治疗、心理治疗、行为矫正、感恩教育和社会支持"五位一体"的综合性成瘾性心理疾病的治疗模式。

【护理评估】

（1）评估老人是否对某些物质和行为有强烈的渴求或冲动感。

（2）询问老人及家属如果减少或停止某些物质和行为时，机体是否会出现周身不适、烦躁、易激惹、注意力不集中、睡眠障碍等戒断反应；戒断反应通过使用其他类似的物质或行为是否可以缓解。

（3）询问老人出现此行为的时间，因何依赖上此物质和行为。

（4）评估老人依赖此物质和行为到何程度，多大量时才能缓解戒断症状。

【护理诊断】

（1）无自控能力：对成瘾的物质和行为有强烈的渴求或冲动感。

（2）生活自理能力下降：成瘾行为导致无法正常生活。

（3）抵抗力降低：长期依赖成瘾物质和行为导致机体无法正常运转。

（4）意外损伤发生的危险：戒断反应。

【护理措施】

（1）一般情况下尽量避免因长期连续使用而导致的药物依赖。

（2）对易使用该类药物的人群，如老年人、工作紧张、失业、离婚、丧偶以及患有慢性病者，应做好心理调适，尽量不要使用抗焦虑药物来解决问题。

（3）对于已经成瘾者，要做好心理治疗，使其明白成瘾的表现和危害，让他们知道戒断时出现的症状不是病，此类药物成瘾要比麻醉药成瘾轻得多，只要下定决心，完全可以戒掉。

（4）最后应协助医生，严格掌握抗焦虑药物的适应症，不可滥用，因为91.6%的成瘾者的药物来自于医生的处方。

【健康教育】

当老人出现成瘾症状时应及时采取措施，逐步戒除。

（1）老人要认识到自己的病况，明确药物成瘾对自身的危害，积极主动配合医生治疗。

（2）逐渐减少依赖药的服用剂量，原则是逐渐减量，切忌大幅度削减用量或完全停用，使身体逐步适应，否则身体无法耐受会出现戒断症状，并有一定的生命危险。

第五节　睡眠功能障碍的护理

睡眠功能障碍是指睡眠量不正常以及睡眠中出现异常行为，也可表现为睡眠和觉醒正常节律性交替紊乱。可由多种因素引起，常与躯体疾病有关，包括睡眠失调和异态睡眠。调查显示，很多人都患有睡眠功能障碍或者与睡眠相关的疾病，成年人出现睡眠功能障碍的比例高达30%。专家指出睡眠是维持人体生命极其重要的生理功能，是人体必不可少的生理功能，而且睡眠质量的高低与人的健康息息相关。

一、失眠的护理

【概述】

失眠症简称失眠，是指无法入睡或无法保持睡眠状态，导致睡眠不足。它又被称为入睡和维持睡眠功能障碍（DlMS），主要为各种原因引起入睡困难、睡眠深度或频度过短、早醒及睡眠时间不足或质量差等，从而引起人的疲劳感、不安、全身不适、无精打采，反应迟缓、头痛、记忆力不集中等症状，它的最大影响是精神方面的，严重一点会导致精神分裂。失眠按病因可划分为原发性和继发性两类。

（1）原发性失眠：无明确病因，或在排除可能引起失眠的病因后仍遗留失眠症状，主要包括心理生理性失眠、特发性失眠和主观性失眠三种类型。原发性失眠的诊断缺乏特异性指标，主要是一种排除性诊断。当可能引起失眠的病因被排除或治愈以后，仍遗留失眠症状时即可考虑为原发性失眠。心理生理性失眠在临床上发现其病因都可以溯源为某一个或长期事件对老人大脑边缘系统功能稳定性的影响，边缘系统功能的稳定性失衡最终导致了大脑睡眠功能的紊乱，失眠发生。

（2）继发性失眠：包括由于躯体疾病、精神功能障碍、药物滥用等引起的失眠，以及与睡眠呼吸紊乱、睡眠运动障碍等相关的失眠。失眠常与其他疾病同时发生，有时很难确定这些疾病与失眠之间的因果关系，故近年来提出共病性失眠的概念，用以描述那些同时伴随其他疾病的失眠。

【临床表现】

（1）入睡困难。

（2）不能熟睡。

（3）早醒、醒后无法再入睡。

（4）频频从恶梦中惊醒，自感整夜都在做噩梦。

（5）睡过之后精力没有恢复。

（6）发病时间可长可短，短者数天可好转，长者持续数日难以恢复。

（7）容易被惊醒，有的对声音敏感，有的对灯光敏感。

（8）很多失眠的人喜欢胡思乱想。

（9）长时间的失眠会导致神经衰弱和抑郁症，而神经衰弱老人的病症又会加重失眠。

【治疗原则】

失眠的干预措施主要包括药物治疗和非药物治疗。对于急性失眠老人宜早期应用药物治疗。对于亚急性或慢性失眠老人，在应用药物治疗的同时应辅以心理治疗，长期服用镇静催眠药物的老人亦应如此。

1. 认知行为治疗（CBT－I） 认知行为治疗（CBT－I）是针对失眠的有效心理行为治疗方法。目前国内能够从事心理行为治疗的专业资源相对匮乏，具有这方面专业资质认证的人员不多，单纯采用 CBT－I 也会面临依从性问题，所以药物干预仍然占据失眠治疗的主导地位。除心理行为治疗之外的其他非药物治疗，如饮食疗法、芳香疗法、按摩、顺势疗法、光照疗法等，均缺乏令人信服的大样本对照研究。传统中医学治疗失眠的历史悠久，但限于特殊的个体化医学模式，难以用现代循证医学模式进行评估。应强调睡眠健康教育的重要性，即在建立良好睡眠习惯的基础上，开展心理行为治疗、药物治疗和传统医学治疗。

2. 失眠的药物治疗 治疗失眠必须到专科医师处就诊，根据医师开出的处方服药。药物主要是安定类药物即苯二氮䓬类药物、起镇静催眠作用的抗抑郁药或抗精神病类的药物、褪黑素作用的药物。不同药物的治疗周期不同，如苯二氮䓬类药物的治疗时间一般不超过 1 个月，抗抑郁药物的治疗时间一般在 3 个月或更长时间，抗精神病类药物尽可能不用，它对于治疗难治性失眠也要慎用且时间不宜过长。此外，根据老人的病情程度及诱因不同，其治疗周期也不同。

3. 物理治疗 重复经颅磁刺激是目前一种新型的失眠治疗非药物方案，可以和药物联合治疗迅速阻断失眠的发生，特别适用于妇女哺乳期间的失眠治疗，特别是产后抑郁所导致的失眠。

4. 特殊类型失眠老人的药物治疗

（1）普通老人：失眠老人首选非药物治疗手段，如睡眠卫生教育，尤其强调接受 CBT－I（Ⅰ级推荐）。

（2）伴有呼吸系统疾病的老人：睡眠呼吸暂停老人可以失眠为主诉，复杂性睡眠呼吸紊乱者增多，单用唑吡坦等短效促眠药物可以减少中枢性睡眠呼吸暂停的发生，在无创呼吸机治疗的同时应用可提高顺应性，减少诱发阻塞型睡眠呼吸暂停的可能。对高碳酸血症明显的 COPD 急性加重期、限制性通气功能障碍失代偿期的老人禁用苯二氮䓬类药物，必要时可在机械通气支持（有创或无创）的同时应用并密切监护。

（3）共病精神功能障碍的老人：精神功能障碍老人中常存在失眠症状，应该由精神科执业医师按专科原则治疗和控制原发病，同时治疗失眠症状。

【护理评估】

1. 病史评估

（1）仔细询问老人具体的睡眠情况、用药史以及可能存在的物质依赖情况，进行精神心理状态评估。睡眠状况包括失眠表现形式、作息规律、与睡眠相关的症状以及失眠对日间功能的影响、老人对失眠的态度及认识、既往治疗情况及效果等。

（2）可通过自评量表工具、家庭睡眠记录、症状筛查表、精神筛查测试及家庭成员陈述等来收集。

（3）是否存在神经系统、心血管系统、呼吸系统、消化系统和内分泌系统等疾病，还要排查是否存在其他各种类型的躯体疾病，如皮肤瘙痒和慢性疼痛等。

（4）明确老人是否存在心境障碍、焦虑障碍、记忆障碍，以及其他精神功能障碍。

（5）是否有药物或物质应用史，特别是抗抑郁药、中枢兴奋性药物、镇痛药、镇静药、茶碱类药、类固醇以及酒精等精神活性物质滥用史。

（6）过去 2~4 周内总体睡眠状况，包括入睡潜伏期（上床开始睡觉到入睡的时间）、睡眠中觉醒次数、持续时间和总睡眠时间。

（7）通过问诊或借助于量表工具对日间功能进行评估，排除其他损害日间功能的疾病。

（8）对日间思睡老人进行评估，结合问诊筛查睡眠呼吸紊乱及其他睡眠功能障碍。

2. 量表测评

（1）病史的系统回顾：推荐使用《康奈尔健康指数》进行半定量的病史及现状回顾，获得相关躯体和情绪方面的基本数据支持证据。

（2）睡眠质量量表评估：失眠严重程度指数、匹茨堡睡眠指数、Epworth 嗜睡量表、疲劳严重程度量表、生活质量问卷、睡眠信念和态度问卷。

（3）情绪包括自评与他评失眠相关测评量表：Beck 抑郁量表、状态与特质焦虑问卷。

3. 认知功能评估 注意功能评估推荐使用 IVA – CPT，记忆功能推荐使用韦氏记忆量表。

4. 客观评估 失眠老人对睡眠状况的自我评估更容易出现偏差，必要时需采取客观评估手段进行甄别。

5. 睡眠监测 整夜多导睡眠图（PSG）主要用于睡眠功能障碍的评估和鉴别诊断。慢性失眠老人鉴别诊断时要进行 PSG 评估。多次睡眠潜伏期试验用于发作性睡病和日间睡眠过度等疾病的诊断与鉴别诊断。在治疗前后进行指脉血氧监测可以了解睡眠过程中血氧情况，治疗前主要用于诊断是否存在睡眠过程中缺氧，治疗中主要判断药物对睡眠过程中呼吸的影响。

6. 边缘系统稳定性检查 事件相关诱发电位检查可为情绪和认知功能障碍诊断提供客观指标；神经功能影像学为失眠的诊断和鉴别诊断开拓了崭新的领域，囿于检查的复杂性和设备昂贵，在临床工作中尚无法推广。

7. 病因学排除检查 因为睡眠疾病的发生常常和内分泌功能、肿瘤、糖尿病和心血管疾病相关，因此建议进行血糖检查、甲状腺功能检查、性激素水平检查、肿瘤标记物检查、动态心电图夜间心率变异性分析。部分老人需要进行头部影像学检查。

【护理诊断】

（1）睡眠状态紊乱：失眠与环境改变、情绪、压力、疾病、疼痛等因素有关。

（2）焦虑：与睡眠型态紊乱有关。

（3）日间认知功能障碍：与失眠有关。

【护理措施】

（1）帮助老年患者尽快适应新的环境，包括多介绍、多协助、多疏导老人说出心里的郁闷，保持心情舒畅。

（2）养成良好的睡眠习惯。每日按时上床，睡前用热水泡脚。睡前可喝牛奶助眠，忌喝浓茶、咖啡等醒脑、兴奋饮料。

（3）指导老年患者白天增加活动量，加强体力锻炼，确保夜间正常睡眠。

（4）指导老年患者遵医嘱服用安眠药，帮助老人入睡，并向老人讲解滥用药物的危害。

（5）减少睡眠的潜在损伤因素，如加床档、夜间定时巡视，观察老年患者睡眠情况，消除老人恐惧心理。

（6）积极治疗原发病，减轻疼痛，以利睡眠。

（7）评价老人睡眠质量是否改善，观察失眠的主要因素是否祛除。

【健康教育】

（1）保持心态平和，情绪稳定。

（2）教会老人自我处理失眠的各种措施，养成良好的睡眠习惯，睡前不饮浓茶、咖啡等增加兴奋的饮料，不看易引起兴奋的影视小说等。

二、嗜睡症的护理

【概述】

嗜睡症是意识障碍的早期表现。老年患者表现为持续睡眠状态，但能被叫醒，醒后能勉强配合检查及回答简单问题，停止刺激后即又入睡。

【临床表现】

老人不分场合经常困乏思睡，出现不同程度、不可抗拒的入睡。过多的睡眠引起显著痛苦，引起生活、社交等社会功能和生活质量的下降。也可有认知功能方面的改变，表现为近事记忆减退，思维能力下降，学习新事物能力下降等。

【治疗原则】

嗜睡症主要是对症治疗，继发性嗜睡者要积极对原发病进行治疗。如呼吸道不畅严重者应考虑咽喉部手术治疗，肥胖者应减重，睡眠时采用侧卧位。

（1）一般治疗：养成有规律的生活习惯。

①严格作息时间：白天有意识地小睡，养成良好的生活习惯。克服嗜睡。

②多运动：每天参加体育活动1小时以上，使自己的心身兴奋，减少白天的睡眠时间和次数。

③心理调节：树立积极的生活态度，制定每天的生活学习计划，并认真努力完成。对于因自尊、感情支持相关而产生的问题进行心理咨询是很重要的，尤其对那些嗜睡的人来说，因为他们不能完全发挥自己的潜能，可能被家人和同龄人认为懒惰、不愿意活动。这种情况多采用心理治疗，去除与发病有关的不良心理因素，避免精神刺激，帮助老人建立正常的生活规律。

（2）药物治疗：控制老年患者的症状，改善老人的生活质量。可采用小剂量精神兴奋药如哌甲酯、苯丙胺等治疗。但应遵循个体化治疗原则，不同个体不同症状使用不同药物。

【护理评估】

（1）评估老人每天睡眠时间，睡眠时伴随症状，睡眠程度等情况。

（2）躯体评估：老人的生命体征、营养状况、饮食状况、有无精神疾病及躯体症状，有无酒精依赖或用药情况，睡眠中有无呼吸困难。

（3）社会心理因素评估：有无遭遇生活事件、个人损失、考试前焦虑、家庭环境气氛突变。

（4）既往健康状况的评估：家族史、患病史、药物过敏史。

（5）情绪状态评估：有无焦虑、抑郁、兴奋等。

（6）实验室及其他辅助检查：血、尿、便常规，心电图、脑电图、脑部 CT 等检查结果。

【护理诊断】

（1）睡眠型态紊乱　相关因素：遭遇生活事件（亲人丧失、个人损失、考前焦虑等）、精神症状、酒类与药物依赖伴发的症状、睡眠中有呼吸困难、躯体疾病。

（2）有外伤的危险　与异常睡眠有关。相关因素：睡眠过程中出现行为异常、睡眠环境中的不安全因素。

【护理措施】

（1）详细评估现在和过去的睡眠型态：睡眠时间、入睡方式、深度、辅助药物、睡眠发作时的危险因素等。

（2）建立规律的生活作息习惯：把握好生活节奏，不要熬夜，定点入睡，每天保证一定的睡眠时间。室内经常开门窗通风，增加空气流通，有助于消除疲劳。

（3）每天进行适量的健身锻炼，有效改善生理功能，使机体呼吸代谢功能增大，加速体内循环，提高大脑供氧量，缓解嗜睡症状。比如清晨散步、做操、跑步、打太极拳对提神醒脑十分有益。

（4）建立舒适、安全的病房环境，确保老人的安全，异常睡眠发作频繁的老人不能单独居住，防止发生外伤。

（5）告诉老人异常睡眠的表现，告知相关健康知识，以免增加心理上的负担。

【健康教育】

（1）加强身体运动，减少白天睡眠时间；积极治疗引起嗜睡症的原发疾病。

（2）告知老人要避免从事可能因睡眠功能障碍而导致意外的各种工作及活

动，如高空作业、开车等。

三、阻塞性呼吸睡眠暂停的护理

【概述】

阻塞性呼吸睡眠暂停指口鼻呼吸气流消失，胸腹式呼吸仍然存在。因上呼吸道阻塞而出现呼吸暂停，但是中枢神经系统呼吸驱动功能正常，继续发出呼吸运动指令兴奋呼吸肌，因此胸腹式呼吸运动仍存在。

【临床表现】

夜间睡眠时打鼾，鼾声不规律，呼吸及睡眠节律紊乱，反复出现呼吸暂停及觉醒，或老人自觉憋气、夜尿增多、晨起头痛、口干，白天嗜睡明显、记忆力下降，严重者可出现心理、智力、行为异常；可合并高血压、冠心病、心律失常（特别以慢 – 快心律失常为主）、心力衰竭、慢性肺源性心脏病、卒中、2 型糖尿病及胰岛素抵抗、肾功能损害以及非酒精性肝损害等，并可有进行性体重增加。

【治疗原则】

（1）病因治疗：纠正引起或使之加重的基础疾病，如应用甲状腺素治疗甲状腺功能减低等。

（2）减重治疗：对超重和肥胖者均应有效控制体重并减肥，包括饮食控制、加强锻炼。

（3）药物治疗：鼻塞老人睡前用血管收缩剂滴鼻，有呼吸道感染者给予抗感染治疗；戒烟戒酒，慎用镇静催眠药物及其他引起或加重病情的药物。

（4）口腔矫治器。

（5）无创气道正压通气：是目前国际上治疗睡眠呼吸暂停综合征最有效、最安全的方法。

（6）外科手术治疗：仅适合于手术确实可解除上气道阻塞的老人，需严格掌握手术适应证。通常手术不宜作为本病的初始治疗手段。

①腭垂软腭咽成形术（UPPP）：为目前最常用的手术方法，适用于咽部黏膜组织肥厚、咽腔狭小、悬雍垂肥大、软腭过低、扁桃体肥大引起的咽腔狭窄老人。手术后复发率为 50% ~ 70%。术后鼾声消失并不意味着呼吸暂停和低氧血症的改善，仍应坚持监测老人和随访。

②正颌手术：适用于下颌畸形的老人。

③气管切开造口术：适用于严重的阻塞性呼吸睡眠暂停伴严重低氧血症，导

致昏迷、肺源性心脏病、心力衰竭或心律失常者，是防止上气道阻塞，解除通气严重不足最有效的急救措施。

【护理评估】

（1）详细询问健康史及相关因素：详细询问病史，包括疾病发生的时间，尤其是打鼾、日间嗜睡和其他症状是否存在，持续时间，既往诊治情况，全身系统性病史等。

（2）身体状况：评估睡眠中气道阻塞的存在及阻塞发生的部位及严重程度，并对全身重要器官做出评估。有无高血压、糖尿病、血液疾病等全身性疾病。

（3）心理－社会状况：由于长期缺氧，易诱发高血压。术前应详细检查心脏和血压情况，服用抗凝药物的高血压老人的手术部位易出血。

【护理诊断】

（1）气体交换功能受损：与呼吸道阻塞有关。

（2）舒适的改变：与憋气、头痛有关。

（3）睡眠型态紊乱：与睡眠中出现打鼾、呼吸暂停有关。

【护理措施】

（1）体位：协助老年患者采取有效措施维持侧卧位睡眠，可使用安眠枕或睡衣后缝制小球的方法，有利于保证老人睡眠时头偏向一侧或保持侧卧位。

（2）戒烟酒：吸烟易引起咽喉炎，加重上呼吸道狭窄，饮酒可加重打鼾及睡眠呼吸暂停，老人睡前 3~5 小时应避免饮酒。

（3）降低发生的风险：避免服用安眠药，积极减肥，防治上呼吸道感染等。

（4）饮食护理：饮食清淡，多食低热量、蔬菜、水果等粗纤维食物，忌食辛辣、海鲜刺激性食品。少食多餐，晚上 7 点后不要进食。

（5）无创气道正压通气

①保证夜间治疗时间：指导老年患者治疗的关键在于长期佩戴正压通气呼吸机，夜间使用呼吸机≥70%，每晚使用≥4 小时。当老年患者体型肥胖、病情重时，需要呼吸机的压力较高，有些老年患者在睡梦中将鼻罩扯掉中断治疗时，应调整合适的呼吸机压力，或使用智能型无创气道正压通气呼吸机增加舒适度。

②选择合适的鼻罩：鼻罩比面罩舒适，可选择鼻枕来进行正压通气治疗。

③气道湿化：治疗时使用湿化器可减轻口咽鼻部的不适症状，可提高老年患者治疗的依从性。

④防止皮肤破损：每次用鼻罩之前应洗脸，清洗鼻罩，防止皮肤过敏。使用

气泡型鼻罩时，额部垫上海绵垫以防止鼻背部破损。

⑤心理护理：呼吸机只是一种呼吸辅助装置，呼吸的节律完全由老年患者自己控制，若加深加快呼吸与其配合，反而会加重不适感，老年患者应努力调整自己的心态，保持心情平静，尽量按平常的节律呼吸。

【健康教育】

（1）疾病知识指导：采取多种生动活泼，易被老人理解和接受的形式，对老人及家属进行教育，如识别加重疾病的因素，指导戒烟、戒酒。通过讨论、宣传手册和个别指导，帮助老年患者学会正确使用无创性正压气道通气。

（2）肥胖是引起睡眠呼吸暂停的原因之一，鼓励老年患者进行有效的体育锻炼，督促老年患者减轻体重，增加有效通气。

第六节　特殊精神功能障碍的护理

一、记忆功能障碍的护理

记忆功能障碍又称遗忘症，指部分或完全地失去回忆和再认的能力。遗忘分生理性遗忘和病理性遗忘。生理性遗忘是过滤、筛除大量无关信息的一种适应性自我保护机制。病理性遗忘是临床上器质性脑损害老人的常见主诉，影响一个人的学习、工作和社会交往水平甚至日常生活活动能力。

【临床表现】

记忆障碍的主要临床表现是遗忘，不同种类的记忆障碍临床表现各异，主要分为顺向遗忘、逆向遗忘、虚谈症和记忆错误。各类型记忆障碍的临床表现如下所述。

（1）顺向遗忘：指无法记住新的事物，即对发病时点以后的事物进行记忆时发生障碍。

（2）逆向遗忘：此遗忘的程度是非均一性的，呈现时间坡度，对久远的事情记忆较清晰，而对病发前的事物较模糊，甚至可出现永久性逆向健忘。

（3）虚谈症：老人在回忆过去时，常加入虚构的情节，往往是对往事回忆能力丧失的一种掩饰。

（4）记忆错误：指对过去的经历、事件等的错误回忆，如对时间、地点、人物等的错误记忆。

【治疗原则】

（1）以内部代偿为主的康复治疗：重新训练和改善老年患者的代偿技能，一是启发老年患者发挥高度想象力编造幽默故事的方法，学习新单词；二是将姓名与人的面部特征结合起来学习新姓名的方法。两种方法都有相关的计算机软件辅助，治疗后经评估，老年患者的记忆状况得到了明显改善。训练的重点应是教授记忆方法而不是训练材料的内容。

（2）以外部代偿为主的康复治疗：使用一种外部记忆辅助器械——便携式活页系统，显示对避免特殊的日常记忆失败有效，这些记忆失败事例诸如按时吃药、关掉电器等。所有接受这种辅助器械治疗的老人，其记忆功能都可获得不同程度的改善，并在 3 个月的治疗后，2/3 的老年患者能够建立一种固定的程序；记忆笔记本的方法：对患有较重记忆障碍的老人，将记忆笔记本作为一种外部代偿工具，可改善患有记忆障碍老人的记忆功能，效果明显。

（3）其他形式的康复治疗：采取以小组为单位，将促进小组成员之间的协作与记忆训练结合起来的特殊方案，治疗因脑外伤而引起的记忆障碍，他们的记忆障碍均能从此训练中得到改善。而对有严重颅脑损伤的老年患者，康复的关键因素不是认知因素而是精神社会因素，对他们进行行为技巧训练是此类老年患者有效的康复方法。病程在 3 个月以上的轻、中度记忆障碍老人，使用记忆再训练软件治疗，可提高老人的记忆技能。

【护理评估】

（1）短期记忆障碍的评估：在老人面前摆几样物品，如钢笔、铅笔、纸、硬币、茶杯等，让老人辨认一遍并记住它们的名称，然后拿开这几样物品，让老人回忆刚才面前的物品有哪些。短期记忆正常能很流利地说出 4～5 种物品名称，而短期记忆障碍只能说出 1～2 种，甚至可完全忘记刚才所见物品。

（2）让老人自己读一段文字，然后让其不看原文说出所读的主要内容，短期记忆障碍常常漏掉所读文字的部分主要内容。

（3）让老人记忆一个电话号码，短期记忆障碍在不看记录的情况下可说错或写错电话号码的数字。

（4）韦氏记忆量表（WMS）：包括 7 个分测验：个人信息、定向（时间和地点）、意识状态、数字广度、逻辑记忆、视觉再生记忆、成对联想学习。先检测 7 个分测验的得分，再将这些分数转换成记忆商（MQ），根据 MQ 的高低评价老人长期记忆力的好坏。

（5）临床记忆量表：由中科院心理所编制，主要用于成人，包括5项分测验：指向学习、联想学习、图像自由回忆、无意义图形再认、人像特点联系回忆。此量表测验结果换算成记忆商（MQ），以此来衡量人的记忆等级水平，并对鉴别不同类型的记忆障碍提供参考资料。

（6）行为记忆测验量表（RBMT）：该量表中包括几个项目：记姓名、被藏物、约定、图片再认、路径即时回忆、路径延迟回忆、信封、定向、日期、照片再认、故事即时回忆、故事延迟回忆。此量表是为了能够发现日常记忆功能障碍，并在治疗记忆困难时能够观察其变化而被开发出来的，是由英国牛津River-mead 康复中心于1987 年编制的。它比一般标准的测验能够提供更多的资料，因它主要评估正常生活所需的功能，而不是简单地比对测试资料的表现，并可帮助治疗师找出治疗的范畴。

【护理诊断】

（1）语言交流障碍：与记忆功能障碍和遗忘有关。

（2）失认失用：与遗忘有关。

（3）自理能力下降：与遗忘有关。

（4）自我保护能力欠缺：与记忆功能障碍有关。

【护理措施】

（1）协助老年患者制订生活计划，并督促、协助其完成。

（2）生活起居有困难者，应予以帮助，包括饮食、洗漱及大、小便等。

（3）注意保持床单清洁，每日整理床单，使其平整、舒适、美观，及时更换污染被服，清理杂物。

（4）保持个人清洁卫生，提醒老年患者修剪指甲、理发、洗澡等个人卫生。

（5）营造轻松和谐的环境，鼓励老年患者与他人交流，克服害怕、自卑心理，多说多练。

（6）鼓励老年患者多参加户外活动，放松心情，逐渐恢复建立与周边的关系。

（7）督促老年患者坚持记忆康复训练，并将训练内容与日常生活紧密联系起来。

（8）生活中可使用一些智能辅具，如智能手表、记事本、智能钥匙扣等协助老年患者提高生活质量。

【健康教育】

（1）告知照料者鼓励老人与他人接触，训练记忆能力。

（2）提醒并协助老人，生活上尽量做到自理。

二、情感功能障碍的护理

情感功能障碍是指老年患者在情感的范围、情感的转换、情感的适切性、情感的交流性上发生障碍。可分为单相性精神功能障碍和躁狂性精神功能障碍。多发生于老年期脑萎缩、脑卒中、老年失智症患者及内分泌疾患的老人。

【临床表现】

情感功能障碍的临床表现是以情感高涨或低落为主，伴有思维奔逸或迟缓，精神运动性兴奋或抑制，躁狂状态时老人心境高扬，与所处的境遇不相称，可以兴高采烈、易激惹、激越、愤怒、焦虑，严重者可以出现与心境协调或不协调的妄想、幻觉等精神症状。抑郁状态时老人心情不佳、苦恼、忧伤到悲观、绝望，高兴不起来，兴趣丧失，自我评价低，严重者出现自杀观念和行为，病情呈昼重夜轻的节律变化。

【治疗原则】

1. 西医药治疗

（1）单相性精神功能障碍：①抗抑郁药；②心理治疗。

（2）躁狂性精神功能障碍：躁狂性精神功能障碍往往是一种急诊情况，最好住院处理；而轻躁狂则可门诊治疗。

①口服抗精神病药物，直到躁狂症状得控制为止；

②对于躁狂抑郁症的混合状态，用抗精神病药与锂盐合并治疗，并停用抗精神病药物；

③严重精神病性兴奋及混合状态的另一治疗方法为：卡马西平1200mg/d，单次躁狂发作的治疗应至少持续6个月；

④频繁发作的复发性双相障碍最好予以不限期的锂剂维持，血药浓度保持在0.4～0.8mg/L，一般服用600～1500mg/d；

⑤轻躁狂波动或混合状态，可并用氯丙嗪或甲硫哒嗪50～300mg/d，数日或数周1次；

⑥治疗双相障碍的抑郁，仍是用锂盐为好，对轻症发作尽量避免应用抗抑郁药，而对中等度发作可应用抗抑郁药。

2. 中医药治疗

（1）肝郁气滞治法：疏肝解郁，行气导滞。

（2）痰浊蒙窍治法：豁痰开窍，清心安神。

（3）气虚痰结治法：益气健脾，涤痰宜窍。

（4）心脾两虚治法：健脾益气，养心安神。

（5）心肝火炽治法：清心泻火，养心安神。

（6）痰火上扰治法：清心涤痰，宁神定志。

（7）阳明腑热治法：通腑泄热。

（8）包络脉瘀治法：疏瘀通络。

（9）心肾失济治法：育阴潜阳，交通心肾。

3. 心理疏导 进行积极的心理疏导，密切注意老人的精神状态。

【护理评估】

1. 主观资料

（1）情感障碍症状群的发生、发展，持续的时间，症状之间的关系，症状的轻重，起病的缓急，突出的症状群等。

（2）是否伴随精神病性症状，若有，与此病是否协调，症状持续时间等。

（3）认知活动：评估老人有无自感记忆力下降、注意力不集中；有无产生疑病观念、疑病妄想、被害妄想和关系妄想；评估老人有无自卑、无价值感、无助、无望及无力感等。

意志行为活动：评估有无活动明显减少、被动、回避社交，不愿参加平素感兴趣的活动，愿独自活动；评估有无动作缓慢的表现；评估有无懒于生活料理及不顾个人卫生；评估有无睡眠功能障碍，如早醒或入睡困难；评估老人有无自杀的企图或自杀自伤的消极行为。

2. 客观资料

（1）躯体评估：评估老人有无疲乏无力、心悸、胸闷、胃肠不适、便秘等；有无体重明显减轻或增加。

（2）对疾病认识：有无自知力。

（3）社会心理状况评估：家庭环境、经济状况、受教育情况、工作环境及社会支持系统。

（4）既往健康状况评估：家庭史、患病史、药物过敏史。

（5）治疗用药情况、药物不良反应等。

（6）了解实验室及其他辅助检查：血、尿、便常规，血生化、心电图、脑电图的结果。

【护理诊断】

（1）有自伤、伤他的危险 相关因素：严重悲观情绪、自责自罪观、无价值感；情绪不稳定，易激惹；推动控制力。

（2）营养失调 低于机体需要量。相关因素：自责自罪观，导致自我惩罚而拒食；食欲不振；严重抑郁缄默不语、卧床不动呈木僵状态。

（3）保持健康能力改变 相关因素：个人应对不良；自我保护能力下降或丧失；躯体症状。

（4）睡眠型态紊乱 相关因素：充满悲观情绪或伴有不安和激动；睡眠功能障碍；醒后难以入睡；与精神症状、躯体不适和心理压力有关。

（5）思维过程改变 相关因素：躁狂或抑郁，与精神症状有关。

（6）社交障碍 相关因素：认知力不同程度受损；健康状况改变。

（7）个人应对不良 相关因素：认知力不同程度受损；情绪不稳定。

【护理措施】

1. 安全护理 老年患者在疾病的发展期、疾病的早期与好转期，易出现自杀观念与行为。他们往往事先周密计划，隐蔽行动，有时伪装病情好转以逃避医务人员与家属的注意，采取各种方法以达到自杀目的。护理人员应加强责任心，严防老年患者自杀。

（1）建立良好的治疗性人际关系。护理人员应同情和理解老年患者，密切观察老年患者有无自杀先兆，如焦虑不安、失眠、沉默少语或心情豁然开朗，在出事地点徘徊、忧郁、烦躁并拒食等；避免让老年患者单独活动，可陪伴老年患者参加各种团体活动，如工疗和娱疗。给予心理支持，使他们振作起来，避免发生意外。

（2）将老年患者安置在护理人员易于观察的大房间，提供设施安全、光线明亮、空气流通、整洁舒适的治疗休养环境。墙壁以明快色彩为主，放置适量的鲜花、壁画，以调动老年患者的积极情绪，焕发其对生活的热爱。

（3）严格执行护理巡视制度：护理人员要有高度的责任感，对有消极意念的老年患者，要重点巡视。尤其在夜间、凌晨、午睡、饭前和交接班及节假日等病房医务人员少的情况下，护理人员更要注意防范。

（4）加强对病房设施的安全检查，及时维修受损设备。严格做好药品及危险物品的保管工作，杜绝不安全因素。

（5）发药时应仔细检查口腔，严防藏匿药品或蓄积后一次性吞服；密切观察药物的不良反应，早期发现锂盐的副作用及中毒反应。发现副作用严重时，及时报告医生，及时处理，并补充水分和食盐。

（6）测体温时，对严重抑郁老人应做到手不离表，严防咬吞体温表。

（7）会客时，应反复向家属交待病情，取得家属的帮助和配合，做好老年患者的疏导工作。

2. 生活护理　维持适当的营养、排泄、睡眠、休息活动与个人生活上的照顾。

（1）食欲不振、便秘：选择平常较喜欢的富含粗纤维的食物。少食多餐，必要时喂食、鼻饲、静脉输液等，以维持适当的水分及营养。若出现便秘，则需给予缓泻剂或灌肠。

（2）睡眠护理：护理人员应视病情主动陪伴和鼓励老年患者白天参加工娱活动，晚间入睡前喝热饮、热水泡脚或沐浴，避免过于兴奋。为老年患者创造舒适安静的入睡环境，以助入睡。

（3）病情发作时多鼓励老年患者，并帮助他们料理个人仪表。

3. 心理护理

（1）护理人员应具备强烈的责任感和同情心，启发和帮助老年患者树立正确的疾病观。

（2）掌握多学科知识，通过自己的语言、表情和姿势去影响或改变老年患者的心理状态和行为。

（3）鼓励老年患者抒发自己的思想：护理人员应以耐心、缓慢以及非语言的方式表达对老年患者的关心和支持，通过活动逐渐引导老年患者注意外界，同时利用治疗性的沟通技巧，协助老年患者表达自己的个人想法。

（4）调动老年患者情绪，阻断负向思考：护理人员应该帮助老年患者关注自己的优点、长处和成就，来增加正向的看法，协助老年患者完成某些建设性的工作和参与社交活动。减少老年患者的负向评价，以提供正向加强自尊的机会。

（5）学习新的应对技巧：创造和利用各种个人或团体人际接触的机会，以协助老年患者改善处理问题和人际互动的方式，增强社交技巧。协助周围人们加强老年患者适应性的行为反应，忽视不适应行为，从而改变老年患者的应对方式。

【健康教育】

1. 老年患者

（1）向老年患者介绍疾病的相关知识。

（2）指导老年患者掌握复发的先兆症状及如何预防复发。

（3）指导老年患者掌握药物的不良反应和预防措施。

（4）帮助和鼓励老年患者明确坚持用药，定期辩论复查的重要性。

（5）鼓励老年患者积极主动参加家庭和社会活动，锻炼自理能力和社会适应能力。

（6）帮助老年患者如何面对和恰当处理现实环境中发生的各种应激源的应对技巧。

2. 家属

（1）指导家属学习有关疾病知识及如何预防复发的常识。

（2）为老年患者创造良好的家庭环境和人际互动关系。

（3）指导家属帮助老年患者管理药物并监护老年患者按时服药。

（4）指导家属密切观察老年患者的病情变化和药物副反应。保护老年患者不自伤，不伤他。

（5）对老年患者的进步，应及时给予正向的肯定和鼓励。

三、知觉功能障碍的护理 （幻觉、 错觉）

知觉功能障碍是指在感觉系统传导完整的情况下，大脑皮质特定区域对感觉刺激的认知和整合障碍。可见于各种原因导致的局灶性或弥漫性脑损伤老人。

知觉则是对事物的各种属性作进一步加工并借助以往经验形成一种整体印象的过程。如马儿在草原上飞快地奔跑着，我们在获得这一知觉时，就综合了形状、颜色、大小、硬软等感觉属性。视觉、听觉、味觉、嗅觉、触觉、平衡觉、运动觉如内脏觉等是不同类型的感觉，分别反映事物的个别属性。知觉是人们对事物的综合感受，比感觉要复杂一些。感知过程的异常改变称为感知障碍，多见于神经精神疾病，知觉障碍则多见于精神疾病。由于知觉障碍的不同类型以及它们与其他症状组合的特点，在诊断上有重要意义，有些知觉障碍（如幻觉）对老人的情绪和行为有很大影响，可能引起老人拒食、出走、自杀或伤人。因此，老人有知觉障碍时，应及时送神经科或精神科检查。知觉障碍可与感觉障碍同时发生（尤其是患有神经科疾病时）。

【临床表现】

（1）幻觉是指在视觉、听觉、触觉等方面，没有外在刺激而出现的虚假的感觉。患有某种精神病或在催眠状态中的人常出现幻觉。幻觉是一种虚幻的表象，本来并不存在的某种事物，老年患者却感知它的存在，多见于精神病老人，是一种严重的知觉障碍。正常人偶尔也可出现幻觉，比如在焦虑地等待某人到来时，忽然听到敲门声，实际却没有人来。这种幻听的出现与期待的心理有密切关系，此外在受到突然强烈的刺激下亦可出现幻觉。正常人在殷切盼望、强烈期待、高度紧张情绪影响下，也可出现某种片断而瞬逝的幻觉，如一个母亲突然失去儿子，悲痛万分，有时幻听到儿子在同她讲话等。这种幻觉往往持续时间不会太长，随着心情的好转，适当的治疗，便会痊愈。

（2）错觉是人们观察物体时，由于物体受到形、光、色的干扰，加上人们的生理、心理原因而误认物象，会产生与实际不符的判断性的视觉误差。错觉是知觉的一种特殊形式，它是人在特定的条件下对客观事物扭曲地知觉，也就是把实际存在的事物被扭曲地感知为与实际事物完全不相符的事物。错觉包括几何图形错觉（长短、方向、大小）、时间错觉、运动错觉、空间错觉、形重错觉、视听错觉、整体影响部分的错觉、声音方位错觉、触觉错觉等。在通常的情况下，错觉多见于正常人；错觉从产生的来源可分为心理性、生理性和病理性三种。

【治疗原则】

（1）原发病的治疗。

（2）积极正确的心理干预。

【护理评估】

（1）评估老人的意识状态与精神状况，注意有无认知、情感或意识行为方面的异常；有无智力功能障碍，是否疲劳或注意力不集中；了解知觉障碍出现的时间、发展的过程、加重或缓解的因素。

（2）评估出现幻觉的原因是哪一种，是由于精神上的压力还是药物导致的。

（3）在环境安静、老人意识清醒及情绪稳定的情况下评估知觉障碍的性质、范围等；全身评估，有无肢体运动障碍及类型，肌力情况；观察老人的全身情况及伴随症状；评估老人情绪、心理状态、确保客观真实，切忌暗示性提问。

【护理诊断】

（1）自我保护能力欠缺：与感知觉障碍有关。

（2）感知觉紊乱：与脑、脊柱病变及周围神经受损有关。

（3）意外损伤的危险：与知觉障碍有关。

【护理措施】

（1）放松心情：找到适合自己释放压力的方式，放下工作或者学习，外出游玩是一个很好的放松方式。

（2）转移注意力：听音乐、做运动更是非常有效的办法，可以有效转移注意力。

（3）心理治疗：请求心理医生、心理治疗师，通过心理治疗，听取心理建议让老年患者逐渐走出阴影。

（4）如果上述方法都不能缓解精神上的紧张以及压力，则应找专科医生进行治疗。

（5）停止相关影响精神的药物，并遵照医生嘱咐适量用药或者不再用药，一般药品导致的幻觉会在停止服用之后有所缓解。

（6）重视对老年患者及家属进行有关安全常识的宣传和教育，引导他们理解和配合安全管理，建立舒适、安全的病房环境，确保老年患者安全。

【健康教育】

（1）得知自己患病时不要紧张，先放松自己进行调整。

（2）自己无法控制幻觉出现的时候一定要及时向专业医生求助。

（3）平时要多与朋友沟通，保持心情舒畅。

四、思维功能障碍的护理

思维功能障碍是指思维步调、思维形式、思维内容、思维控制等思维方面的功能发生障碍，主要包括思维形式障碍、思维内容障碍（主要指妄想）。思维形式障碍以联想过程的障碍为主，如联想过程加快、减慢、表象和概念之间的非规律性结合。思维内容障碍则主要表现为妄想、超价观念及强迫观念等。

【临床表现】

思维功能障碍的临床表现多种多样，可分为思维形式和思维内容方面的障碍。

（1）思维形式障碍的表现可以分为以下形式：思维奔逸、思维迟缓、思维贫乏、思维散漫、思维破裂、病理性赘述、思维中断、思维插入、思维鸣响、思维扩散、象征性思维、语词新作、逻辑倒错性思维、强迫观念。

（2）思维内容障碍的表现形式主要为妄想。妄想是一种病理性的歪曲信念，是病态推理和判断，有以下特征：信念的内容与事实不符，没有客观现实基础，但老年患者坚信不疑；妄想内容均涉及老年患者本人，总是与个人利害有关；妄想具有个人独特性；妄想内容因文化背景和个人经历而有所差异，但常有浓厚的时代色彩。

临床上通常按妄想的主要内容归类，常见有被害妄想、关系妄想、自责妄想、罪恶妄想、夸大妄想、疑病妄想、钟情妄想、嫉妒妄想、特殊妄想。

【治疗原则】

（1）原发病的治疗。

（2）心理和社会康复治疗：寻找与发病有关的应激因素，及时给予老年患者支持性心理治疗，并协助老年患者解决家庭和工作环境中不良心理刺激，动员家庭和社会力量开展针对老年患者的社会心理治疗。

【护理评估】

（1）现病史：详细询问老人发病前后情况及伴随症状，评估思维功能障碍的形式及内容，持续时间等，其导致行为障碍及对社会功能的影响，观察老人个人卫生、营养、睡眠状况。

（2）评估可能发病的原因和诱因。

（3）评估思维功能障碍的程度。

（4）对心理社会和应对功能，除评估病理、生理因素外，还需评估各种基本需要干扰的因素，如年龄因素、环境因素、家庭与社会支持情况。

【护理诊断】

（1）自我概念紊乱：无法正常分析判断。相关因素：与思维功能障碍关。

（2）社交障碍：不能正常思维。相关因素：与思维功能障碍有关。

（3）思维过程改变：与思维功能障碍有关。

（4）意外损伤的危险：与知觉障碍有关。

（5）生活自理缺陷：与思维功能障碍有关。

（6）知识缺乏　认知不良。相关因素：与思维功能障碍引起学习困难有关。

【护理措施】

1. 安全护理

（1）护理人员发药时应监督老年患者口服到位，服药后检查其口腔、手、药杯、衣袋等防止老年患者藏药。

（2）对不合作或有冲动、过激言行的老年患者，不与之争辩，及时疏导和阻止，避免激惹，防止过激行为发生。

2. 日常生活护理　保持病房安静整洁，减少外界刺激，协助老年患者做好日常生活护理，督促老年患者每日做好皮肤、排泄、更衣、如厕、仪表修饰及沐浴。

3. 心理护理

（1）配合医生做好支持性心理治疗和领悟治疗，倾听、鼓励其说出对疾病和有关症状的认识或感觉。

（2）加强与老年患者的沟通，了解其病态的内心体验，掌握病情动态变化。

（3）了解老年患者兴趣爱好，鼓励参加活动，适当安排体力劳动，宣泄、缓解恶劣情绪，争取家庭和社会的支持。

（4）建立良好的护患关系，适当满足老年患者合理要求，注意品质和安全教育。

4. 特殊护理

（1）对发生冲动的老年患者，可暂时隔离或给予保护性约束，并及时报告医生采取进一步措施。

（2）对冲动后的老年患者做好心理护理，了解冲动原因和经过，以便制定防范措施。

（3）老年患者平静后应及时解除约束或隔离，并解释冲动的危害性和进行约束、隔离的必要性。

（4）对遭受冲动损害的老年患者应立即妥善处理。

（5）对不知躲避危险、不能有效保护自己的老年患者，应注意加强保护。

（6）帮助制定和实施自理生活能力的训练计划，循序渐进，鼓励参加工娱治疗和体育锻炼。

（7）在日常沟通、治疗、护理等与老年患者发生躯体接触时，应小心谨慎，必要时应有他人陪同进行。

【健康教育】

（1）告知老年患者及家属疾病的基本知识和有关治疗特别是药物治疗的基本知识，使其明白遵医嘱治疗对预防疾病复发、恶化的重要意义。

（2）告知老年患者及家属应对各种危机的方法，争取家庭和社会的支持，定期复诊。

五、语言功能障碍的护理 （失语症）

关于失语症的概述有很多种，Benson 对失语症的概述是由于大脑功能受损所引起的语言功能丧失或受损。Chaipey 代表新的观点，他认为失语症是一类由于脑的器质性病变所致，是在语言和作为语言基础的认知过程的后天性损害，是在语言的意思、形式或结构、应用或功能及作为语言基础的认知过程的降低和功能障碍，具体表现在听、说、读、写四个方面。

由于患者的病变部位不同、病灶部位不同、病程不同，其临床表现会有很大差异。即使是典型失语也是相对的，有些失语难以归为哪一类。我国汉语失语症的分类是以 Benson 分类为基础，主要分为 Broca 失语、Wernicke 失语、完全性失语、传导性失语、纯词聋、纯词哑、经皮质运动性失语、经皮质感觉性失语、混合性经皮质失语、命名性失语、皮质下失语、失读症、失写症。

【临床表现】

（1）听觉理解障碍：是指患者对口语的理解能力降低或丧失。根据失语症的类型和程度不同，而表现出在字词、短语和文章不同水平的理解障碍。

（2）口语表达障碍：表现为说话时言语不流畅，患者常伴有叹气；语音错误、词义错误和新词，大量错语混有新词，缺乏实质词；在表达中找词困难，出现迂回现象，面对物品或图片时，出现呼名障碍，更换图片仍不停地说前面的内容，出现言语的持续现象；严重者只能刻板地发单音或单词；有些患者存在补完现象，如你说"白日依山尽"，他会答"黄河入海流"，实际患者并不一定了解内容；电报式言语是典型的语法错误，只是名词和动词的罗列，缺乏语法结构，不能很完美地表达意思；有些患者不能复述或部分复述句子的内容。

（3）阅读障碍：因大脑病变致阅读能力受损称为失读症。阅读包括朗读和文字的理解，这两种能力可以出现分离现象。表现在语句的层级上，能正确朗读文字，文字与图匹配也正确，但组成句后却不能理解。

（4）书写障碍：书写不仅涉及语言本身，而且还有视觉、听觉、运动觉、视空间功能和运动参与。表现为书写不能，可简单写一画两画，但构不成字形；写出字的笔画错误，出现构字障碍；右侧偏瘫用左手写字者，方向相反，与镜中所见相同的镜像书写；重复写前面的词的惰性书写；不能写字，但能以图表示的象形书写；再有就是错误语法书写。

【治疗原则】

（1）早期康复的原则：言语治疗得愈早，效果愈好，因此早期发现是治疗的关键。

（2）及时评定的原则：治疗前要进行全面的细致的言语功能测评。明确患者的说、读、听、写的障碍程度及病变范围，以便使治疗有针对性，并制定难度不同的治疗程序。治疗过程中要定期评定，了解治疗效果，根据评定结果调整治疗方案。

（3）重视日常性的原则：采用日常交流活动内容作为训练课程，选用接近现实生活的训练材料，如实物、照片新闻报道等，引出患者的自发交流反应。

（4）个性的康复计划的原则：选用语言治疗技术时不可千篇一律，要根据患者的实际语言能力及不同病因选择不同的康复措施。选择患者爱好的文娱活动，如下棋、打扑克、听录音歌曲等融入到治疗中。

（5）及时反馈的原则：根据患者对治疗的反应，及时给予反馈，当取得一定治疗进展时应予以鼓励，坚定康复信心，训练中缺点的提示有助于自我纠偏和自我训练。

（6）多措并举的原则：坚持听、说、读、写四者并重，但也不宜安排过多，操之过急、过多、过繁反而会加重患者的负担，不能取得患者的合作。

（7）主动参与的原则：护理人员和患者之间、患者和家属之间的双向交流是治疗的重要内容。行为、情绪有障碍的患者，首先要进行情绪和治疗动机问题的治疗，使患者能够主动配合治疗。

（8）充分训练的原则：要想取得良好的训练效果，应进行充分训练，包括自我训练、家庭训练等。

（9）调整交流策略的原则：为激发患者言语交际的欲望和积极性，促进运用交流策略训练，使患者学会选择应用。

【护理评估】

（1）评估患者的沟通能力

①自发语的流畅度，有无找词困难，复述的程度。

②对词语、长句和对执行口头指令理解的程度。

③文字书写时语法错误的程度。

④是否伴有口颜面失用。

（2）评估可能妨碍语言沟通的因素

①气道的改变，如气管造口术，经口/鼻气管插管。

②口、面、下颌疾患。

（3）了解患者的基础语言水平。

（4）评估呼吸困难情况。

（5）评估患者的体力。

（6）是否存在同向性偏盲和象限盲。

【护理诊断】

语言交流障碍文字书写、表达、理解、阅读障碍与脑神经损伤有关。

【护理措施】

1. 一般护理

（1）安全：把信号灯放在患者的手边，佩戴腕带，便于失语患者治疗的核对或走失。

（2）环境：为患者营造一个安静舒适的治疗环境，使患者在完全信任的情况下与你沟通。

（3）物品：训练前应充分准备各种训练所需用品，最好是患者比较熟悉的，如录音机、单词卡片、图片、秒表、镜子等整齐放置，应尽量减少视野范围内不必要的物品。

（4）选择训练时间：通常选择患者全天当中精神最集中、配合最好的时间，保证训练时间。

（5）鼓励家属探视，借助患者家属翻译，增加交流机会。

（6）病情观察：训练过程中密切观察患者的病情变化及非语言的沟通信息，一旦出现疲倦现象立即停止。

（7）心理护理：过程中多鼓励患者，根据患者的文化程度和理解力，用患者熟悉的名词或术语与其交流使患者感觉轻松愉悦；设法使患者对谈话抱有信心；如不能理解患者的语言，不可轻易点头示意或表示同意，以免伤害患者的自尊；掌握患者言语训练的全过程，如患者因不能满足自己的愿望而引起情绪反应，应设法了解具体情况，给予恰当的心理疏导。

2. 康复护理 要根据评估结果，进行相应的训练项目。

（1）复述训练：根据患者的失语程度分层次地进行训练。

①重度：称呼日常用词、动词命名、读单音节词。

②中度：读短文，称呼、动作描述。

③轻度：事物的描述，日常生活话题的交流。

（2）命名训练：命名障碍是非流畅性失语中一种较为常见的症状，可以通过词头音和手势的引导进行联系。

（3）书写训练：字、词描红。①抄写训练，应从写患者的姓名开始，将字卡放在患者的面前，让患者照抄，稍有改善时，可采取让患者看一眼字卡然后将字卡移开，让他凭记忆将字卡上的字书写出来。②听写训练，听单词与看单词后书写，或者听单词与看单词后停顿5～15秒书写。③描写训练，看图写文字，可以给予偏旁的提示，随着患者能力的提高，减少提示。④提问训练，如"如果你渴了，你该说什么?"患者写出答案。⑤执行文字指令训练，如"把杯子盖盖上"，"把床上的报纸放在书架上"。⑥找错训练，要求患者找出语句中的语义和句法错误。如"我喜欢喝牛奶""他到商店寄信"。⑦语句构成训练：是将一个完整的句子以词为单位分割开，顺序打乱。患者根据这些词重新组成一个句子。

（4）理解训练：短文理解：听短文，进行是或非口头判断。朗读训练一般按照单词→短句→长句→文章的顺序，反复练习，逐渐增加难度。

（5）言语表达训练：指导患者鼓腮、抿嘴、吹蜡烛，舌往外伸、舌向外上、外下、外左、外右运动，如果软腭无活动，可用吸管向一杯有颜色水里吹气泡来刺激软腭的活动进行发音前准备。先学喉音如发喝、哈（叹气音），后学唇音如学吹气转为 p、b 音，逐渐学舌齿音 d、t 音发音训练。与患者进行简短交流，一边提问一边引导其讲话，对话时用短、清楚的句子，说话的速度比正常缓慢，使患者可以直接答"是"或"不是"，进行应答训练。运用手势作言语交流方式，在患者与医护之间建立言语内容的共同手势，如"点头"表示是，"摆头"表示不是等手势训练。对表达极困难的患者，可选用日常生活图片呈现给患者。利用识字卡片，选择一些常用的字、词，让患者跟着读，如指图片"洗脸"、"吃饭"等或指字词"睡觉"、"小便"等，再依次教词组、短句，语言交流训练。

（6）朗读及阅读理解训练：将字卡放在患者面前让其朗读，可给予音头提示和口头提示。再将数张图片放在患者面前，嘱其将字卡与相应的图片匹配。训练按单词 – 短句 – 长句 – 短文顺序进行，如果患者阅读理解水平较高，可让其阅读短小的文章，然后回答相关的问题，从而训练患者的阅读理解能力。

（7）会话练习：训练患者在实用的社交场合下进行言语交流的能力，培养反应性、记忆力、言语运动能力。工作人员在旁辅导，做必要的提示及纠正。

（8）交流版的应用：重症患者可根据其病情设计交流版，随着患者水平的提高，调整和增加交流版的内容，最终使患者能使用现代的交流辅助系统来补偿重度运动障碍所造成的言语交流障碍。

（9）语法训练：要求患者找出语句中的语义和句法错误，如"他到医院买菜"。语句构成训练，是将一个完整的句子以词为单位分割开，顺序打乱，患者根据这些词，重新组成一个句子。它涉及语义练习，同义词、反义词、语义相关词的练习。

（10）老年语言功能障碍患者由于长期患病有口不能言，故而常出现焦虑、沮丧等心理，此时，护士可握住老人的手，适当地给老人拉拉被子，理好蓬松的头发，通过皮肤的接触满足老人的心理需求，用无语的交流表现出对老人的理解和爱，使他们有安全感和亲切感。

（11）目光接触沟通，护士坐在老年患者面前并保持眼睛和老年患者眼睛在同一水平，还可以用自己特有的细腻和善解人意，领悟老年患者眼神里所包含的服务需求，主动加以满足。

【健康教育】

（1）告知患者及家属其所处的失语的类型。

（2）主要的问题点和训练方式。

（3）指导患者循序渐进地进行训练。

（4）为患者创造良好的交流环境。

（5）与患者交流时要心态平和，增加谈话的清晰度，语言训练需要持之以恒。

（6）建立言语训练记录本，责任护士每日检查患者训练内容及掌握程度，在病房加强训练，设计场景进行实用性练习。

（7）随着我国人口老龄化的加快，老年语言功能障碍患者日益增加。在平时的护理工作中，如果我们能灵活掌握并运用非语言沟通的技巧，可以增加护患间沟通的有效性，使治疗护理得到落实。

第二章　感觉功能障碍的护理

感觉是人脑对直接作用于感受器的客观事物的个别属性的反应，个别属性有大小、形状、颜色、坚实度、压力、温度、味道、气味、声音等。感觉分为特殊感觉（视、听、嗅、味等）、一般感觉（浅感觉、深感觉和复合感觉）。随着年龄的增大，老人皮肤皮下脂肪减少，汗腺减少，皮下毛细血管减少。因此，老年人对冷、热、痛的感觉迟钝，易出现皮肤损伤，且愈合能力差；眼睑下垂，泪液分泌减少；眼底血管硬化，视网膜变薄。因此，老年人易出现老花眼、青光眼、白内障及视网膜病变等症状；听觉耳蜗和听神经的变性易导致老年人神经性耳聋；味觉和嗅觉口腔黏膜萎缩、唾液减少及味蕾萎缩易导致老年人食欲减退等。

感觉障碍分为抑制性感觉障碍（感觉缺失、感觉减退）、刺激性感觉障碍（感觉过敏、感觉倒错、感觉异常、感觉错位和感觉过度）。

刺激性症状可能会引起疼痛，主要是机体接受和传导感觉的结构受到刺激而达到一定强度，或对痛觉正常传导起抑制作用的某些结构受损时，都能够引起疼痛。

第一节　视觉功能障碍的护理

一、远距离视敏度障碍的护理 （近视）

【概述】

远距离视敏度障碍是指眼睛在调节静止状态下，平行光线经眼的屈光系统屈折后，焦点聚集在视网膜前的一种屈光状态。远距离视敏度障碍按度数可分为：轻度 < -3.00D，中度为 -3.00D ~ -6.00D，高度 > -6.00D。近视按屈光成分分为假性近视、真性近视和混合性近视。老年人患远距离视敏度障碍时应仔细检查，是否合并眼部其他疾患。

【临床表现】

（1）远视力下降：表现为看远物模糊，看近物清楚。

（2）眼疲劳症状：可出现因调节与辐度不协调而引起的眼疲劳症状，老人常表现为眼胀、头痛、恶心等。

（3）飞蚊症：中度以上的远距离视敏度障碍常有不同程度的玻璃体变性、液化及浑浊，自觉眼前有黑点飘动似飞蚊症。

（4）外斜视：主要是由于患眼在阅读时不用或少用调节，造成平衡紊乱即产生眼位变化，再现为外隐斜和外斜视。

（5）眼底改变：高度远距离视敏度障碍会引起眼底退行性变化，表现为豹纹状眼底、近视弧形斑、脉络膜萎缩，甚至巩膜后葡萄肿、黄斑出血等，周边部位视网膜可出现格子样变性、囊样变性等。严重者可出现视网膜裂孔，导致视网膜脱离。

【治疗原则】

1. 非手术治疗

（1）佩戴眼镜：是最常用的方法，镜片为凹透镜，矫正远距离视敏度障碍的度数原则上以矫正后视力最低达到1.0度数为准。

（2）角膜接触镜（隐形眼镜）：分为软性角膜接触镜和硬性透氧性角膜接触镜，适用于严重屈光参差、高度近视及不适合佩戴框架眼镜的人。

（3）角膜塑形镜（OK镜）：是一种高透氧性硬镜，通过压迫角膜区，使角膜的弯曲度变平，是控制近视进展的方法。

2. 手术治疗　目前屈光手术方法有角膜屈光手术、晶状体屈光手术和巩膜屈光手术，根据老年患者具体情况选择合适的手术治疗。

【护理评估】

（1）健康史：了解老年患者及其家族人员视力情况，询问其用眼习惯以及生活、学习、工作环境、视敏度的进展情况，佩戴眼镜情况等。

（2）身体状况：视近清楚，视远模糊，眼部易酸胀、疲劳等。度数较高者可有闪光感和飞蚊症等表现。

（3）心理及社会状况：部分老年患者因远视力下降，给日常人际交往带来影响，久之会使老年患者产生压抑、自卑心理；部分老年患者还会因为近视给生活带来不良的影响而产生烦躁、焦虑心理。这都要求眼科护士正确评估并给予心理引导。

【护理诊断】

（1）视力下降：远距离视敏度障碍与屈光介质屈光力过强有关。

（2）舒适的改变：与远距离视敏度障碍有关。

（3）知识缺乏：缺乏远距离视敏度障碍有关的自我保健知识以及手术的有关知识。

（4）感染的可能：与手术及机体患慢性基础性疾病有关。

【护理措施】

（1）加强健康教育，指导老年患者养成良好的用眼卫生习惯。避免用眼过度，注意用眼劳逸结合，不要长时间近距离视物；纠正老年患者不良的读写习惯；定期检查视敏度，根据屈光检查结果及时调整眼镜度数；远距离视敏度障碍严重者应避免剧烈运动，如打球、跳水等，防止视网膜脱离。

（2）向老年患者及家属解释视力矫正的重要性及可能发生的并发症。建议在睫状肌麻痹状态下验光，以取得较为准确的矫正度数。定期检查视敏度，根据屈光检查结果及时调整镜片度数，建议每半年复查 1 次。

（3）指导老年患者和家属做好框架眼镜的护理。坚持用双手摘戴眼镜；眼镜佩戴在脸部正确的位置；镜片沾上灰尘时应用流水冲洗，再以眼镜专用布或软纸擦干；参加剧烈运动时不要佩戴框架眼镜，以免眼镜受到碰撞损伤眼睛；眼镜摘下后不要镜面朝下摆放，以免磨损镜片中心部分，应放入眼镜盒内，避免挤压和磨损。

（4）指导老年患者和家属做好角膜接触镜片的护理。养成良好的卫生习惯，取、戴前均应洗净双手；避免超时佩戴和过夜佩戴；戴镜后如感觉较强刺激症状，应摘下镜片重新清洗后再戴；眼部有炎症时应停止佩戴；佩戴 RGP（硬性透氧性隐形眼镜）者需经严格规范的验配；OK 镜需严格选择适配的老年患者，规范的验配、密切随访；定期复查、定时更换镜片。

（5）做好角膜屈光手术的护理

①角膜屈光手术前的护理：a. 向老年患者详细解释手术方法、优缺点、适应证，使老年患者对手术效果有客观的认识，提高他们的满意度。b. 告知老年患者 PRK、LASEK、EPI～LASIK 手术当天可能疼痛明显，但 24 小时后会逐渐减轻，指导减轻疼痛的技巧，尽可能地睡觉休息，不要按压眼部。c. 告知老年患者术后短期内视敏度可能不稳定，或因调节适应问题出现看近物时重影，均属于正常现象。d. 平时佩戴隐形眼镜者，需在停戴 48～72 小时后方可进行手术前眼部检查；长期佩戴者需停戴 1～2 周；佩戴硬镜片者需停戴 4～6 周。e. 指导老年患者进行全面的眼部检查，包括视敏度、屈光度、眼底、瞳孔直径、角膜地形图、角膜厚度等。

②角膜屈光手术后的护理：a. 嘱老年患者严格遵医嘱用药：眼部激光手术后的用药，对于术后视力的恢复和维持非常重要，应严格按照医生的要求用药。注意事项有：两种眼药水之间间隔5~10分钟以上；每天早、中、晚平均点用；每次滴眼药水仅需一滴，滴眼前将眼药水摇匀，滴眼后闭眼10秒；眼药水放在阴凉处，避免接触瓶口污染眼药水，滴眼前请一定清洁双手。b. PRK、LASEK、EPI~LASIK手术：老年患者术后在短期内会有怕光、流泪、视力不稳定及疼痛等症状，3~7天逐渐消失，如果疼痛加剧应立即去医院复诊。c. 遵医嘱定期复查视敏度、眼压、角膜上皮愈合情况等事宜，视力在三个月左右渐趋稳定，初期患者可能出现双眼视力不均、视物双影等现象（LASIK可较早稳定），如眼前出现黑点、暗影飘动、视力突然下降等，应立即门诊复诊。d. 术后1~2周内严禁用手揉眼，避免碰伤眼睛，1周内避免看书、使用电脑，少看电视等。e. 注意眼部卫生，禁止用清水冲眼、洗脸或污水污物进眼，一个月内避免游泳、潜水，避免脏水进入眼睛内。f. 避免剧烈的体力活动以及体育运动，严防眼睛外伤。g. 外出时应佩戴防紫外线的太阳镜。h. 术后应按医生医嘱定期到门诊复查。复查时间分别为术后1天、3天、1个月、3个月、6个月、1年和2年。

（6）合理搭配饮食，多食富含维生素、蛋白质的食品，如新鲜水果、蔬菜、鱼、蛋、动物肝脏等。

【健康教育】

（1）指导老年人养成良好的读写习惯和正确的姿势。

（2）改善视觉环境，老年人阅读时应选择适宜的光亮和对比度，不可在阳光直射下或昏暗的光线下阅读。

（3）养成科学用眼的习惯，老年人一般持续用眼1小时应稍做休息，避免用眼过度，同时要保证充足的睡眠时间。

（4）定期检查视敏度，半年检查一次视力，以便及时发现视力下降。

二、近距离视敏度障碍的护理 （远视）

【概述】

近距离视敏度障碍是指眼球在不使用调节时，平行光线通过眼的屈光系统屈折后，焦点落在视网膜片之后的一种屈光状态。因而要看清远距离目标时，近距离视敏度障碍需使用调节以增加屈光力，而要看清目标则需使用更多的调节。当调节力度不能满足这种需要时，即可出现近视力甚至远视力障碍。老年患者由于眼球晶体屈光度降低，焦点落在视网膜后，在视网膜上形成一弥散光圈，不能形成清晰的物像。

近距离视敏度障碍按其性质可分为轴性远视、曲率性远视和屈光指数性远视；按度数可分为：轻度 < +3.00D，中度为 +3.00D ~ +5.00D，高度 > +5.00D。

【临床表现】

（1）视力障碍：视近物时较远视物时更模糊，减退程度取决于远视的屈光度大小和调节力强弱。轻度远视无症状，中重度远视力者可有不同程度的视力减退。

（2）视疲劳：为调节性视力疲劳，当持续阅读及近距离工作时间较长时，睫状肌处于持续的紧张状态，即发生眼球、眼眶和眉弓部胀痛，视物模糊等症状，但休息后症状缓解。

（3）视盘较正常小而色红，边界模糊，类似视盘炎，但视力可矫正，视野正常。

（4）眼部变化：较高度数的远视眼可见眼前部和眼底的变化。常见眼位偏斜；眼球较小，外观眼球呈轻度凹陷状，前房浅，瞳孔较小；由于经常调节紧张，结膜充血，可伴有慢性结膜炎、睑腺炎及睑缘炎；远视眼由于阿尔法（Alpha）角大，视轴常在光轴的鼻侧，故外观呈假性外斜视状。中度和高度远视眼常有不同程度的眼底变化，较常见的是假性视神经炎，少数重者可呈假性视盘水肿。

（5）眼超声检查显示眼轴短，屈光检查呈远视屈光状态。

【治疗原则】

（1）框架眼镜矫正：对于大多数老年人，适应正镜片（凸透镜）都比较困难，因为觉得视力的改善不显著。在未矫正状态下，远视老年人完全能用过多的调节而达到对比度的提高。当这种对比度的提高通过镜片矫正来实现时，尽管视力可能没有差异，老年人也会感觉是"模糊"。这种"模糊"的感觉在有些老年人身上是比较轻微的，但有些老年人则反应很强烈。为了减少适应的问题，检查所得的正镜片度数需要做一些调整，使老年人保持一些额外的调节。

（2）角膜接触镜矫正：在远视老年人中角膜接触镜的使用并不广泛，原因有：出现症状需要矫正的远视患者通常为老年人，不要求美容，对于角膜接触镜的依从性较差。

（3）屈光手术：随着近年科学技术的发展，屈光手术仪器不断更新，手术技术也越来越成熟，对于符合适应证并要求手术的老年人，可以考虑。具体术式有：表层角膜镜片术激光、屈光性角膜切削术（PRK）、准分子激光角膜原位磨镶术（LASIK）等。

【护理评估】

1. 健康史 了解老年患者是否有家族遗传史，是否有弱视，以往佩戴眼镜情况，是否有视觉疲劳等情况。

2. 身体状况

（1）症状：视力情况，是否有视疲劳、视物模糊、头痛、眼球胀痛、眉弓部胀痛、畏光、流泪等。闭目休息后，症状是否有减轻或消失。

（2）体征：视力是否有不同程度下降；是否伴有弱视和内斜视；眼底是否有异常表现；矫正视力以及视野是否正常。

3. 心理及社会状况 部分远视老年患者因视远、视近均不清楚，对学习、生活、工作均有很大影响，较重的心理负担容易产生焦虑、紧张的心理。

【护理诊断】

（1）感知受损：近视力下降、视疲劳，与近距离视敏度障碍有关。

（2）舒适改变：眼球胀、头痛等，与近距离视敏度障碍有关。

（3）视力下降：远视力下降，与眼轴过短或眼球屈光力弱有关。

（4）知识缺乏：缺乏正确的佩戴眼镜知识。

【护理措施】

（1）定期视力检查：需要配镜的老年患者需定期视力检查，建议半年复查1次。根据屈光检查结果及时调整镜片度数。同时注意眼位变化，但凡伴有眼位偏斜者需配眼镜全面矫正。

（2）向家人及家属宣传近距离视敏度障碍的相关知识。近距离视敏度障碍老年患者的屈光检查应在睫状肌麻痹状态下进行，如有眼疲劳和内斜视，虽然度数低也应佩戴眼镜矫正；中度或中度以上近距离视敏度障碍老年患者，应戴眼镜矫正，以提高视力，消除眼疲劳和防止内斜视。

（3）指导家属配合睫状肌麻痹验光法。使用睫状肌麻痹剂前要向老年患者及家属解释药物使用后会使瞳孔散大、畏光、视力减退、视近模糊，可影响近距离学习和工作，家属应协助老年患者有计划地安排好学习、工作和生活。需要验光的老年患者，一般不需要散瞳，如确实需要散瞳验光时，应先测量眼压，并询问有无青光眼或家族史，对有眼压升高或青光眼可疑者禁止散瞳。

【健康教育】

（1）指导老年人养成良好的读写习惯和正确的姿势。

（2）养成科学用眼的习惯，一般持续用眼1小时应稍做休息，避免用眼过度，同时要保证充足的睡眠时间，避免用眼过度以致视疲劳。

（3）近距离视敏度障碍伴有弱视时，应同时进行矫正。

（4）指导正确用眼的方法和佩戴框架眼镜、角膜接触镜的护理方法。

（5）老年人应定期检查视敏度，半年检查一次视力，以便及时发现视力异常。

三、视野障碍的护理

【概述】

视野障碍又名偏盲，指一侧或双侧眼睛正常视野中一半及以上视野的缺失（通常是左侧或右侧）。偏盲指视野的某一部分缺损，一般是半侧的视野缺损。因视路病变所引起的偏盲，常有助于神经病变的定位诊断。

【临床表现】

如果双眼的视野缺失为同侧，但每侧眼睛视野的缺损小于一半（不完全同侧偏盲），损伤也许位于枕叶，否则有可能是顶叶及颞叶的损伤。晚期青光眼的鼻侧视野缺损可引起偏盲型视野缺损即视网膜血管阻塞时的偏盲型视野缺损。视交叉部受到肿瘤压迫时，常造成典型的双颞侧偏盲。这个没有统一的临床表现和治疗原则，不同的疾病造成的偏盲类型不同，一般神经眼科学或者神经内科的疾病，比如垂体瘤、视路疾病等导致偏盲的比较多。

【治疗原则】

积极查找引起偏盲的原发疾病，针对病因治疗。

【护理评估】

1. 询问健康史 了解老年患者是否有家族遗传史，是否有其他眼科疾病症状等。

2. 身体状况

（1）症状：视力情况，是否有一侧或双侧眼睛正常视野中一半及以上视野的缺失，是否有视物模糊、头痛、眼部疼痛、眉弓部胀痛、畏光、流泪等。闭目休息后，症状是否有减轻或消失。

（2）体征：视力是否有不同程度下降；是否伴有弱视和内斜视；眼底是否

有异常表现；矫正视力以及视野是否正常。

3. 心理及社会状况　部分远视老年患者因偏盲而产生视远、视近均不清楚，对学习、生活、工作均产生很大影响，有较重的心理负担，容易产生焦虑、紧张的心理。

【护理诊断】

（1）感知受损：近视力下降、视疲劳与近距离视敏度障碍有关。

（2）视力下降：远视力下降与眼轴过短或眼球屈光力弱有关。

（3）生活自理能力下降：与视力下降有关。

（4）知识缺乏：缺乏正确的佩戴眼镜知识。

【护理措施】

（1）告知老年患者及家属此疾病的相关知识，使其对疾病有正确认识，积极配合医务人员的治疗。

（2）多沟通交流，以积极乐观的心态，坚持做好防治。

（3）养成良好的用眼习惯，注意劳逸结合。

（4）清淡饮食，营养丰富，易于吸收，避免食用辛辣刺激食品。

（5）注意用眼卫生，避免加重视力下降。

（6）生活上给予必要的协助，注意安全，防止意外伤害的发生。

【健康教育】

指导老年人保持情绪平稳，注意用眼卫生，养成良好的用眼习惯。

第二节　眼疲劳、 角结膜干燥症的护理

一、眼疲劳的护理

【概述】

眼疲劳又称视疲劳，是一种眼科常见病症。它所引起的眼干、眼涩、眼酸胀、视物模糊甚至视力下降直接影响着人们的工作和生活。老人常因未佩戴合适矫正眼镜的屈光不正，老视眼的调节功能障碍所引起。

【临床表现】

眼干涩、异物感、眼皮沉重、眼胀痛、视物模糊、眼部充血及畏光流泪。严重者还可出现头痛、头昏、恶心、精神萎靡、注意力不集中、记忆力下降、食欲

不振以及颈肩背部酸痛和指关节麻木等全身症候群。少数可出现复视、立体视觉障碍、眼压升高、角膜损害。

【治疗原则】

（1）积极治疗原发病。

（2）外滴人工泪液，可保持眼睛湿润，缓解眼干、眼涩等不适感。

（3）合理饮食：多食富含 B 族维生素、钙、磷的食物，如黑豆、牛奶、蜂蜜、核桃仁等。枸杞子、桑葚子、银耳、鸡肝等滋补肝肾，可增进视力。

（4）局部按摩：两手示指沿着眉骨轻轻按压直到太阳穴，对太阳穴稍加用力，再由太阳穴往下按压下眼眶直到与鼻梁交界处；双手掌互相摩擦至发热，将发热的手掌心遮住双眼并将眼球上、下、左、右转运；眼睛闭上，两手示指沿着鼻梁、鼻翼两侧，上下来回搓揉，并将示指用力按压鼻翼两侧凹陷处。

【护理评估】

（1）健康史：询问老人有无屈光不正病史，有无隐斜视、眼外麻痹疾病，有无眼部疾病，如青光眼、眶上痛。

（2）身体状况：询问老人是否有头痛、流泪、眼胀痛、视物模糊、复视、畏光、恶心、眼沉重。

（3）心理及社会状况：了解视疲劳对老人学习、工作、生活的影响及老年人对视疲劳认知度，由于视疲劳除眼部症状外还有头痛、恶心等极易引起老人焦虑、烦躁心理，护士应做好心理护理。

【护理诊断】

舒适改变，如眼胀、眼痛等。与眼部疾病、全身疾病、心理或环境因素有关。

【健康教育】

（1）老年人应生活规律，保证充足的睡眠及眼部休息。

（2）改善环境：改善工作、生活环境，调整适中的光线。

（3）注意用眼卫生，坐姿端正、保持适当视物距离。

（4）多食富含维生素 A、B 族维生素食物，如胡萝卜、牛奶、韭菜、菠菜、动物肝脏等。

（5）定期体检，早期发现相关疾病，及时治疗。

（6）在医师指导下正确使用缓解眼疲劳的药物。

（7）合并全身病症、心理疾病的老年人请及时到相应专科诊治。

二、角结膜干燥症的护理

【概述】

角结膜干燥症是指任何原因造成的泪液质或量异常或动力学异常，导致泪膜稳定性下降，并伴有眼部不适和（或）眼表组织病变特征的多种疾病的总称。又称干眼病。

【临床表现】

常见功能障碍的临床表现为眼睛干涩、异物感、烧灼感、痒感、眼红、视物模糊、视力波动、分泌物黏稠、怕风、畏光、对外界刺激很敏感；有时眼睛太干，基本泪液不足，反而刺激反射性泪液分泌，而造成常常流泪；较严重者眼睛会红肿、充血、角质化、角膜上皮破皮而有丝状物黏附，这种损伤日久则可造成角结膜病变，影响视力等。此外，调查发现71.3%的角结膜干燥症老年人有视疲劳的症状，表明视疲劳也是角结膜干燥症的症状之一。

【治疗原则】

干眼病是慢性疾病，多需长期治疗。若是因为眼睑暴露导致的泪液过度蒸发型干眼，应根据病情把握眼睑重建的手术时机进行眼睑的重建。

1. 局部治疗

（1）消除诱因：应避免长时间使用电脑，少接触空调及烟尘环境等干眼诱因；睑板腺功能障碍者应注意清洁眼睑、应用抗生素等。

（2）泪液成分的替代治疗：应用自体血清或人工泪液，严重的老年人应尽量使用不含防腐剂的人工泪液。

（3）延长泪液在眼表的停留时间：可佩戴湿房镜、硅胶眼罩、治疗性角膜接触镜等。

（4）其他：避免服用可减少泪液分泌的药物，如降血压药、抗抑郁药、阿托品类似物等；有免疫因素参与的类型可加用免疫抑制剂或短期局部使用激素；手术治疗等。

2. 全身治疗 主要是改善老年人的营养状况，防止继发感染。食用含维生素 A 丰富的食物，如牛奶、鸡蛋、含胡萝卜素的蔬菜；口服鱼肝油等。目前尚无有效治疗，为了减少痛苦可频繁滴入生理盐水、人工泪液或抗生素眼膏；或用电烙封闭小泪点，以减少泪液的流出。对于眼睑闭合不全所致的眼球干燥，可行眼睑成形术。

【护理评估】

（1）健康史：询问老人有无屈光不正病史，有无隐斜视、眼外麻痹疾病，有无青光眼、眶上痛等眼部疾病。

（2）身体状况：记录老人是否有头痛、眼胀痛、流泪、视物模糊、复视、畏光、恶心等症状。

（3）心理及社会状况：了解干眼症对老人学习、工作、生活的影响，老年人对干眼症的认知度，由于干眼症除眼部症状还伴有其他症状时极易引起老人焦虑、烦躁心理，护士应做好心理护理。

【护理诊断】

舒适改变，如眼胀、眼痛等，与眼部疾病、全身疾病、心理或环境因素有关。

【护理措施】

（1）养成良好的用眼习惯：干眼症是一种压力型病证，主要是眼睛长时间盯着一个方向看时容易引起此症，因此避免用眼疲劳的最好方法是适当休息，切忌连续操作，看书视物连续 1 小时者，应让眼睛休息 10 ~ 15 分钟；保持正确的坐姿和适当的视物距离，视物距离30cm 以上，看书视物时保持视线向下约30°，使颈部肌肉放松，并使眼球表面暴露于空气中的面积降到最低；如有屈光不正，请尽早选配合适的眼镜，以免过度调节加重视敏感障碍。高龄老年患者，最好采用双焦点镜片，或者在打字时佩戴度数低的眼镜。

（2）合理膳食、均衡营养：长期从事电脑工作者，多食富含维生素的蔬菜和水果，增加维生素 A、维生素 B_1、维生素 C、维生素 E 的摄入。

（3）药物使用：为减轻眼部的干燥症状，在医生的指导下适当滴用角膜营养液。

（4）改善学习、工作、生活的环境：环境照明柔和，避免亮光直照屏幕而反射影像，以免造成眼疲劳。

（5）勤做眼保健操。

（6）睑板腺功能障碍者应注意清洁眼睑，应用抗生素。

第三节　听觉及前庭功能障碍的护理

一、听觉功能障碍的护理 （老年性耳聋）

听觉功能障碍即老年性耳聋是指老年开始出现的、双耳对称的、渐进性的神经性耳聋。人体随着年龄增长会出现一系列衰老现象，老年性耳聋是因为听觉系统衰老而引发的听觉功能障碍。根据听力学的研究，男性约从 45 岁以后开始出现听力衰退，女性稍晚。随着人类寿命的延长，老龄人口的增多，老年人耳聋的发病率也有所增加。通常情况下 65～75 岁的老年人中发病率可高达 60%，听觉器官的老化退行性改变涉及听觉系统的所有部分，但以内耳最明显。

【临床表现】

（1）双侧感音神经性耳聋：老年性耳聋大多是双侧感音神经性耳聋，双侧耳聋程度基本一致，呈缓慢进行性加重。

（2）高频听力下降为主：老年人听力下降多以高频听力下降为主，首先对门铃声、电话铃声、鸟叫声等高频声响不敏感，后逐渐对所有声音敏感性都降低。

（3）言语分辨率降低：有些老年患者则表现为言语分辨率降低，主要症状是虽然听得见声音，但分辨很困难，理解能力下降。这一症状开始仅出现在特殊环境中，如公共场合有很多人同时谈话时，但症状逐渐加重引起与他人交谈困难，老人逐渐不愿讲话出现孤独现象。

（4）重振现象：部分老人可出现重振现象，即小声讲话时听不清，大声讲话时又嫌吵，他们对声源的判断能力下降，有时会用视觉进行补偿，如在与他人讲话时会特别注视对方的面部及嘴唇。

（5）耳鸣：多数老人都伴有一定程度的耳鸣，多为高调性，开始时仅在夜深人静时出现，以后会逐渐加重，持续终日。

【治疗原则】

加强预防，积极宣教听力保护，避免使用耳毒性药物。

（1）药物治疗：根据病因及类型用药，应用扩血管药物、降低血液黏稠度，如能量制剂和神经营养药物等。

（2）选配助听器：药物治疗无效时可选配助听器。

【护理评估】

（1）询问老人既往是否患过耳病，了解用药史、家庭史及工作和居住的环境等。评估耳聋的程度、持续时间等。

（2）评估老人引起内耳器质性病变的原因，听力下降的程度及耳鸣等症状。

（3）评估老人的年龄、生活习惯、家庭及经济状况等，了解老人对本病的认知水平。通过与其沟通交流，了解其心理状态。

【护理诊断】

（1）感知改变：与听力减退有关。

（2）焦虑：与耳聋程度加重有关。

（3）语言沟通障碍：与听力减退有关。

（4）知识缺乏：与缺乏有关耳聋的防护知识有关。

【护理措施】

1. 用药护理 遵医嘱按时用药，密切观察用药后的反应。定期监测听力情况，了解听力是否改善。

2. 选配助听器 协助老人选配适合的助听器，告知使用步骤，并督促老人养成佩戴习惯。

3. 心理护理

（1）了解老年患者对疾病的认知程度，告知其治疗方法及配合要点，鼓励老人勇于面对现状，积极配合治疗和护理。

（2）多与老人接触，掌握老人的生活习惯及交谈方式，教会老人通过其他方式沟通，如手势、书写等，以提高老人的沟通交流能力。

（3）向老人及家属讲解疾病的预后情况，了解老人对听力现状的接受程度，提高听力的期望值，并为老人推荐、选配合适的助听器。

（4）对生活处理能力较差或依赖性强的老人，加强与家属的沟通，多寻求其家人及亲友的支持，以提高社区适应能力。

4. 手术护理 需要手术的老年人，积极做好术前准备，根据不同术式做好相应的检查。加强与医师的沟通，了解手术方式，制定护理措施。

【健康教育】

（1）向老年人讲解预防听力障碍的有关知识，避免引发耳病的各种因素，如不用火柴棍、发夹等物掏耳，学会正确的擤鼻方法，噪声环境下注意护耳，鼓膜穿孔未愈耳朵不能进水，不滥用耳毒性药物等。

（2）积极治疗各种耳部疾病，及时就医，防止形成慢性中耳炎，损害听力。

二、前庭功能障碍的护理

（一）良性位置性眩晕的护理

【概述】

良性位置性眩晕又称耳石症，是指头部迅速运动至某一特定头位时出现的短暂阵发性发作的眩晕和眼震。正常情况下耳石是附着于耳石膜上的，当一些致病因素导致耳石脱离，这些脱落的耳石就会在内耳内被称作为内淋巴的液体里游动。当人体头位变化时，这些半规管亦随之发生位置变化，沉浮的耳石就会随着液体的流动而运动，从而刺激半规管毛细胞，导致机体发生强烈的眩晕，时间一般较短，数秒至数分钟，可周期性加重或缓解。病程时间长短不一。

【临床表现】

多发于中老年人，尤其是 60 岁左右的老年人。起病突然，症状的发生常与某种头位或体位变化有关。激发头位（患耳向下）时出现眩晕症状，眼震发生于头位变化后 3～10 秒之内，眩晕则常持续于 60 秒之内，可伴恶心及呕吐。眩晕可周期性加重或缓解，间歇期可无任何不适，或有头晕，个别老年人眩晕发作后可有较长时间的头重脚轻及漂浮感。

【治疗原则】

（1）前庭抑制剂的应用，如脑益嗪、非那根等。

（2）继发性耳石症应进行病因治疗。

（3）体位疗法。

（4）管石解脱法。

（5）管石复位法。

（6）Epley 复位法：本法一般只需一次，简单，效果佳。

以上各种治疗的效率不等，也存在一定的复发率。如上述治疗无效且影响生活、工作质量者可考虑进行手术治疗。

【护理评估】

（1）了解老人生活习惯和最近运动情况：是否有脑部外伤手术、感冒以及内耳供血不足的情况发生。

（2）发病时的情况：是否在老人起卧、床上翻身、低头抬头、弯腰时出现不足一分钟的短暂眩晕。

（3）心理－社会状态：与老人沟通，了解其对疾病相关知识的认知程度、心理状况，能否配合治疗。

【护理诊断】

（1）舒适的改变：与眩晕、内耳平衡有关。

（2）有受伤的危险：与眩晕、耳石症有关。

（3）恐惧：与害怕疾病预后有关。

（4）知识缺乏：与缺乏对耳石症相关知识的了解有关。

【护理措施】

（1）告知老年患者耳石症的相关知识，消除焦虑、恐惧的心理。

（2）告知老人起卧、床上翻身、低头抬头、弯腰时动作要缓，锻炼以平缓动作为宜，可散步、打太极拳，不要跳快节奏的舞蹈。

（3）眩晕发生时立即中止活动，就近扶住支撑物，以免受伤。

（4）发生眩晕、恶心、呕吐时不宜变动体位，家属处理污物，更换衣服时动作宜轻柔，以免加重眩晕。

（5）发生眩晕时，宜进清淡、易消化、营养丰富的饮食，少食多餐。

【健康教育】

（1）告知老人耳石症是头位改变诱发的，以短暂旋转性眩晕发作为主要特征的一种耳部疾病。

（2）活动时动作轻缓，避免头部摆动幅度过大，以免引起头晕不适。

（3）发生眩晕应立即到医院就诊，找出病因，避免病情加重。

（4）眩晕发生时应停止活动并抓住支撑物，以免跌倒受伤。

（二）前庭位置功能障碍的护理（美尼尔病）

【概述】

美尼尔病是一种以膜迷路积水为主要病理改变，以反复发作性眩晕、波动性耳聋、耳鸣和耳满胀感为典型临床特征的内耳疾病。一般单耳发病，也可累及双耳。本病病因不明，目前认为可能与内耳微循环障碍、病毒感染、变态反应、维生素缺乏、代谢障碍、内分泌失调、精神因素等所致内淋巴生成过多及（或）内淋巴吸收减少有关。在老年人中，最多见的当属椎－基底动脉供血不足所导致的脑干缺血，基本病因仍为动脉硬化，或者合并有高血压及颈椎病。

【临床表现】

1. 症状

（1）眩晕：多呈突发旋转性，老人感到自身或周围物体沿一定的方向与平面旋转，或感摇晃、升降或漂浮。眩晕均伴有恶心、呕吐、面色苍白、出冷汗、脉搏迟缓、血压下降等自主神经反射症状。上述症状在睁眼转头时加剧，闭目静卧时减轻。老人神志清醒，眩晕持续短暂，多为数十分钟或数小时，持续超过24小时者较少见。在缓解期可有不平衡或不稳感，可持续数天。眩晕常反复发作，复发次数越多，持续时间越长、间歇越短。

（2）耳聋：初期常无自觉耳聋，多次发作后渐感明显。一般为单侧，发作期加重，间歇期减轻，呈明显波动性变化。听力丧失轻微或极度严重时无波动。听力丧失的程度随发作次数的增加而每况愈下，但极少全聋。

（3）耳鸣：呈间歇性或持续性。多在眩晕发作之前发生。初为持续性、低音调吹风声或流水声，后转为高音调蝉鸣声、哨声或汽笛声。耳鸣在眩晕发作时加剧，间歇期自然缓解。

（4）耳胀满感：发作期患侧耳内或头部有胀满、沉重或压迫感，有时感耳周灼痛。

2. 体征 老年患者呈强迫体位，自发性眼震，意识清楚，鼓膜完整。

【治疗原则】

（1）一般治疗：发作时需要静卧，清淡低盐饮食，限制入水量，戒烟、酒、茶。在间歇期要鼓励老人锻炼身体，增强体质，注意劳逸结合。

（2）药物治疗：发作时对症治疗，使用镇静药，如地西洋、谷维素，配合使用异丙嗪；酌情选用血管扩张药，如盐酸氟桂利嗪、氢溴酸山莨菪碱；应用利尿剂，如氢氯噻嗪、氨苯蝶啶；局部药物封闭，10%普鲁卡因液10ml做星状神经节封闭。

（3）外科治疗：手术适用于发作频繁、症状较重、药物治疗无效、对工作和生活有明显影响的老年人。据统计，美尼尔病只有5%的老年人在手术治疗范围。手术类型包括内淋巴囊减压术、球囊造接术、迷路切除术、前庭神经切断术等。

【护理评估】

（1）健康史：询问老人眩晕及耳鸣发作的特点，评估老人发作时有无听力下降及下降的程度。了解老人有无家族史，既往有无耳部疾患等。

（2）身体状况：询问患者眩晕发作时，是否有突发的剧烈旋转性的伴发症状；老年人神志是否清醒，睁眼或转头时眩晕症状是否加重，闭目卧床时症状是否减轻，数分钟至数天后症状可否自行缓解，是否反复发作；复发频率，眩晕持续时间，间歇时间等；耳聋是单侧还是双侧，眩晕发作及间歇期时，耳朵听力情况。

（3）心理－社会状况：评估老人的年龄、受教育程度等。了解老人对本病的认知水平。老人可因眩晕反复发作而焦虑，或因影响正常的生活和工作而产生悲观情绪。通过与老人沟通交流，了解其心理状态。

【护理诊断】

（1）感觉紊乱：眩晕、听力下降与膜迷路积水有关。

（2）舒适的改变：眩晕、耳鸣、耳闷胀感及恶心、呕吐与膜迷路积水有关。

（3）恐惧：与剧烈眩晕、呕吐、听力下降有关。

（4）有受伤的危险：与眩晕发作时平衡失调有关。

（5）知识缺乏：与缺乏美尼尔病的防治及自我保健知识有关。

【护理措施】

（1）一般护理：发作期老人应卧床休息，并加床档保护；室内温湿度适宜、光线柔和，保持环境舒适、安静；宜清淡低盐饮食，适当控制进水量。

（2）病情观察：观察发作时老人的神志、面色、生命体征等，注意眩晕发作的次数、持续时间及伴发症状。

（3）用药护理：遵医嘱给予镇静剂、利尿脱水剂以及改善微循环药物等，注意观察用药后反应。对长期应用利尿剂者，注意适当补钾，避免水、电解质紊乱；使用镇静药期间，活动时注意看护，防止老人发生意外。

（4）手术护理：对手术治疗的老人，按耳科手术前、后常规护理。

（5）心理疏导：向老人讲解疾病相关知识，消除疑虑，使其能够积极配合治疗。对眩晕发作频繁的老人多做解释工作，帮助其树立战胜疾病的信心。

【健康教育】

（1）介绍美尼尔病的发病特点及相关知识，对眩晕发作频繁者，要注意安全，尽量减少单独外出，不要骑车、登高，防止意外的发生。

（2）指导老人养成良好的作息习惯，保证睡眠，保持心情愉快，劳逸结合，减少复发。

（3）忌食刺激性食物，宜清淡低盐饮食，戒烟酒，发作时少饮水。

（4）避免使用有耳毒性的药物以免加重对耳的损害。

第四节 味觉及嗅觉功能障碍的护理

感觉是作用于各种感受器的各种形式的刺激在人脑中的直接反应。感觉功能障碍是指机体对各种形式（痛、温、触、压、位置、振动等）的刺激无感知、感知减退或异常的综合征。老人随着年龄的增大，嗅、味觉阈值增高，味蕾细胞的减少或长期服药的影响引起嗅觉及味觉的障碍。

一、味觉功能障碍的护理

味觉是指食物在人的口腔内对味觉器官化学感受系统的刺激并产生的一种感

觉。最基本的味觉有甜、酸、苦、咸四种。我们平常尝到的各种味道，都是这四种味觉混合的结果。舌面的不同部位对这四种基本味觉刺激的感受性是不同的，舌尖对甜、舌边前部对咸、舌边后部对酸、舌根对苦最敏感。味觉是人类对自然界的感觉之一，是由位于口腔内的味觉器官（主要分布在舌部）所产生的，属于化学感觉的范畴。味觉系统主要由三部分组成：①受体元素：传导化学信号；②末端感觉神经系统：收集和传递化学神经信息；③中枢神经系统：分析传导过来的感觉神经信息。

【概述】

味觉障碍是指吃任何食物都感觉不出味道或在没有吃食物时口中反而感觉有某种异常的味道，如苦味、涩味等现象。味觉障碍包括味觉下降、味觉丧失、味觉倒错以及异味症四个方面。

【临床表现】

味觉障碍的原因是锌缺乏症、头部外伤、药物副作用或是精神上的压力等。锌缺乏症引起的味觉障碍比例较多。患了味觉障碍当然察觉不到食物的美味，无法享受吃饭的乐趣。由于食欲的减退，使得血液中的锌含量进一步减少，又出现脂溢性皮炎和脱发、腹泻等症状。

【治疗原则】

（1）改变饮食结构，多食富含锌的食物，如牡蛎、猪血、猪肝、肉类、芝麻、松蘑、黄豆等。

（2）测定血锌浓度，若血锌浓度低于正常可加服锌制剂以提高血清锌浓度。

【护理评估】

（1）详细询问老年人病史，治疗经过、服药种类、量、时间；询问进餐时对食物的感觉和清洁口腔后及空腹时味觉的情况。

（2）询问口腔是否有感染或唾液太少引发的干燥，并用甜味糖、酸味柠檬汁、咸味盐和苦味阿司匹林、奎宁、芦荟等物质来测试味觉。

（3）查看所做检查结果、脑部 CT 或 MRI 检查结果。

【护理诊断】

营养失调：低于机体需要量。与摄入减少、味觉障碍有关。

【护理措施】

（1）饮食护理：饮食宜清淡，富有营养，避免粗糙、干硬、辛辣食物，严重者予以流质饮食。

（2）对味觉障碍的老年人，应注意所进食物的冷热度，防止烫伤或冻伤口腔黏膜。

（3）慢性病长期服药的老人，遵医嘱服药，发现味觉异常应及时报告医务人员，及时调整用药。

（4）食欲差的老人少食多餐，以保证机体每日摄入量。

（5）长期服药的老年患者，在不影响药效的情况下，尽量在饭后吞服药物，嘱其服药后一定漱口。

【健康教育】

（1）慢性病长期服药的老年人，遵医嘱服药并于服药后漱口。

（2）定期复诊有无味觉减退或味觉异常。

二、嗅觉功能障碍的护理

【概述】

嗅觉障碍是指部分或全部嗅觉功能下降、丧失或异常。老年人因年龄增大中枢神经系统的变化使得嗅觉阈值增高，以致嗅觉功能障碍。

【临床表现】

临床表现为嗅觉减退、嗅觉丧失、嗅觉缺失、嗅觉倒错、幻嗅和嗅觉刺激敏感性增加。临床上最常见的为嗅觉减退或丧失，可因鼻腔或颅内疾病引起。老人发生嗅觉减退、嗅觉丧失较多。

1. 呼吸性嗅觉障碍

（1）阻塞性呼吸性嗅觉障碍：因鼻塞所致，鼻塞通畅后嗅觉可以恢复正常。此种情况多见于感冒（急性鼻炎）、急性鼻窦炎（感冒后出现脓涕多），以及鼻腔或鼻窦慢性炎症。可以不必针对嗅觉进行特殊治疗，只要治好鼻病，嗅觉一般可以恢复正常。

（2）非阻塞性呼吸嗅觉障碍：如气管切开术后，空气不能进入鼻腔所致。

2. 感受性嗅觉障碍

（1）末梢神经感受性嗅觉障碍：因嗅觉末梢感受器（嗅觉区黏膜）或嗅神经末梢病变所致。此类老年人鼻腔多通畅，若伴有引起鼻塞的病变，在解除鼻塞后，嗅觉仍不能恢复或不能完全恢复，并多有嗅觉同一反应，即用不同的强烈气味刺激均能引起嗅觉，但不能分辨出不同气味。可见于萎缩性鼻炎、嗅神经炎、老年性退变，以及化学性（如有害气体刺激、长期吸烟）、病毒性（如流感后）

或感染性（如长期慢性鼻窦炎）嗅神经末梢损害。

（2）中枢感受性嗅觉障碍：多因大脑沟回病损，嗅觉中枢损害所致。此类老年人鼻腔正常，无嗅觉同一反应。可见于颅脑损伤、基底脑膜炎、脑炎、额叶脓肿或肿瘤、垂体肿瘤、脑血管疾病（栓塞、出血）等。

3. 混合性嗅觉障碍 既存在呼吸阻塞性嗅觉障碍，亦存在末梢感受性嗅觉障碍。改善鼻塞后，嗅觉不能完全恢复正常。

4. 功能性嗅觉障碍 可见于癔病、精神病的老年人。

【治疗原则】

嗅觉障碍的发病率是相当高的，治疗应根据病因区别对待，一般而言，由上呼吸道感染引起的嗅觉障碍预后较好，其他原因引起的如头部外伤、化学损伤及先天性因素引起的嗅觉障碍较为棘手，预后多不佳。

（1）由阻塞性因素引起的嗅觉障碍：通过去除病因，保护嗅黏膜，辅以药物治疗或局部理疗，效果较好。药物治疗包括抗生素、抗过敏药物、局部使用类固醇激素。患肿瘤老人可按肿瘤外科的原则治疗。筛窦病变引起的嗅觉障碍，内窥镜下筛窦切除，可获得良好效果。术后老人需长期药物治疗以防复发。

（2）其他原因引起的嗅觉障碍：尚无特效疗法。神经性或混合性嗅觉障碍可使用维生素类及微量元素类药物。目前维生素 A 普遍被认为是恢复嗅黏膜功能所必需的。

【护理诊断】

（1）感知障碍：与嗅觉功能异常有关。

（2）有受伤的危险：与嗅觉障碍所致察觉环境危害能力降低有关。

（3）营养失调：低于机体需要量，与嗅觉障碍、食欲降低有关。

（4）知识缺乏：与缺乏疾病的治疗和预防、用药、并发症的控制和监测，以及自我护理的知识和技能等有关。

【护理措施】

（1）教会老人进行嗅觉功能的简单测定法：用汽油、醋、乙醇三种嗅剂分别装在同一颜色的小瓶中，手指堵住一侧鼻孔，让另一侧鼻孔嗅之；也可以用老人平时喜欢的香水或咖啡等做测试。

（2）在排除鼻腔阻塞、鼻腔疾病引起的嗅觉障碍后应及时给予神经营养药物治疗。

（3）家属要关心老人对浓烈气味的反应，早期发现、早期治疗、避免中毒意外的发生。做好老人安全知识的宣教，防止各种意外伤害的发生。

（4）老人食欲下降时，护士应鼓励老人进食，并仔细观察老人对饭菜、香味的反应及评价，必要时进行嗅觉检查。

（5）告知老人此病的专科知识、治疗方案，消除其紧张、烦躁不安，甚至恐惧心理，使其能够积极主动配合治疗，以取得最佳的治疗效果。

（6）治疗过程中密切观察老人的操作是否正确，以便及时发现问题，纠正操作。

【健康教育】

（1）嗅觉障碍早期的预防和护理比积极治疗更重要。患有鼻炎、鼻窦炎、鼻息肉等鼻腔疾病的老年人首先要积极接受治疗。

（2）老年人要注意周围的工作、生活环境，要保持适度的清新。定时通风，同时积极远离化学、药品等刺激性气体。

（3）保持口腔清洁，进食后漱口、刷牙。

（4）禁烟禁酒及一切辛辣、辛热食物。

（5）保持情绪稳定，尤其是更年期的女性。

（6）常做鼻部按摩，降低嗅觉障碍的发生。

第三章　心血管功能障碍的护理

老年人心血管功能障碍的发生率随增龄而增加，是老年人主要死因。随着年龄的增长，老年人心肌细胞中首先是脂褐素沉着增加。老年人心肌病变的形式一种为心肌纤维化，另一种是心肌淀粉样变。与衰老有关的这些心肌病变，可使心脏逐渐萎缩，体积重量减少，心功能减退，血输出量降低，心脏的储备能力大大下降，心肌中三磷酸腺苷酶活性下降，心肌收缩力减弱。此外，还有老年人冠状动脉中层萎缩及纤维化，内膜增生，致使管腔狭窄，冠状动脉血流量减少，可造成不同程度的心肌缺氧和心功能下降。老年人主动脉血管壁弹性消失及内膜增生，主动脉扩张，收缩压上升和舒张压下降。心脏传导系统的衰老性变化可使窦房结内起搏细胞数目减少，窦房结因此有节律性降低，上述变化均可致心源性疾病。心血管功能障碍也是导致老年人失能、失智和生活质量受损的主因。

第一节　心脏功能障碍的护理

一、心率及心律异常的护理

(一) 心率过快的护理

【概述】

心率过快指成人心率超过 100 次/分。心率过快分生理性、病理性两种。跑步、饮酒、重体力劳动及情绪激动时心率加快为生理性心率过快；高热、贫血、甲亢、出血、疼痛、缺氧、心力衰竭和心肌病等疾病引起心动过速，称病理性心率过快。

【临床表现】

窦性心率过快的特点是心率加快和转慢都是逐渐进行，通常心率不会超过 140 次/分，多数无心脏器质性病变，通常无明显不适，有时有心慌、气短等症状。

阵发性室上性心率过快可达 160～200 次/分，以突然发作和突然停止为特征。发作时患者突然感到心慌和心率增快，持续数分钟、数小时至数天，突然恢复正常心率。发作时患者自觉心悸、胸闷、心前区不适及头颈部发胀、跳动感。无心脏病者一般无重大影响，但发作时间长，心率在 200 次/分以上，因血压下降，患者发生眼前发黑、头晕、乏力和恶心、呕吐，甚至突然昏厥、休克。冠心病患者出现心率过快往往会诱发心绞痛。

心率过快的症状表现为以下几点。

（1）轻者可无自觉症状或仅有心悸、胸闷、乏力、头晕、出汗。

（2）重者发绀、气促、晕厥、低血压、休克、急性心力衰竭、心绞痛，甚至演变为心室颤动而猝死。

（3）快而略不规则的心律，心率多在 120～200 次/分，心尖区第一心音强度不等，可有第一心音分裂，颈静脉搏动与心搏可不一致，偶可见"大炮波"。

（4）基础心脏病的体征。房性心动过速简称房速。房性心动过速的症状表现为：常发生于患严重器质性心脏病和洋地黄中毒的患者，发作短暂或持续数月。当房室传导比率变动时，听诊心律不恒定，第一心音强度发生变化。

【治疗原则】

1. 室上性心率过快紧急处理

（1）嘱患者大声咳嗽。

（2）嘱患者深吸气后憋住气，然后用力作呼气动作。

（3）嘱患者用手指刺激咽喉部，引起恶心、呕吐。

（4）嘱患者闭眼向下看，用手指在眼眶下压迫眼球上部，先压右眼。同时搭脉搏数心率，一旦心动过速，立即停止压迫。但切勿用力过大，每次 10 分钟，压迫一侧无效再换对侧，切忌两侧同时压迫。青光眼、高度近视眼者禁忌。

2. 药物治疗 心律平、异搏定等可终止某些心动过速的发作，但不能根治，推注药物有一定危险性，不主张长期服药防止心动过速的再发。药物不能转复时使用电复律。

3. 射频消融术 可根治心率过快，术后不再需要使用抗心律失常药物。特点是创伤小、恢复快、治愈率高。

【护理评估】

（1）心悸：评估患者是否诉"心脏跳得很快""心慌"或伴"心脏有停跳

感"排血量。

（2）心理社会评估：除了药物、疾病因素外，应该注意其精神心理因素的评估，部分患者因过分紧张或情绪激动出现期前收缩等心率过快，出现心率过快后精神更加紧张，从而形成恶性循环，引发更严重的心律失常。

【护理诊断】

（1）活动无耐力：与心悸或心排血量减少有关。

（2）舒适的改变：心悸，与心率增快有关。

（3）焦虑：与患者心脏自主神经功能改变有关。

【护理措施】

（1）为患者取舒适体位，患者心悸症状明显时，应卧床休息。因休息时，全身组织耗氧减少，可以减轻心脏负担，从而减慢心率。

（2）发热引起的窦性心率过快应积极给予物理降温，如温水擦浴、冰敷等。

（3）室上性心动过速，给予刺激迷走神经的方法终止发作，无效时遵医嘱及时给予药物治疗。

（4）予心电监护，观察患者的心率变化情况。

（二）心率过慢的护理

【概述】

心率过慢又称心率过缓，是心律失常的一个重要类型。正常成人的心率为60～100次/分，如果低于60次/分称为心动过缓。

【临床表现】

轻重不一，可呈间歇性发作。多以心率缓慢所致心、脑、肾等脏器血供不足症状为主。轻者乏力、头晕、记忆力差、反应迟钝等，严重者可有黑矇、晕厥或阿-斯综合征发作。部分严重患者除可引起心悸外，还可加重原有心脏病症状，引起心力衰竭或心绞痛。心排血量过低严重影响肾脏等脏器灌注，还可致少尿等。

有些患者平时的基础心率偏慢，为每分钟50～60次，甚至低于50次/分，平时有头晕、乏力、倦怠、精神差等症状。有些患者平时心率可表现为正常，心动过缓可突然出现，下降到40次/分以下可出现头晕、一过性眼黑、乏力、心悸、胸闷、气短，有时心前区有冲击感，严重者可发生晕厥。还有些患者以头晕、乏力、晕厥的症状就诊，检查时可发现心脏间断出现长时间的停搏。治疗心动过缓，如果在积极纠正可逆转的原发病因并排除了药物的影响后，患者的症状不能逆转，则需要置入心脏起搏器。

【治疗原则】

（1）窦性心动过缓如心率不低于每分钟50次，无症状者，无需治疗。

（2）如心率低于每分钟50次且出现症状者可用提高心率药物（如阿托品、麻黄素或异丙肾上腺素），或可考虑安装起搏器。

（3）显著窦性心动过缓伴窦性停搏且出现晕厥者应安装人工心脏起搏器。

（4）原发病治疗。

（5）对症、支持治疗。

①对窦性心动过缓者均应注意寻找病因，大多数窦性心动过缓无重要的临床意义，不必治疗。

②器质性心脏病（尤其是急性心肌梗死）患者由于心率很慢可使心排血量明显下降而影响心、脑、肾等重要脏器的血液供应，症状明显，此时应使用阿托品（注射或口服），异丙肾上腺素静脉滴注，甚至可以植入临时心脏起搏器以提高心率。

③对窦房结功能受损所致的严重窦性心动过缓的患者，心率很慢、症状明显，甚至有晕厥发生，药物治疗效果欠佳者，需要安装永久性人工心脏起搏器，以防突然出现窦性停搏。

④对器质性心脏病伴发窦性心动过缓又合并窦性停搏或较持久反复发作窦房阻滞而又不出现逸搏心律、发生晕厥或阿-斯综合征、药物治疗无效者，应安装永久性人工心脏起搏器。

⑤由颅内压增高、药物、胆管阻塞等所致的窦性心动过缓应首先治疗病因，结合心率缓慢程度以及是否引起心排血量的减少等情况，适当采用提高心率的药物。

【护理评估】

（1）头晕、乏力、抽搐、晕厥：由于心排出量急剧减少引起组织缺血、缺氧所致。见于缓慢型心律失常，如窦性心动过缓，二度Ⅱ型或三度房室传导阻滞、窦性停搏、窦房阻滞。询问患者症状发作的诱因及持续时间。

（2）胸闷、心绞痛：由于冠状动脉供血减少所致。见于心室率太快或太慢，使心脏射血减少，冠状动脉血液灌注不足而发生心肌缺血、缺氧。

（3）既往史：注意询问患者以前是否患过心脏方面的疾病，是否做过心电图，有无心律失常发作史。

（4）用药史：近期是否服用过洋地黄、抗心律失常药及利尿剂，是否有容易造成体内电解质紊乱的情况存在，重点了解抗心律失常药物的使用情况。

【护理诊断】

（1）活动无耐力：与心排血量不足有关。

（2）舒适的改变：头晕、乏力，与心排血量不足有关。

（3）潜在并发症：猝死。

（4）有受伤的危险：与潜在并发症晕厥有关。

【护理措施】

（1）用药护理：抗心律失常药物大部分具有致心律失常作用和其他副作用。用药时，应掌握用药剂量、时间和方法，浓度过高、速度过快容易出现副作用；浓度太低、速度太慢又达不到最佳治疗效果，应严密观察，注意患者的个体差异。异丙嗪及阿托品等应在监护或密切观察心电图的情况下使用。

（2）病情观察：予心电监护观察心率变化情况。

（三）心律不齐的护理

【概述】

心律失常是指心脏冲动的频率、节律、起源部位、传导速度或激动次序的异常。心律失常按其发生原理可分为冲动形成异常和冲动传导异常两大类。

【临床表现】

心律失常不是一个独立的疾病，而是一组症候群，其临床重要性取决于对循环系统的血液动力学的影响。若由于心律失常导致的心输出量减少，使心脑肾等重要脏器供血不足，常有如下临床表现：心悸、乏力、头晕及胸闷，重者可出现休克、心绞痛、心肌梗死、晕厥、抽搐等症状，甚至可危及生命。

【治疗原则】

治疗应根据心律失常患者的症状、心律失常的类型及其对血液动力学的影响，来判断是否需要治疗。通常包括发作时心律失常的控制、去除病因病灶、改良基质、预防复发等几个方面。治疗方法上可分为非药物治疗和药物治疗。

1. 非药物治疗方法　包括压迫眼球、按摩颈动脉窦、捏鼻用力呼气和屏气等反射性兴奋迷走神经的方法；电复律、电除颤、心脏起搏器植入和消融术等电学治疗方法；外科手术等。

（1）反射性兴奋迷走神经方法可用于终止多数阵发性室上性心动过速，可在药物治疗前或同时采用。

（2）电复律和电除颤分别用于终止异位快速心律失常发作和心室扑动、心室颤动。

（3）心脏起搏器多用于治疗窦房结功能障碍、房室传导阻滞等缓慢性心律失常。

（4）导管消融术可以根治多种室上性心动过速，如预激综合征、房室折返性心动过速等。

（5）外科手术治疗目前主要是用于治疗房颤合并其他心脏病需要开胸手术者。

2. 常用抗心律失常药物 目前临床应用的抗心律失常药物已近50余种，但还没有统一的分类标准。大多数学者同意根据药物对心脏的不同作用原理将抗心律失常药物分为以下四类，以指导临床合理用药，其中Ⅰ类药又分为A、B、C三个亚类。

（1）Ⅰ类：即钠通道阻滞药。①ⅠA类：适度阻滞钠通道，属此类的有奎尼丁等药；②ⅠB类：轻度阻滞钠通道，属此类的有利多卡因等药；③ⅠC类：明显阻滞钠通道，属此类的有普罗帕酮等药。

（2）Ⅱ类：为β肾上腺素受体阻断药，因阻断β受体而有效，代表性药物为普萘洛尔。

（3）Ⅲ类：是选择延长复极过程的药物，属此类的有胺碘酮。

（4）Ⅳ类：即钙通道阻滞剂。它们阻滞钙通道而抑制钙内流，代表性药有维拉帕米。

长期服用抗心律失常药均有不同程度的副作用，严重的可引起室性心律失常或心脏传导阻滞而致命。因此，临床应用时应严格掌握适应证，注意不良反应，以便随时应急。

【护理评估】

（1）一般情况：了解患者是否有器质性心脏病，有无烟酒嗜好，以及对疾病的认识情况。

（2）专科情况

①是否出现心律失常以及心律失常的类型，发作次数，持续时间，治疗效果等情况。

②评估患者是否出现心慌、气短等症状，以及其对日常生活的影响。活动后是否出现头晕、头痛、耳鸣、失眠、乏力、心悸、虚弱、疲乏等症状。

③常规实验室检查：24小时动态心电图检查，了解心悸与晕厥等症状的发

生是否与心律失常有关，明确心律失常与日常活动的关系。

【护理诊断】

（1）活动无耐力：与心律失常引起的胸闷、心悸有关。

（2）潜在并发症：心排血量减少。

（3）焦虑：与疾病治疗欠佳，患者缺乏支持有关。

（4）知识缺乏：与患者不了解心律失常相关的疾病保健知识有关。

【护理措施】

1. 疾病观察及护理

（1）按上述评估中所列各项进行病情观察。按医嘱给予心电监护，注意观察其动态变化。

（2）在患者心律失常发作时及时描记心电图并标记日期和时间。

（3）嘱患者当心律失常发作导致胸闷、心悸、头晕等不适时采取高枕卧位、半卧位或其他舒适体位，尽量避免左侧卧位，因为左侧卧位时患者常能感觉到心脏搏动而使不适感加重。

（4）注意患者神志变化，定期测量生命体征，尤其应仔细检查心率和心律，判断是否有心动过速、心动过缓、过早搏动、房颤等心律不齐发生。对于房颤患者应同时测量心率和脉率并记录，以观察脉搏短绌的变化情况。

（5）对于连续心电监测的患者，应注意观察心律失常的类型、发作次数、持续时间、治疗效果等情况。当患者出现频发多源性室早、阵发性室性心动过速和各种房室传导阻滞时，应及时通知医生。连续心电监测的患者应预防电极片粘贴部位皮肤损伤，故应 24 小时更换电极片一次并更换粘贴部位。

（6）监测血气分析结果，电解质及酸碱平衡情况。

2. 用药护理 严格按医嘱给予抗心律失常药物，纠正因心律失常引起的心排血量减少，改善机体缺氧状况，提高活动耐力。口服药物时应按时按量服用，静脉推注药物时，严格按医嘱执行，速度应缓慢。必要时予监测心电监护，注意用药过程中及用药后的心率、心律、血压、脉搏、呼吸、意识，判断疗效和药物有无不良反应。

3. 一般护理

（1）伴有发绀、气促等缺氧情况时应给予患者氧气持续吸入。

（2）给予患者高蛋白、高维生素、低钠饮食，多吃新鲜蔬菜和水果，少食多餐，避免刺激性食物，戒烟酒、浓茶、咖啡。

（3）嘱严重心律失常的患者卧床休息，以减少心肌耗氧量和对交感神经的刺激。卧床期间加强生活护理。

【健康教育】

（1）向患者及家属讲解心律失常的常见病因、诱因及防治知识。

（2）嘱患者注意劳逸结合，生活规律，保持乐观、稳定的情绪。

（3）嘱患者多食纤维素丰富的食物，保持大便通畅。

（4）有晕厥史的患者避免从事驾驶、高空作业等有危险的工作，有头晕、黑矇时立即平卧，以免晕厥发作时摔伤。

（5）快速心律失常者应戒烟，避免摄入刺激性食物，如咖啡、浓茶、烈酒，心动过缓患者应避免屏气用力等动作，如用力排便等，以免因兴奋迷走神经而加重心动过缓。

（6）说明继续按医嘱服用抗心律失常药物的重要性，不可自行减量或擅自换药，教会患者观察药物疗效和不良反应，如有异常及时就诊。

（7）教会患者自己测量脉搏的方法以利于自我病情监测，教会家属徒手心肺复苏术以备急用。

二、心室肌收缩力下降的护理

（一）心输出量减少的护理

【概述】

个体由于某些因素使心脏泵血功能降低，心脏泵出血量减少，各器官、组织血液处于灌注不足的状态。

【临床表现】

呼吸困难、疲乏和液体潴留。

【治疗原则】

积极治疗原发病，去除诱因，减轻心脏负荷，增强心肌收缩力，拮抗神经内分泌激活的不良影响。现代医学认为治疗心力衰竭的关键是阻断神经内分泌系统，延缓心肌重塑，从而降低心力衰竭的住院率和死亡率，改善患者的生活质量。

（1）休息：包括体力和精神两个方面，良好的休息能减轻心脏负担。

（2）限制钠盐摄入：减少钠盐的摄入有利于减轻水肿等症状。

（3）药物治疗：包括利尿剂、血管扩张剂、正性肌力药物、β受体阻滞剂及抗肾素－血管紧张素系统相关药物。

【护理评估】

（1）发病情况：了解引起心力衰竭的基础疾病，寻找发病的诱因。询问患者洋地黄、利尿剂、抗心律失常药物的使用情况。

（2）心功能评估：询问患者有无活动后心悸、气促或休息状态下的呼吸困难。若有劳力性呼吸困难，还需了解患者产生呼吸困难的活动强度，如步行、爬楼、洗澡等，以帮助评估患者的心功能。

（3）症状及体征：了解患者有无咳嗽、咳痰及其性质。询问患者是否有夜间睡眠中憋醒、感觉呼吸费力、垫高枕头或坐位后缓解等现象。对于右心衰竭患者，应注意了解患者是否有恶心、呕吐、食欲不振、腹胀、体重增加及身体低垂部位水肿等情况。

（4）日常生活形态：了解患者的饮食习惯，是否喜爱咸食、腊制品及发酵食品，是否吸烟、嗜酒、爱喝浓茶和咖啡等；了解患者的睡眠及排便情况，是否有排便困难诱发心力衰竭的可能；评估患者的日常活动情况，是否为活动过度导致的心力衰竭。

（5）心理社会评估：长期的疾病折磨和心力衰竭的反复出现，使患者生活能力降低，生活上需他人照顾，反复住院治疗造成的经济负担，常使患者陷于焦虑不安、内疚、恐惧、绝望之中；家属和亲人也可因长期照顾患者而身心疲惫。

【护理问题】

（1）气体交换受损：与心力衰竭有关。

（2）活动无耐力：与心力衰竭、心律失常有关。

（3）体液过多：与心力衰竭引起水钠潴留有关。

（4）有皮肤完整性受损的危险。

（5）知识缺乏：与疾病相关知识有关。

（6）潜在并发症：电解质紊乱、洋地黄中毒等。

【护理措施】

1. 一般护理

（1）体位：协助患者取舒适卧位。有严重呼吸困难、端坐呼吸时，采取半坐卧位或坐位，这样可使肺的扩张较大，增加氧合作用，同时可减少静脉回流，减轻心脏负荷。也可使用床上桌，让患者的头伏在小桌上，手臂放桌两侧休息。如果患者要取坐位休息，应双脚抬高，以减轻下垂肢体的水肿。

（2）活动与休息：根据患者心功能分级及患者基本状况决定活动量（表3-1）。与患者及家属一起制定活动目标与计划，坚持动静结合、逐渐增加活动量的活动原则。

表3-1 不同的心功能护理

心功能分级	护理措施
I级	不限制一般的体力活动，积极参加体育锻炼，但要避免剧烈运动和重体力劳动
II级	适当限制体力活动，轻体力工作和家务劳动不受影响
III级	严格限制一般的体力活动，日常生活可以自理或在他人协助下自理
IV级	绝对卧床休息，生活由他人照顾

2. 饮食护理 给予低盐、低脂、易消化食物，少食多餐，忌饱餐。

（1）限制钠的摄入：可有效控制心力衰竭引起的水肿，限制的程度视患者心力衰竭的程度和利尿剂治疗的情况而定。轻度心力衰竭患者，每天可摄取 2~3g 钠，严重心力衰竭患者，每日摄食的钠为 800~1200mg（1g 食盐约含钠 390mg）；应注意使用利尿剂时容易出现低钠、低氯，此时不应限盐，可能还要适当补充。

（2）限制水分严重心力衰竭患者，24 小时的饮水量一般不超过 600~800ml，应尽量安排在白天间歇饮用，避免大量饮水，以免增加心脏负担。

（3）少食多餐：由于心力衰竭时胃肠道黏膜淤血水肿，消化功能减退，宜进食易消化食物，且少食多餐，避免生硬、辛辣、油炸等食物，避免产气食物，因为胃肠胀气会加重腹胀不适感。

（4）忌饱餐：饱餐导致膈肌上抬，可加重呼吸困难；同时，由于消化食物时需要的血液增加，导致心脏负担增加。

【健康教育】

（1）指导患者积极治疗原发病，注意避免心力衰竭的诱发因素，如感染（尤其是呼吸道感染）、过度劳累、情绪激动、钠盐摄入过多、饱餐及便秘等。育龄妇女应避孕。

（2）宜采取低盐、低脂饮食，忌饱餐和刺激性食物，多食新鲜蔬菜和水果；保持大便通畅，养成定时排便的习惯；戒烟酒。

（3）保持生活规律，注意劳逸结合。从事轻体力工作，避免重体力劳动以免诱发心力衰竭。建议患者可进行散步、打太极拳等运动。适当活动有利于提高心脏储备力，提高活动耐力，改善心理状态和生活质量。

（4）规律服药，交待患者不要随意增减或撤换药物，以免因不恰当的停药而诱发心力衰竭。服用洋地黄者要详细交待患者及家属识别不良反应，掌握自测脉搏的方法。

（5）嘱咐患者定期门诊随访，出现胸闷、气促、夜间阵发性呼吸困难等情况及时来院就诊。

三、冠状动脉缺血的护理

【概述】

冠状动脉粥样硬化性心脏病是冠状动脉血管发生动脉粥样硬化病变而引起血管腔狭窄或阻塞，造成心肌缺血、缺氧或坏死而导致的心脏病，简称为"冠心病"。广义的"冠心病"还包括炎症、栓塞等导致冠状动脉管腔狭窄或闭塞。世界卫生组织将冠心病分为五大类：无症状心肌缺血（隐匿性冠心病）、心绞痛、心肌梗死、缺血性心力衰竭（缺血性心脏病）和猝死。临床中常常分为稳定性冠心病和急性冠状动脉综合征。

【临床表现】

1. 症状

（1）典型胸痛：因体力活动、情绪激动等诱发，突感心前区疼痛，多为发作性绞痛或压榨痛，也可为憋闷感。疼痛从胸骨后或心前区开始，向上放射至左肩、臂，甚至小指和无名指，休息或含服硝酸甘油可缓解。冠脉缺血导致的疼痛还可能发生在颈部、下颌、牙齿、腹部等部位。胸痛也可出现在安静状态下或夜间，由冠脉痉挛所致，也称变异型心绞痛。如胸痛性质发生变化，如新近出现的进行性胸痛，痛阈逐步下降，以至稍事体力活动或情绪激动甚至休息或熟睡时亦可发作。疼痛逐渐加剧、变频，持续时间延长，此时往往怀疑不稳定型心绞痛，祛除诱因或含服硝酸甘油不能缓解，需警惕心肌梗死的发生。心绞痛的分级见表3-2。

表3-2 心绞痛的分级

心绞痛分级	表现
Ⅰ级	日常活动，如步行，爬梯，无心绞痛发作
Ⅱ级	日常活动因心绞痛而轻度受限
Ⅲ级	日常活动因心绞痛发作而明显受限
Ⅳ级	任何体力活动均可导致心绞痛发作

国际上一般采用 CCSC 加拿大心血管协会分级法。

发生心肌梗死时胸痛剧烈，持续时间长（常常超过半小时），硝酸甘油不能缓解，并可有恶心、呕吐、出汗、发热，甚至发绀、血压下降、休克、心力衰竭。

（2）猝死：约有 1/3 的患者首次发作冠心病表现为猝死。

（3）其他：可伴有全身症状，如发热、出汗、惊恐、恶心、呕吐等。合并心力衰竭的患者可出现。

2. 体征 心绞痛患者未发作时无特殊体征，发作时患者可出现心音减弱，心包摩擦音。并发室间隔穿孔、乳头肌功能不全者，可于相应部位听到杂音。心律失常时听诊心律不规则。

【治疗原则】

1. 药物治疗 目的是缓解症状，减少心绞痛的发作及心肌梗死；延缓冠状动脉粥样硬化病变的发展，并减少冠心病死亡。

（1）硝酸酯类药物：本类药物主要有硝酸甘油、硝酸异山梨酯、5 - 单硝酸异山梨酯等。硝酸酯类药物是稳定型心绞痛患者的常规用药。心绞痛发作时可以舌下含服硝酸甘油或使用硝酸甘油气雾剂。对于急性心肌梗死及不稳定型心绞痛患者，先静脉给药，病情稳定、症状改善后改为口服或皮肤贴剂，疼痛症状完全消失后可以停药。硝酸酯类药物持续使用可发生耐药性，有效性下降，可间隔 8 ~ 12 小时服药，以减少耐药性。

（2）抗血栓药物：包括抗血小板和抗凝药物。抑制血小板聚集，阿司匹林为首选药物。抗凝药物包括普通肝素、低分子肝素等。

（3）纤溶药物：溶解冠脉闭塞处已形成的血栓，开通血管，恢复血流。

（4）β 受体阻滞剂：能延缓心室重构，预防恶性心律失常，降低心梗患者死亡率。

（5）钙通道阻断剂：可用于稳定型心绞痛的治疗和冠脉痉挛引起的心绞痛。

（6）肾素血管紧张素系统抑制剂：对于急性心肌梗死或近期发生心肌梗死合并心功能不全的患者，尤其应当使用此类药物。用药过程中要注意防止血压偏低。

（7）调脂治疗：调脂治疗适用于所有冠心病患者。

2. 经皮冠状动脉介入治疗（PCI） 经皮冠状动脉腔内成形术（PTCA）应用特制的带气囊导管，经外周动脉（股动脉或桡动脉）送到冠脉狭窄处，充盈气囊可扩张狭窄的管腔，改善血流，并在已扩开的狭窄处放置支架，预防再狭窄。

适用于药物控制不良的稳定型心绞痛、不稳定型心绞痛和心肌梗死患者。心肌梗死急性期首选急诊介入治疗，时间非常重要，越早越好。

3. 冠状动脉旁路移植术 冠状动脉旁路移植术简称冠脉搭桥术（CABG），通过恢复心肌血流的灌注，缓解胸痛和局部缺血、改善患者的生活质量，并可以延长患者的生命。适用于严重冠状动脉病变的患者，不能接受介入治疗或治疗后复发的患者，以及心肌梗死后心绞痛，或出现室壁瘤、二尖瓣关闭不全、室间隔穿孔等并发症时，在治疗并发症的同时，应该行冠状动脉搭桥术。

【护理评估】

（1）评估患者此次发病有无明显的诱因。

（2）评估患者的年龄、性别、职业。

（3）观察患者精神意识状态，生命体征的观察：体温、脉搏、呼吸、血压有无异常及其程度。

（4）了解心电图、血糖、血脂、电解质等。

【护理诊断】

（1）舒适的改变：与胸痛和冠状动脉供血不足导致心肌缺血、缺氧有关。

（2）活动无耐力：与心肌氧的供需失调有关。

（3）情绪改变：焦虑、恐惧，与心绞痛发作时濒死感有关。

（4）潜在并发症：心力衰竭、心律失常、急性心肌梗死。

【护理措施】

1. 一般护理

（1）疼痛发作时应立即停止正在进行的活动，不稳定型心绞痛患者应卧床休息，为之提供安静、舒适的休养环境。

（2）必要时吸氧，保持呼吸道通畅，保持室内空气清新。

（3）建立良好的护患关系，取得患者信任。

（4）保持排便通畅，避免用力排便。

2. 病情观察

（1）注意观察患者胸痛的部位、性质、持续时间及缓解方式。

（2）密切监测生命体征及心电图变化。

（3）观察有无心律失常、不稳定型心绞痛、急性心肌梗死等的发生。

3. 用药护理 指导患者坚持按医嘱服药：硝酸甘油 0.3～0.6mg 舌下含化，1～2 分钟起效；或硝酸异山梨酯 5～10mg 舌下含化，2～5 分钟起效。观察是否出现药物副反应。

4. 心理护理 多关心，多巡视，增加患者安全感。指导患者采取放松技术，缓解焦虑和恐惧。

【健康教育】

1. 疾病知识指导 教会患者及家属心绞痛发作时的缓解方法。指导患者正确用药，学会观察药物疗效和不良反应（硝酸甘油主要有头痛、血压下降、面红及心悸等不良反应）。嘱患者随身携带阿司匹林、硝酸甘油等药物，以备发作时急救。警惕心肌梗死。定期门诊随访。

2. 生活指导 嘱患者生活要有规律，保证充足的睡眠和休息。指导患者少食多餐，摄入低热量、低脂、低胆固醇、低盐饮食，低盐高钾，补充维生素，戒烟限酒。适当运动，控制体重，减轻精神压力。

第二节　血管功能障碍的护理

一、动脉扩张的护理 （胸主动脉瘤）

【概述】

胸主动脉瘤是指各种疾病造成主动脉壁正常结构损害，尤其是承受压力和维持大动脉功能的弹力纤维层变脆弱和破坏，使局部主动脉在血流压力的作用下逐渐膨大扩张，形成主动脉瘤。胸主动脉各部包括升主动脉、主动脉弓、降主动脉均可发生主动脉瘤，称为胸主动脉瘤。

【临床表现】

主动脉瘤的早期多无症状，胸主动脉瘤仅在当瘤体增大到一定程度、压迫或侵犯邻近器官和组织后才出现临床症状。常见的主要症状如下所述。

1. 胸痛 胸背部呈间歇性或持续性胀痛或跳痛，肋骨、胸骨、脊椎受侵蚀以及脊椎神经受压迫时，胸痛加重。

2. 邻近器官组织受压迫和侵蚀的症状

（1）压迫症状：主动脉弓部动脉瘤压迫气管、支气管可引起刺激性咳嗽和呼吸困难；压迫喉返神经引起声音嘶哑；压迫交感神经可引起 Horner 综合征；压迫膈神经引起膈肌麻痹；压迫左无名静脉可使左上肢静脉压高于右上肢。急性主动脉夹层动脉瘤压迫和阻塞主动脉的分支导致昏迷、偏瘫（颈动脉受压）、急腹痛（肠系膜动脉受压）、无尿、肢体疼痛等症状。

（2）侵蚀症状：因升主动脉根部动脉瘤累及主动脉瓣瓣环，使其扩大引起主动脉瓣关闭不全的表现。动脉瘤逐渐增大可达颈部胸骨切迹上方，或侵蚀破坏胸廓骨骼，使胸壁出现搏动性肿块。

3. 主动脉瘤破裂的表现　血压升高导致瘤体破裂，表现急性胸痛、失血性休克、心脏压塞、死亡，是一种极其危险的外科急症。

【治疗原则】

根据动脉瘤的大小、部位可采取手术或非手术治疗。急性期应严格卧床休息，有休克者应抗休克治疗，静脉输全血、血浆或液体。控制高血压，收缩压控制在 90～100mmHg，给予静脉抗高血压药物，如硝普钠降低心脏前、后负荷，积极预防动脉瘤破裂等并发症的发生。

近年来，随着介入治疗的发展，经股动脉置入带膜支架（或称支撑性人工血管），进行腔内隔绝、腔内血管成形术，也取得良好效果。

【护理评估】

（1）询问患者是否有心悸、心慌感，是否心前区疼痛，疼痛持续多久，疼痛是否与活动有关。本病患者自觉心搏动增强，可有心动过速或期前收缩。而心前区疼痛部位常不固定，可持续数秒或数小时不等，疼痛发作与精神因素有关。这是由于精神受刺激后引起交感神经活动增强和肾上腺糖皮质激素分泌增多所致。

（2）询问患者是否有呼吸困难，甚至眩晕、四肢麻木。由于患者主观感觉吸入空气不够用，所以常做深呼吸或叹息样大呼吸。由于呼吸深度和频度增加易导致换气过度而引起呼吸性碱中毒，如头晕、四肢麻木或搐搦。

（3）了解患者是否有多汗、手足冷、上腹胀痛、尿频、疲倦、失眠、食欲不振等表现。

（4）了解患者家族情况，是否有其他成员患有此症。有研究表明，本症与同一家庭神经类型和受相同的外周环境影响有关。

（5）心理社会评估：了解患者的神经类型，其神经类型常为弱型，较抑郁和焦虑、忧愁，他们常因缺乏对心脏病的认识，过度忧虑而诱发本病；了解患者工作环境是否紧张，情绪是否易受到刺激，患者常因为压力大，不能适应环境而发病或使症状加重。

【护理诊断】

（1）舒适的改变：与疼痛有关。

（2）自理能力下降：与活动受限有关。

（3）活动无耐力：与心脏功能不全有关。

（4）焦虑/恐惧：与患者对环境陌生、缺乏心理准备、担心手术效果和预后、术后并发症、缺乏家庭支持有关。

（5）知识缺乏：与缺乏疾病和康复知识有关。

（6）潜在并发症：心脏压塞、左侧胸膜腔积液、腹膜后血肿、心肌缺血、心肌梗死、左心衰、休克等。

【护理措施】

（1）一般护理：最重要的是防止跌倒。由于跌倒可致夹层动脉瘤破裂，所以降低环境中跌倒的潜在危险因素很重要。不可活动过度，注意休息。

（2）饮食护理：控制饮食中盐、脂肪、高胆固醇的摄入量。脂肪＜全天热量的30%，胆固醇＜300mg/d。戒酒。

（3）症状护理：及时发现腹部、背部疼痛的任何改变，观察其神志、生命体征及尿量，因为如果动脉瘤破裂，常常为内出血，所以需要注意低血容量的表现。

（4）用药护理：积极治疗高血压和高胆固醇血症。坚持抗高血压治疗，维持血压平稳，减少对动脉血管壁的压力。

（5）心理护理：不管患者是否接受外科手术治疗，大多会害怕和恐惧动脉瘤的破裂及其可能死亡的后果。应帮助患者提高对其潜在危险性的理解程度，鼓励患者改变高危行为，密切配合医护人员指导，避免动脉瘤的破裂。

【健康教育】

减少家庭环境中跌倒的机会，如为患者移开多余的地毯、桌椅，在浴室装置扶手，必要时给予手杖等。

（1）避免做拉、拖动作和持有重物的行为，如换床单、移动家具等。

（2）指导患者通过饮食和药物控制高血压和高胆固醇血症，并注意控制体重。

（3）指导患者放松和减轻压力的方法，不可进行打乒乓球、游泳等运动。

（4）指导患者定期行X线、CT、超声等检查，观测动脉瘤的生长程度。

二、动脉狭窄的护理（间歇性跛行）

【概述】

间歇性跛行指肢体的大、中动脉病变导致血管狭窄以致闭塞，使患肢出现缺血性症状。在四肢中，下肢动脉粥样硬化发病率远高于上肢。

【临床表现】

间歇性跛行最主要的体征为狭窄远端动脉搏动减弱或消失，血管狭窄部位可闻及杂音。间歇性跛行是动脉狭窄最典型的症状。行走时下肢逐渐出现病痛、麻木、沉重感，以至于不能继续行走，需休息后才能有所缓解。

【治疗原则】

药物治疗可提高休息时的血流量，但对改善动脉血供或运动时氧气交换无效，尤其是血管扩张剂对肢体动脉狭窄所引起的缺血症状效果不显著。严重肢体缺血的患者，长期予以地诺前列酮（前列腺素 E_2）静脉给药，可减轻疼痛，并有利于缺血性溃疡的愈合。抗血小板药阿司匹林对防止四肢动脉闭塞性病变的进展有效，但不能提高患者的运动耐受力。肝素、华法林、尿激酶和链激酶对急性血栓性血管闭塞有效，对慢性闭塞无效。亦可行导管介入治疗和手术治疗，但仅应用于缺血性症状急剧加重，出现静息痛并有致残危险者，或由于职业的需要必须消除症状者。

【护理评估】

（1）发病情况：询问患者是否有脚趾刺痛和麻木，或感觉冷，身体是否疲乏无力，是否有运动时疼痛。在疾病初期由于受损的动脉无法扩张引起患肢缺血，加上代谢废物堆积于神经末梢，造成患者脚趾麻木、疼痛和疲乏。

（2）症状及体征：了解患者最近是否有间歇性跛行；是否发现身体皮肤苍白，汗毛脱落，皮温降低，趾甲变厚；是否发生静息痛，是否出现缺血性溃疡。

（3）血管改变评估：受累肢体狭窄，远端动脉搏动是否减弱或消失，血管狭窄部分听诊时是否可闻及杂音；比较两侧周围动脉搏动，如胫后动脉、股动脉是否搏动减弱；毛细血管充盈时间是否延长。

（4）日常生活形态：了解患者是否吸烟、嗜酒；是否吃高胆固醇、动物脂肪类食物；是否缺乏运动。了解患者是否因摄取的热量、脂肪和糖类太多而营养过剩，上述食物在体内会转成胆固醇和三酰甘油，使血液脂质增加并沉积于血管壁而导致血管粥样硬化。缺乏运动亦可增加血中三酰甘油的浓度。

【护理诊断】

（1）外周组织灌流量改变：与血管狭窄有关。

（2）舒适度的改变：与肢体血液灌注不足有关。

（3）知识缺乏：与患肢缺乏相关疾病知识有关。

【护理措施】

（1）指导患者在睡觉或休息时抬高床头，使血液流向下肢，以缓解症状。病情轻者应定时坐起，将双脚踏在地板上。若无医生指导或伴有静脉淤滞导致下肢水肿者，勿将脚抬高超过心脏。适当运动可增进新陈代谢，促进动脉血液循环。指导患者做适当的运动，养成以踝关节转动锻炼足部及小腿的习惯。

（2）告知患者坐位时应避免将脚翘在另一腿膝盖上，因为会压迫到腘动脉，阻碍动脉血流。

（3）指导患者做柏格运动。此运动通过改变姿势，被动地增进末梢血液循环，以促进侧支循环，但不适用于有溃疡或坏疽的情况。运动方法：患者平躺床上，同时将双脚抬高45°～60°，直到足部皮肤发白、有刺痛感为止，然后患者坐在床缘或椅子上，双腿自然下垂，足跟踏在地面上。首先踝部施行背屈与足跖屈、左右摆动的运动；其次将脚趾向上翘并尽量伸开，再往下收拢，每一组动作要持续3分钟，此时足部应该变为潮红色。如果肤色变蓝或疼痛，应立刻平躺并举高足部，直到舒适为止。最后可让患者恢复平躺姿势，双腿放平，并覆盖保暖，卧床休息5分钟。

（4）步行锻炼：鼓励患者在平直路面上每天步行20～30分钟。可步行到因疼痛难以持续时为止，恢复后再走更长的一段路。这样可促进侧支循环，增加肌群的功能。持续数月，可望增加患者的步行距离。但必须要充分休息至疼痛完全消失，否则可对肌肉产生缺血性损害。此法对已经伴有严重静息痛、局部溃疡的患者不适用。

（5）饮食护理：宜选择低热量、低糖及低脂性食物，脂肪的摄入量应在每天摄入热量的30%以下，可预防动脉粥样硬化加重。多摄取维生素C，促进溃疡愈合；多摄取B族维生素以维持血管平滑肌弹性。

（6）症状护理

1）疼痛：①每天以清水洗脚、擦干，并检查脚趾之间是否有水疱、胼胝、鸡眼或趾甲内生。②选择合适的鞋、袜。③立即改变体位，如停止行走、抬高床头成斜坡位以增加下肢血流灌注。

2）皮肤破损：①皮肤干燥时可用润滑剂；趾间可用爽身粉吸汗，但不可过量。不可使用乙醇，因其会使皮肤更干燥。②每天至少换1次袜子，选择合脚的鞋子。③修剪趾甲必须小心，先用温水浸泡使趾甲变软，再用趾甲剪修剪趾甲，两端以直线交叉方式修剪，边缘用锉刀稍磨圆。④冬天宜穿毛袜保暖。⑤当皮肤有破损，溃疡或水疱时，应由医生诊治，不可自行任意涂药。

（7）用药护理：使用抗凝剂如肝素、阿司匹林等。应注意不要随意调整抗凝药物，定期监测出、凝血时间，注意观察有无出血倾向。

（8）心理护理：由于本病是慢性病且疼痛不适，活动受限，使患者自理能力降低，易出现焦虑、情绪低落，而对残疾的恐惧可加重其不适。护士应了解患者恐惧的感受，积极主动地指导患者促进血流循环的方法，重点介绍足部护理。鼓励患者参与步行锻炼，配合饮食和药物治疗。对于截肢患者，护士应给予充分的心理支持，了解患者对截肢后的不良情绪，即焦虑、忧郁；帮助患者正确应对行走和自我形象的改变，帮助他们适应行走的辅助工具。

【健康教育】

（1）注意保暖：保暖可使血管扩张，促进血液循环。保持室温21℃左右，天冷时外出应戴手套、围巾及穿毛袜。避免患肢暴露于寒冷环境中，以免血管收缩而减少血流。因末梢神经变性（退化），患肢对热敏感性降低，绝对不可使用热水袋、电热垫或用热水泡脚，不可用电热器暖脚。若要使四肢温暖，可将热水袋放在腹部，使四肢血管反射性扩张，增加血流。

（2）戒烟：因为尼古丁可使血管收缩及动脉痉挛，甚至造成坏疽；此外，吸烟产生的一氧化碳与血红蛋白结合后将加重组织缺氧。要让患者了解抽烟对于生命与肢体的危害，使其自觉改掉这一陋习。

（3）指导患者保持情绪平稳，因为情绪激动会使血管收缩。

三、静脉曲张的护理 （大隐静脉曲张）

【概述】

大隐静脉曲张指下肢浅静脉（大隐静脉）瓣膜关闭不全，是静脉内血倒流，远端静脉淤滞继而病变导致静脉壁扩张、变性、出现不规则膨出和扭曲。

【临床表现】

1. 症状 主要表现为长期站立后患肢小腿感觉沉重、酸胀、乏力。

2. 体征 下肢浅静脉扩张、隆起和迂曲。后期出现足靴区皮肤营养不良、皮肤色素沉着、湿疹和溃疡形成。

【治疗原则】

1. 非手术治疗 适用于病变局限、症状较轻者，或妊娠期间发病及症状虽然明显但不能耐受手术者。主要措施有：①弹力治疗：穿弹力袜或用弹力绷带外部加压，适用于大多数患者，疗效肯定；②药物治疗：黄酮类和七叶皂苷类药物可缓解酸胀和水肿等症状；③注射硬化剂：将硬化剂注入曲张的静脉后引起的类症反应使之闭塞，适用于局部轻度静脉曲张或手术后残留的静脉曲张；④处理并发症：血栓性静脉炎者，给予抗生素及局部热敷治疗；湿疹和溃疡者，抬高患肢并给予创面湿敷；曲张静脉破裂出血者，经抬高患肢和局部加压包扎止血，必要时予以缝扎止血，待并发症改善后择期手术治疗。

2. 手术治疗 适用于深静脉通畅、无手术禁忌证者。最适宜的方法是大隐静脉或小隐静脉高位结扎和曲张静脉剥脱术。近年开展的经皮环扎术、旋切刨吸术、腔内激光、射频和电凝等术式均取得了良好疗效。已确定交通静脉功能不全者，可选择筋膜外、筋膜下或借助内镜做交通静脉结扎术。

【护理评估】

（1）足背动脉搏动。

（2）皮肤温度及皮肤颜色的变化。

（3）关节的活动度。

（4）患者的饮食情况及心理状态。

【护理诊断】

（1）活动无耐力：与下肢静脉回流障碍有关。

（2）舒适的改变：疼痛。

（3）皮肤完整性受损：与皮肤营养障碍、慢性溃疡有关。

（4）潜在并发症：深静脉血栓形成、小腿曲张静脉破裂出血。

【护理措施】

1. 促进下肢静脉回流，改善活动能力

（1）穿弹力袜或使用弹力绷带：指导患者行走时穿弹力袜或使用弹力绷带，促进静脉回流。穿弹力袜时，应平卧并抬高患肢，排空曲张静脉内的血液后再穿，注意弹力袜的长短、压力及薄厚应符合患者的腿部情况。弹力绷带自下而上包扎，不妨碍关节活动，并注意保持合适的松紧度，以能扪及足背动脉搏动及保持足部正常皮肤温度为宜。

（2）体位：采取良好坐姿，坐时双膝勿交叉过久，以免压迫腘窝，影响静脉回流；休息或卧床时抬高患肢30°~40°，以利于静脉回流。

（3）避免引起腹内压及静脉压增高的因素：保持大便通畅，避免长时间站立，肥胖者宜有计划地减轻体重。

2. 预防或处理创面感染 观察患肢远端皮肤的温度、颜色，观察是否有肿胀、渗出，局部有无红、肿、压痛等感染征象。做好皮肤湿疹和溃疡的治疗及换药，促进创面愈合，预防创面继发感染。

【健康教育】

（1）去除影响下肢静脉回流的因素：避免使用过紧的腰带和紧身衣物，避免肥胖；平时注意保持良好的坐姿，避免久站和久坐；坐时避免双膝交叉过久。

（2）休息与活动：休息时适当抬高患肢；指导患者适当进行体育锻炼，增强血管壁弹性。

（3）弹力治疗：非手术治疗患者坚持长期使用弹力袜或弹力绷带；手术治疗患者一般术后宜继续使用弹力袜或弹力绷带。

第三节　血压异常的护理

一、血压升高的护理

【概述】

高血压是指动脉血压持续升高。目前定义为在未使用降血压药物的情况下，非同日 3 次测安静时血压收缩压 ≥140mmHg，舒张压 ≥90mmHg，自测血压 ≥135/85mmHg，动态血压白天平均值 ≥135/85mmHg，24 小时平均值 ≥130/80mmHg。按病因是否明确分为原发性和继发性两种。绝大多数患者的高血压病因不明，称为原发性高血压；5% 患者血压升高是由某些确定疾病或病因引起的继发症状，称为继发性高血压。

【临床表现】

1. 一般表现　起病缓慢，约有 1/5 的患者可无任何症状，在测量血压或出现心、脑、肾等并发症就诊时发现。部分患者表现为头晕、头痛、耳鸣、颈部紧板、眼花、乏力、失眠等非特异性症状。根据所累及靶器官不同，可出现肢体麻木、胸闷、胸痛、多尿等症状，紧张或劳累后加重。

2. 并发症

（1）脑血管疾病：脑出血、脑梗死、短暂性脑缺血发作。

（2）心脏疾病：心梗、心绞痛、心力衰竭。

（3）慢性肾衰竭。

（4）主动脉及周围血管病变：主动脉夹层，周围血管闭塞、狭窄。

（5）视网膜改变，可出现渗出、出血、视盘水肿。

（6）高血压急症和亚急症：在某些诱因下血压突然明显升高，≥180/120mmHg 伴进行性心、脑、肾等重要器官功能不全。高血压急症包括高血压脑病、颅内出血、脑梗死、急性心力衰竭、急性冠脉综合征、主动脉夹层、子痫、肾危象等。高血压亚急症至血压升高不伴严重临床症状及靶器官进行性损害。患者可出现头痛、烦躁、眩晕、胸闷、胸痛、视物模糊、恶心、呕吐等症状。

【治疗原则】

目的是及时控制血压达标，最大程度降低并发症及死亡总体危险性。根据患者情况小剂量、联合、个体化选药，尽量选择长效药物。

1. 改善生活行为

（1）减轻体重，体重指数 $<24kg/m^2$。

（2）限制钠盐摄入，每日食盐 $<6g$。

（3）补充钙和钾。

（4）减少脂肪摄入。

（5）戒烟，限酒。

（6）低中度等张运动，例如慢跑、步行，每周 3~5 次，每次 20~60 分钟。

2. 药物治疗

（1）利尿药：包括噻嗪类、袢利尿剂及保钾利尿剂。其中噻嗪类使用最多，高尿酸血症、痛风及明显肾功能不全者建议使用袢利尿剂，如呋塞米，其主要不良反应为电解质紊乱和高尿酸血症。

（2）β 受体阻滞剂：有美托洛尔、比索洛尔、阿替洛尔、卡维地洛等，临床中常用美托洛尔、比索洛尔。不良反应为心动过缓和负性肌力作用和支气管收缩，严重心动过缓、高度房室传导阻滞、严重心功能不全、哮喘发作、阻塞性支气管疾病患者禁用。

（3）钙通道阻滞剂：分二氢吡啶类和非二氢吡啶类，前者常用的有氨氯地平、非洛地平、硝苯地平，后者有维拉帕米、地尔硫卓，多用于心律失常。不良反应有颜面潮红、心率增快、头痛，长期服用可出现下肢水肿。

（4）血管紧张素转换酶抑制剂（ACEI）：常用培哚普利、依那普利、贝那普利、卡托普利，主要不良反应有干咳、味觉异常、皮疹等。肌酐 $>265.5mmol/L$ 慎用，高钾、妊娠妇女、双侧肾动脉狭窄禁用。

（5）血管紧张素 II 受体阻滞剂（ARB）：常用厄贝沙坦、氯沙坦、缬沙坦，可以避免 ACEI 类药物的不良反应，但需注意从小剂量开始，逐渐增量。禁忌同

ACEI。

3. 并发症的治疗原则 及时正确处理高血压急症最重要，在短时间缓解病情，预防进行性或不可逆靶器官损害，降低死亡率。

（1）迅速降血压：高血压急症血压控制并非越快越好，在充分评估患者病情后，30～60分钟将血压降至安全范围。通常选择静脉给药，选择半衰期短的药物。

（2）控制性降压：防止短时间内血压骤然下降，1～2小时内血压下降20%～25%，2～6小时血压降至160/100mmHg，24～48小时血压逐步降至正常。

（3）选择合适的降压药：处理高血压急症应要求使用起效快、作用持续时间短、不良反应小的药物，临床上常用的有硝普钠、硝酸甘油、尼卡地平、地尔硫䓬、乌拉地尔、拉贝洛尔。要根据不同病情选择药物：合并主动脉夹层首选静脉 β 受体阻滞剂，合并 ACS 首选硝酸甘油，硝普钠可引起冠脉窃血。硝普钠增加颅内压，并有脑出血颅内高压时避免使用硝普钠，选乌拉地尔、拉贝洛尔不增加颅内压，不扩大缺血面积。

①硝普钠可扩张动静脉，降低心脏前后负荷，适用于各种高血压急症，不良反应较轻，可有恶心、呕吐、肌肉颤动等，长期、大量使用可导致氰化物中毒，要避光使用。使用时需要严密监测血压。

②硝酸甘油：主要用于急性心力衰竭和急性冠脉综合征时高血压急症，起效快，不良反应有心动过速、面色潮红、头痛、呕吐等。

③尼卡地平：本药作用快、持续时间短，主要用于高血压危象、急性脑血管病时高血压急症，不良反应有心动过速、面色潮红等。

④地尔硫䓬：主要用于高血压危象、急性冠脉综合征，不良反应有面色潮红、头痛等。

⑤拉贝洛尔：主要用于妊娠或肾衰时高血压急症，不良反应有头晕、直立性低血压、房室传导阻滞等。

【护理评估】

（1）血压是否维持在正常水平，收缩压≤140mmHg，舒张压≤90mmHg。

（2）患者对活动的反应，活动后是否出现心悸、收缩压升高、呼吸困难、虚弱、疲乏等。

（3）休息后体力是否容易恢复，头痛、头晕是否减轻。

【护理诊断】

（1）疼痛：与高血压脑血管痉挛有关。

（2）活动无耐力：与并发心力衰竭有关。

（3）有受伤的危险：与头晕和视物模糊有关。

（4）知识缺乏：缺乏高血压疾病相关知识。

（5）潜在并发症：心力衰竭、脑血管意外，肾衰竭。

【护理措施】

（1）高血压初期可不限制一般的体力活动，避免重体力活动，保证足够多的睡眠。血压较高，症状较多或有并发症的患者应卧床休息，避免体力和脑力的过度兴奋。

（2）高血压脑血管意外患者应半卧位，避免活动，安定情绪，遵医嘱给予镇静剂，血压增高时遵医嘱静脉滴注硝普钠治疗。

（3）发生心力衰竭时给予吸氧 $4\sim6L/min$，有急性肺水肿可给予20%～30%乙醇湿化吸氧 $6\sim8L/min$。

（4）用药护理：小剂量开始，联合用药。

（5）限制钠盐摄入，每天 <6g，可减少水钠潴留，减轻心脏负荷，降低外周阻力，达到降压的目的，改善心功能。

（6）减轻体重，特别是向心性肥胖的患者，应限制每日摄入总热量，以达到控制和减轻体重的目的。

（7）运动如跑步、行走、游泳等。

（8）避免诱因，避免情绪激动、精神紧张、身心过劳、精神创伤，避免噪声刺激和引起精神过度兴奋的活动；避免寒冷刺激，冬天外出时注意保暖，室温不宜过低；保持大便通畅，避免剧烈运动和用力咳嗽；避免突然改变体位，禁止长时间站立；不用过热的水洗澡和蒸气浴。

【健康教育】

（1）向患者及家属宣传高血压相关知识，让患者了解原发性高血压虽难以治愈，但通过调整生活方式和服用降压药，可将血压控制在一个合适的水平，改善预后。

（2）指导患者重视综合治疗，要尽量去除高血压的各种危险因素，改善饮食结构，坚持恰当的体育运动，减轻体重。

（3）告知患者建立长期治疗的心理准备，正确用药，按时用药，遵医嘱调整剂量，不随意增减和中断药物，并注意观察药物的不良反应。

（4）教会患者及家属正确测量血压的方法并做好记录，监测服药与血压的关系，以作为就诊时调整药物剂量的参考。血压的测量应在静息状态下进行，测量血压前应休息 5 ~ 10 分钟，测量前 30 分钟内不要吸烟，避免喝浓茶、咖啡及其他刺激性饮料。

（5）定期到医院复查，教会患者识别并发症的方法，一旦有并发症发生，应立即就诊。

二、血压降低的护理

【概述】

低血压是指体循环动脉压力低于正常的状态。由于高血压在临床上常常引起心、脑、肾等重要脏器的损害而备受重视，世界卫生组织也对高血压的诊断标准有明确规定，但低血压的诊断尚无统一标准。一般认为成年人上肢动脉血压低于 90/60mmHg 即为低血压。根据病因可分为生理性和病理性低血压，根据起病形式可分为急性和慢性低血压。

【临床表现】

根据低血压的起病形式将其分为急性和慢性两大类。

1. 急性低血压 指患者血压由正常或较高的水平突然而明显下降，临床上常因脑、心、肾等重要脏器缺血出现头晕、眼黑、肢软、冷汗、心悸、少尿等症状，严重者表现为晕厥或休克。

2. 慢性低血压 指血压持续低于正常范围的状态。

（1）体质性低血压：一般认为与遗传和体质瘦弱有关，多见于 20 ~ 50 岁的妇女和老年人，轻者可无任何症状，重者出现精神疲惫、头晕、头痛，甚至昏厥。夏季气温较高时更明显。

（2）体位性低血压：部分患者的低血压发生与体位变化（尤其是直立位）有关，称为体位性低血压。体位性低血压定义为：在改变体位为直立位的 3 分钟内，收缩压下降 >20mmHg 或舒张压下降 >10mmHg，同时伴有低灌注的症状，如头昏、头晕、视物模糊、乏力、恶心、认识功能障碍、心悸、颈背部疼痛。老年单纯收缩期高血压伴有糖尿病、低血容量，应用利尿剂、扩血管药或精神类药物者容易发生体位性低血压。

（3）继发性低血压：某些疾病或药物可以引起低血压，如脊髓空洞症、高度的主动脉瓣狭窄、二尖瓣狭窄、慢性缩窄性心包炎、特发性或肥厚性心肌病、血液透析患者和慢性营养不良症等，以及服用降压药、抗抑郁药。这些疾病引起的低血压也可以出现头昏、头晕等低灌注的症状。

【治疗原则】

1. 病因治疗 对体质虚弱者要加强营养；对患有肺结核等消耗性疾病者要加紧治疗；因药物引起者可停用或调整用药剂量。如高血压患者服降压药后血压下降过快而感到不适，应在医生指导下调整给药方法和剂量；对体位性低血压患者，由卧位站立时注意不要过猛，或以手扶物，以防因低血压引起摔跤等。

2. 适当加强锻炼 生活要有规律，防止过度疲劳，因为极度疲劳会使血压降得更低。要保持良好的精神状态，适当加强锻炼，提高身体素质，改善神经、血管的调节功能，加速血液循环，减少直立性低血压的发作，老年人锻炼应根据环境条件和自己的身体情况选择运动项目，如太极拳、散步、健身操等。

3. 调整饮食 每餐不宜吃得过饱，因为太饱会使回流心脏的血液相对减少；低血压老人每日清晨可饮些淡盐开水，或吃稍咸的饮食以增加饮水量，较多的水分进入血液可增加血容量，从而可提高血压；适量饮茶，因茶中的咖啡因能兴奋呼吸中枢及心血管系统；适量饮酒（葡萄酒最好，或饮适量啤酒，不宜饮烈性白酒），可使交感神经兴奋，加快血流，促进心脏功能，降低血液黏稠度。

【护理评估】

（1）血压是否维持在正常水平，收缩压≤140mmHg，舒张压≤90mmHg。

（2）评估患者是否头晕、乏力、食欲不振、消化不良等。

【护理问题】

（1）活动无耐力：与血压下降不能供给器官有关。

（2）舒适的改变：与头晕、眩晕有关。

（3）潜在并发症：休克。

（4）知识缺乏：缺乏相关疾病、饮食等知识。

【护理措施】

（1）每日定时测量血压并记录。

（2）服用降压药的患者，尤其是使用α受体阻滞剂的患者，易出现体位性低血压，应嘱患者服药后至少卧床1小时，改变体位时动作应缓慢，使血压能随体位变化而调节，避免外伤的发生。

（3）营养不良性低血压患者应采取营养治疗：向患者提供足够营养素。每日需要的总热量按实际体重计算。随着体力恢复，逐渐增加活动量。应同时给予各种脂溶性和水溶性维生素。电解质和微量元素亦应适当地均衡补充，避免发生低钾血症、低镁血症、低磷血症。

（4）因休克造成的低血压应采取的措施：取休克体位，迅速建立静脉通路，维持有效血容量，保持呼吸道畅通，加强临床病情观察，心理护理。

【健康教育】

（1）定期监测血压。

（2）应当注意饮食调理多食用富有高蛋白的食物，糖类、脂类可适当多吃，以增加总热量，菜肴可适当多带盐分，晨起饮些茶或咖啡。加强营养，荤素兼吃，合理搭配膳食，保证摄入全面充足的营养物质，使体质从纤弱逐渐变得健壮。加强体育锻炼，长期坚持早晚慢跑或散步。

（3）低血压患者轻者如无任何症状，无需药物治疗，主要治疗为积极参加体育锻炼，改善体质，增加营养，多喝水，多喝汤，每日食盐略多于常人；重者伴有明显症状，必须给予积极治疗，改善症状，提高生活质量，防止严重危害发生。

（4）加强体育锻炼，提高机体调节功能。体育锻炼无论对高血压或低血压都有好处。为防止晕倒，老年低血压患者平时应注意动作不可过快过猛，从卧位或坐位起立时，动作应缓慢一点。排尿性低血压患者还应注意，在排尿时最好用手扶住较牢固的东西，以防摔倒。

第四章　血液系统功能障碍的护理

血液系统由血液和造血器官及组织组成。血液是指血浆、红细胞、白细胞、血小板；造血器官及组织是指骨髓、脾、肝、淋巴结以及在全身分布的淋巴组织和单核吞噬细胞系统。老年人血液系统疾病的发生特点是血液系统的生理性改变，骨髓中造血的红骨髓容量减少，造血功能的应激能力下降；血小板黏附性和聚集性增加等；疾病多见于老年人贫血如骨髓造血细胞相关的再生障碍性贫血、红细胞破坏过程中和脾脏功能相关的脾功能亢进，以及老年人出血性和血栓性疾病等。老年人血液系统功能障碍疾病并发症多，增加治疗的难度，采取积极护理措施可以促进疗效、干预不良影响。

第一节　造血功能障碍的护理

造血功能障碍是指由于疾病因素或物理因素引起骨髓造血组织显著减少，造血功能低下或部分衰竭，使得血细胞生成障碍，从而引起造血功能障碍。

一、骨髓功能相关的造血功能障碍的护理 （再生障碍性贫血）

【概述】

再生障碍性贫血（AA），简称再障，是各种病因及不同的发病机制所引起的一种骨髓造血功能衰竭症，可发生于任何年龄，60 岁以上老年人发病较高，西方学者认为 AA 是一种"老年病"。亚洲人 AA 的发病率更高，在我国，老年人患 AA 的趋势不断增多。

【临床表现】

骨髓造血功能低下，全血细胞减少，表现为进行性贫血、感染、出血但多无肝、脾、淋巴结肿大。

【治疗原则】

（1）支持治疗：成分输血和感染的预防及有效控制是 AA 的重要支持治疗；

但抗生素的使用，除粒细胞缺乏外，不主张预防性用药；抗感染治疗时应注意真菌感染，联合抗真菌感染治疗；对于粒细胞缺乏及重症患者，粒细胞集落刺激因子（G-csF）可协同控制感染。

（2）免疫抑制疗法（IST）：抗胸腺细胞球蛋白（ATG）/抗淋巴细胞球蛋白（ALG）联合环孢素（CsA），主要适用于无人类白细胞抗原（HLA）相合同胞供者的患者首选治疗。

（3）早诊断、早治疗，联合、坚持用药，接受随访，不能在缓解后立即停药。

【护理评估】

1. 病史采集

（1）患病及治疗经过：询问与本病相关的病因、诱因或促成因素，主要症状与体征。

（2）既往病史、家族史和个人史：了解患者的既往病史、家族史和个人史有助于病因判断。

（3）目前状况：评估患者的体重、食欲、睡眠、排便习惯等的变化及其营养支持、生活自理能力与活动耐力状况。

（4）心理与社会支持：评估患者及其家属的心理反应、对疾病的认识与理解程度以及治疗与护理上的配合。

2. 身体评估　评估与贫血严重程度相关的体征或原发病体征，如皮肤黏膜的苍白程度、心率与心律的变化、有无杂音及心力衰竭等表现。

3. 实验室及其他检查

（1）血常规：全血细胞减少。

（2）骨髓象：为确诊再障的主要依据。

【护理诊断】

（1）活动无耐力：与红细胞数量减少引起供氧不足有关。

（2）有感染的危险：与白细胞数减少引起机体易感性增加有关。

（3）有口腔黏膜受损的危险：与组织缺氧和弱点有关。

（4）知识缺乏：缺乏有关再障治疗及预防感染和出血的知识。

【护理措施】

1. 病情监测　注意体温变化，出现发热有可能存在感染，应寻找常见感染灶的症状或体征，如咽痛、咳嗽、咳痰、尿路刺激征、肛周疼痛等，积极做好实验室检查的标本采集，如血液、尿液、粪便与痰液的细菌培养及药敏试验。

2. 预防感染

（1）呼吸道感染的预防：注意病室内通风或空气交换，保持物品清洁，医疗用品使用消毒液擦拭，定期用含氯消毒液拖地，必要时病房进行紫外线或臭氧照射消毒，严格执行各项无菌操作。粒细胞绝对值 $\leq 0.5 \times 10^9/L$ 者，应给予保护性隔离，并限制探视人数及次数，向患者及家属解释其必要性，使其自觉配合。

（2）口腔感染的预防：在进餐前、餐后、睡前、晨起用生理盐水等含漱，必要时给予口腔护理，观察口腔异味及黏膜情况，预防继发感染。

（3）皮肤感染的预防：保持皮肤清洁，及时更衣和更换床上用品；勤剪指甲，避免抓伤皮肤。注意肛周清洁干燥，保持大便通畅，避免用力排便诱发肛裂，增加局部感染。女患者加强会阴部的清洗，保持清洁卫生。

3. 加强营养支持 指导患者进食高蛋白、高热量、富含维生素的清淡食物，必要时遵医嘱静脉补充营养素，以满足机体需要，提高患者的抗病能力。

4. 药物不良反应的护理

（1）抗胸腺细胞球蛋白（ATG）/抗淋巴细胞球蛋白（ALG）用药前应做皮肤过敏试验，使用中注意有无寒战、发热、皮疹、高血压或低血压等超敏反应；有无猩红热样皮疹、关节痛、肌肉痛等血清病表现。

（2）环孢素 A（CsA）用药期间注意观察药物不良反应，如肝肾功能、牙龈增生及消化道反应。

（3）雄激素丙酸睾酮为油剂，注射前检查局部有无硬结，注射时采取深部、缓慢注入，每次更换注射部位，如发现有硬结，采取措施处理，如局部理疗等。

5. 康复指导

（1）根据日常生活能力评估指导患者合理休息与活动。①轻度贫血者，注意休息，避免过度疲劳，不限制一般的体力活动，做好最大活动量的评估，动静结合，循序渐进增加活动量。②中度贫血者，体力活动应适当限制，增加休息时间，强调午睡，下午多休息。若病情允许，应鼓励患者生活自理，活动量以不出现呼吸费力、胸闷、心悸、疲劳等不适为度，若有应停止活动。④重度贫血者伴有贫血性心脏病，缺氧症状明显，应给予舒适体位（如半坐卧位）卧床休息，从而缓解患者的呼吸困难或缺氧症。

（2）受伤的危险护理：若血小板计数 $< 50 \times 10^9/L$，适当减少活动，增加卧床休息时间；严重出血或血小板计数 $< 20 \times 10^9/L$ 者，应绝对卧床休息，做好生活护理。便秘者可遵嘱使用开塞露或缓泻药，避免排便用力、腹压骤增而诱发内脏出血或颅内出血。

（3）心理护理：积极与患者及其家属建立信任的良好关系，鼓励患者倾诉关注的问题，帮助患者认识不良心理状态对疾病康复的不利影响；鼓励患者与亲人、病友多交谈，争取社会支持系统的帮助，减少孤独感，增强康复的信心，积极配合治疗。

【健康教育】

（1）疾病知识指导：介绍疾病的原因、临床表现及目前的主要诊疗方法，增强患者及其家属的对治疗的信心，积极配合治疗和护理。

（2）休息与活动指导：充足的睡眠与休息能降低机体的耗氧量；适当的活动对身心有调节作用，指导患者根据自身情况及病情合理安排休息，在活动中进行自我调节，注意循序渐进，逐步提高活动耐力。不宜运动过度增加机体耗氧量诱发心力衰竭。避免情绪激动诱发颅内出血危险。

（3）用药指导：主要是免疫抑制剂、雄激素类药物与抗生素的使用。为保证药物疗效的正常发挥，减少药物不良反应，需向患者及家属详细介绍药物的名称、用量、用法、疗程及不良反应，强调必须遵医嘱按时、按量、按疗程用药，切勿自行更改或停用药物，定期复查血常规。

（4）心理指导：指导患者学会自我调整和倾诉；家属要理解和支持患者，了解患者需求；必要时咨询专业的心理帮助，避免发生意外。

（5）病情监测指导：交待患者注意是否有头晕、头痛、心悸、气促等症状；皮肤黏膜变化如苍白与出血；感染的征兆如咽痛、咳嗽、咳痰、尿路刺激征、肛周疼痛；是否有黑便与便血、血尿、阴道出血；若出现上述症状及体征或原症状加重，应向医护人员汇报及时处理，避免病情恶化。

二、脾功能相关的造血功能障碍的护理 （脾功能亢进）

【概述】

脾功能亢进，简称脾亢，是脾脏功能增强、血细胞破坏而导致的一种综合征。

【临床表现】

脾亢表现为一系或多系血细胞减少。血小板减少凝血机制受损，红细胞减少出现贫血，白细胞减少影响免疫功能发生感染。大多数合并脾肿大，明显增大时可产生腹部症状，如饱胀感、牵拉感及因胃肠受压而出现的消化系统症状。脾切除术后症状多数能缓解或恢复正常。

【治疗原则】

（1）内科治疗：有明确原因的脾功能亢进，应早期积极治疗其原发病并以对症治疗为主。

（2）外科治疗：有脾切除指征的患者，脾切除术后可取得较好的临床治愈效果。脾切除指征：①脾脏增大引起疼痛、创伤性或非创伤性脾破裂、脾动脉瘤。②严重溶血性贫血。③显著血小板减少引起出血。④粒细胞极度减少并有反复感染史。

【护理评估】

（1）病史采集：了解患者是否有感染性病史、免疫性疾病、淤血性疾病、血液系统疾病；是否患有脾的疾病如脾淋巴瘤、脾囊肿及脾血管瘤等。

（2）身体评估：评估患者贫血、感染和出血倾向及腹部不适症状。

（3）心理–社会状况：关注患者焦虑、急躁、恐惧等心理反应，情绪波动等心理状况。

【护理诊断】

（1）活动无耐力：与脾功能障碍、红细胞数量减少引起的运氧能力受损有关。

（2）有受伤的危险：与血小板减少和脾肿大有关。

（3）有感染危险：与粒细胞极度减少、脾切除有关。

（4）知识缺乏：缺乏与疾病相关的知识。

【护理措施】

1. 一般护理

（1）调整生活方式：适当的体育运动，避免熬夜劳累。保持积极乐观的态度，寻找适合自己的减压方法缓解情绪。避免大量饮酒、吸烟。注意个人卫生，保持口腔清洁，防止牙龈出血与鼻出血。

（2）饮食调理：以软食为主，补充易消化的瓜果、蔬菜；少吃硬食及难以消化的食物以免影响脾胃的消化，减少脾胃负担，有利于病情的恢复。

2. 手术护理 运用快速康复护理，注重术前宣教、心理护理，术中强调体位与保温，术后侧重早期拔管、早期进食及运动等多个方面，进行护理干预。

（1）术前护理

①术前根据患者及家属文化程度给予认知教育，包括快速康复的措施及意义，提高患者及其家属对康复护理的认知水平，主动参与护理的环节。

②做好患者术前心理评估，找出患者现存或潜在的心理康复问题（如情绪改变、睡眠功能），根据患者表现的心理状态给予指导。

③术前的禁食、禁饮管理：快速康复护理中术前禁食 6 小时，禁饮 3 小时，术前 2 小时口服 10% 葡萄糖 250 ~ 500ml。

④贫血的护理：观察贫血体征及了解有关检查结果，术前做好输血准备工作。中度贫血（血红蛋白 < 60g/L）患者应卧床休息，并做好生活护理，预防跌倒。

⑤感染的预防及护理：保持病房清洁干燥，减少探视人员，鼓励患者及家属戴好口罩。注意个人卫生，保持口腔、皮肤及毛发的清洁，保持会阴部的清洁。

（2）术后护理

①感染的预防及护理：严格执行无菌操作，严格消毒。注意密切观察病情变化，尤其应观察患者体温的变化，如发热及时通知医生并给予降温处理。观察患者口腔、咽喉部、肺部、肠道及肛周情况，注意防止败血症的发生。

②病情观察：密切监测心率、呼吸、血压，观察瞳孔及意识变化。积极抗休克，给予中流量持续吸氧，同时进行心电及循环监测。

③疼痛的护理：快速康复护理中，积极止痛不仅可增加患者的舒适度，而且有助于早期活动及进食。指导患者深呼吸、聊天、看搞笑视频、听音乐等，缓解患者疼痛感，必要时遵医嘱使用镇疼泵。加强心理护理和疏导，提高患者承受能力，使其处于最佳治疗状态。

④引流管的护理：各种引流管应妥善固定，防止脱落，保持通畅。观察引流液的颜色及引流量，及时、准确记录 24 小时引流量。每日协助医师进行拔管指征评估。

⑤切口护理：注意观察伤口是否干燥，有无渗血渗液。若切口敷料有渗血及渗液情况，应及时通知医生给予处理。患者剧烈咳嗽时，做好保护防止切口裂开。

⑥饮食指导：根据快速康复指导原则以少量半流质食物开放胃肠道，结合患者情况逐渐增加进食次数；尽早过渡到正常饮食，宜进食富含蛋白质、糖类、维生素及低脂肪、容易被消化吸收的食物。

⑦活动指导：术后 1 天鼓励患者进行适量的床上活动；术后 2 天鼓励患者进行适量的床边活动；术后 3 天根据患者的耐受调整活动度及活动量。

【健康教育】

（1）出院后要注意休息，建议每天至少要有八小时的睡眠时间。

（2）加强锻炼，注意劳逸结合。

（3）加强营养的饮食指导：脾和胃在生理、病理上是相互影响的。日常饮食注意预防，可用调理脾脏汤类。

（4）定期随访血小板计数、红细胞、白细胞。

（5）并发症的预防：了解血管栓塞的症状及门诊随访指征，若有腹痛、腹胀，以及肛门停止排气、排便等不适，应及时就诊。

（6）脾亢进的预防：积极预防各种不同病因引起的肝硬化门静脉高压症。

第二节　凝血功能障碍的护理

凝血功能是指血液从流动状态变成凝胶状态过程的一种能力；凝血功能障碍是正常凝血途径出现问题，导致了凝血功能降低、凝血时间异常的一组临床综合征，表现为凝血时间延长或凝血时间缩短。

一、凝血时间延长的护理 （弥散性血管内凝血）

【概述】

弥散性血管内凝血（DIC）是很多疾病发展中在各种致病因素的作用下产生的病理状态，不是一个独立疾病，是一组继发性出血综合征。

【临床表现】

DIC 的临床表现可因原发病、DIC 类型和病期不同而有较大差异。除原发病的表现外，还有以下几个方面。

（1）出血：最常见早期症状之一。出血发生急，轻的可见皮肤、黏膜瘀点、瘀斑，伤口及注射部位的渗血片状瘀斑分布，严重时可有内脏出血，出现呕血、便血、咯血、血尿、阴道出血等。

（2）微循环障碍：突然出现低血压或休克，四肢湿冷，皮肤黏膜出现发绀，合并少尿或无尿，呼吸及循环衰竭等症状。

（3）微血管栓塞：可发生在浅层的微血管栓塞如皮肤、消化道黏膜等。栓塞症状受累器官导致器官衰竭，常见于肺、脑、肝、肾及胃肠道。

（4）溶血：红细胞大量破碎出现黄疸。

【治疗原则】

（1）去除诱因、治疗原发病：是防治 DIC 的重要措施。

（2）改善微循环障碍：主要为扩容、解痉，降低血液黏滞度。

（3）抗凝治疗：是终止 DIC、减轻器官损伤、重建凝血－抗凝血功能平衡的重要措施。

（4）替代疗法：补充凝血因子及血小板，但应在肝素化后输注新鲜全血、血浆或血小板悬液。

（5）抗纤溶治疗：在 DIC 中期在抗凝治疗基础上小剂量联合使用，后期可单独使用。

【护理评估】

（1）健康史：了解诱发 DIC 的病因。

（2）身体状况：评估全身皮肤的出血倾向，特别是手术伤口、穿刺点和注射部位的持续性出血。

（3）心理状况：评估患者因病情危重和不能明确预后带来的心理状况及负面情绪。

（4）实验室检查指标：凝血功能系列检测，了解血小板计数情况、凝血时间、凝血酶原时间等。

【护理诊断】

（1）有受伤的危险：出血。与 DIC 所致的凝血因子被消耗、继发性纤溶亢进、肝素应用等有关。

（2）气体交换障碍：与肺栓塞导致通气/血流比例失调有关。

（3）潜在并发症：休克、多发性微血管栓塞、急性肾损伤、呼吸衰竭、多器官衰竭。

【护理措施】

（1）一般护理：严格卧床休息，按病情采取合适的体位。休克患者应采取中凹位，呼吸困难患者可取半坐卧位；按医嘱进食清淡、易消化的流质或半流质食物，必要时禁食。给予吸氧，以改善重要脏器的缺氧状态。

（2）病情观察：注意观察出血的部位、范围及其严重程度，以判断病情轻重及治疗效果，特别是手术伤口、穿刺点和注射部位的持续性渗血，严密观察病情变化，及时发现休克或重要器官功能衰竭的发生。

（3）抢救配合与护理：①迅速建立两条静脉通道以保证液体补充和抢救药物的应用，注意维持静脉通路的通畅。②用药护理：熟悉救治 DIC 过程中各种常用药物的名称、给药方法、主要不良反应及其预防和处理的方法，遵医嘱正确配制和应用有关药物，尤其是肝素等抗凝血药的应用。

（4）DIC 发生伴多部位出血倾向，应根据不同情况予以护理：①皮肤出血，翻身宜轻，穿刺和注射部位可行压迫止血。患者接受抗凝治疗时，应尽量减少有创性检查和肌内注射。②鼻出血应鼻部冷敷，用 1∶100 肾上腺素棉条或凡土林纱条填塞鼻腔。③口腔黏膜出血时可用生理盐水或 1∶5000 呋喃西林液漱口，加强口腔护理；④呕血应按上消化道出血护理。

【健康指导】

（1）向患者及家属解释疾病发生的原因、主要表现、临床诊断和治疗配合、预后等。特别要解释反复实验室检查的重要性、必要性以及特殊治疗的目的、意义和不良反应。

（2）指导家属支持和关怀患者，以利于患者不良情绪的缓解，提高其战胜疾病的信心，主动配合治疗。保证患者充足的休息和睡眠。根据患者的饮食习惯，提供可口、易消化、易吸收、富含营养的食物，少量多餐；应循序渐进地增加运动量，促进身体的康复。

二、凝血时间缩短的护理 （深静脉血栓）

凝血时间（CT）是指血液离开血管，在体外发生凝固的时间，主要是测定内源性凝血途径中各种凝血因子及功能，凝血时间缩短主要表现为血管栓塞性疾病。

【概述】

血管栓塞性疾病是指血栓形成，最常见于深静脉血栓（DVT），是指血液非正常地在深静脉内凝结，属于静脉回流障碍性疾病。常发生于下肢。

【临床表现】

1. 下肢深静脉血栓形成的表现

（1）疼痛和压痛：在下肢深静脉阻塞处远端比较明显。

（2）肿胀：单侧小腿、踝部是小腿深静脉最常见的征象。

（3）静脉曲张、皮下静脉突出：主要是深静脉受后浅静脉代偿。

（4）低热：体温在 38.5℃以下。

（5）其他：患肢轻度发绀；在阻塞局部扪及条索状血栓。

2. 上肢深静脉血栓形成的表现 （少见）

（1）疼痛：麻木不适、疼痛、活动受限和沉重感。

（2）患肢肿胀：在疼痛后出现。

（3）患肢轻度发绀：非凹陷性水肿、上臂及胸壁侧支静脉扩张。

【治疗原则】

（1）抗凝：是DVT的基本治疗，可抑制血栓蔓延、利于血栓自溶和管腔再通，降低PE发生率和病死率。

（2）溶栓方法：包括导管接触性溶栓（CDT）和系统溶栓。

（3）手术取栓：是清除血栓的有效治疗方法，可迅速解除静脉梗阻。

（4）经皮机械性血栓清除术（PMT）：采用旋转涡轮或流体动力的原理打碎或抽吸血栓，从而达到迅速清除或减少血栓负荷、解除静脉阻塞的作用。

【护理评估】

（1）健康史：了解诱发DVT的病因，如静脉壁损伤、血流缓慢和血液高凝状态。

（2）身体状况：评估肢体远端肿胀、疼痛；患肢呈凹陷性水肿，软组织张力增高，皮肤温度增高。

（3）心理状况：评估因疼痛及行动不便带来的心理压力及负性情绪。

（4）危险因素评估：血栓风险评估了解风险等级及DVT的发生率，明确推荐预防方案。

（5）实验室检查及超声检查：血浆的D-二聚体、血管超声检查、血管的多普勒超声检查是诊断深静脉血栓形成的首选方法，对筛查和监测有非常重要的意义。

【护理诊断】

（1）有便秘的危险：与不活动引起肠蠕动减少有关。

（2）有呼吸功能受损的危险：与不活动有关。

（3）有皮肤完整性受损的危险：与慢性足踝部水肿有关。

（4）急性疼痛：与步行时的循环障碍有关。

（5）有处理治疗方案不当或无效的危险：与缺乏深静脉血栓形成的复发的预防、并发症的症状及体征等知识有关。

【护理措施】

1. 预防与干预措施　DVT护理重在预防。向患者及家属普及血栓病的相关知识，了解其重要性，当出现单侧肢体肿胀时应及时报告。下肢大型手术患者务必进行一级预防，预防措施：不宜术后在小腿下垫枕，以免影响小腿深静脉回流；进行足、趾的主动活动，进行踝泵运动训练、静力性肌肉收缩、深呼吸及咳嗽动作；必要时穿着医用弹力袜及气压式血液循环驱动治疗。在允许情况下让患者尽早下床活动。

2. 一般护理措施

（1）急性期嘱患者卧床休息，并抬高患肢15°～30°，以利于下肢静脉回流，减轻水肿，可适当用棉垫等抬高患肢改善静脉回流。

（2）抗凝药物从患肢远端浅静脉给药，使药物直接达到血栓部位，增加局部的药物浓度（患肢只作为溶栓药物给药途径，不作其他药物输入）。

（3）严禁按摩、推拿患肢，保持排便通畅，避免用力排便，以免造成腹压突然增高致血栓脱落。

（4）避免碰撞患肢，翻身时动作不宜过大，禁止做主动或被动屈伸活动。

（5）给予高维生素、高蛋白、低脂饮食，忌食增加血液黏度的食品，以免加重病情。

（6）定期测量大腿周径，密切观察患肢周径及皮肤颜色、温度变化，观察下肢水肿情况。注意呼吸频率，是否喘息，注意外周血氧情况。

（7）预防并发症：加强口腔护理，补充水分，便秘时使用塞露通便，定时翻身，更换体位，防止压疮发生。

（8）下肢深静脉血栓的最严重并发症为肺栓塞，致死率达70%，严密观察胸闷、胸痛及呼吸困难、窒息感、咳嗽、咯血等现象，一旦出现上述情况，应立即通知医生急救处理。

3. 康复护理

（1）指导患者每天进行下肢被动运动，如以踝关节为中心，做足的上下运动，上下不能超过30°发挥腓肠肌泵的作用；开始起床活动时需用弹力绑绷带或穿弹力袜，适度压迫浅静脉，增加静脉回流，减轻水肿；患肢避免静脉输液；密切观察病情并详细记录。

（2）物理预防：踝泵运动方法：① 屈伸运动：躺或坐在床上，下肢伸展，大腿放松，缓缓勾起脚尖，尽力使脚尖朝向自己，至最大限度时保持10秒，然后脚尖缓缓下压，至最大限度时保持10秒；反复地屈伸踝关节，每天练习4次，15分钟/次。②环绕动作：躺或坐在床上，下肢伸展，大腿放松，以踝关节为中心，脚趾做360度绕环，绕环可促进更多的肌肉得到运动。③各种原因所致的踝关节不稳、踝部骨折未愈合且未做内固定、骨关节肿瘤、全身情况极差、病情不稳定等情况不宜进行。

【健康教育】

（1）镇痛：疼痛是患者最痛苦的症状，当患者有溃疡、坏疽或并发感染时，疼痛更为剧烈，可适当给予镇痛剂。

（2）保护患肢：避免寒冷、潮湿、外伤等因素，保持被褥清洁、平整、干燥，定期消毒更换，肢端坏疽应保持干燥，以免创面继发细菌感染。

（3）患肢锻炼：患者取平卧位，抬高患肢 10°～15°，保持 1～2 分钟，然后将患肢沿床边下垂 3～5 分钟，再放平患肢 2～3 分钟，同时进行踝部和足趾的活动，恢复患肢功能。

（4）踝泵运动：手术后，因长时间卧床，血液循环不畅，肌腱会有不同程度的萎缩，绕环运动的幅度会受限，甚至出现疼痛感，如体力不够，或疼痛感剧烈，只做屈伸运动即可，待疼痛减轻后，再做绕环运动。下肢手术麻醉消退之后进行练习（踝关节术后，足部有石膏固定除外）。开始练习时用较小的力量，适应后增加强度，训练中如感觉疼痛明显，可以减少训练时间和次数。

第五章　呼吸系统功能障碍的护理

第一节　呼吸功能障碍的护理

一、呼吸频率异常的护理

（一）呼吸频率过快的护理

【概述】

安静状态下，成人呼吸频率超过 24 次/分，称呼吸增快或气促。见于呼吸系统疾病老年患者，如急性呼吸窘迫综合征、肺炎、肺栓塞、胸膜炎、支气管哮喘、充血性心力衰竭、代谢亢进、发热等。随着年龄增长，老年人气道阻力增加，呼吸功能发展为失代偿，轻度活动，甚至静态时也有胸闷、气促发作。

【临床表现】

呼吸频率过快分为生理性和病理性。生理性呼吸频率过快可见于激烈运动后及情绪激动时，情绪变化可影响呼吸频率。因此，测定呼吸频率时，要注意转移老年人的注意力，可以在摸脉搏的同时测定其呼吸频率。一般测 30 秒，再乘以 2，每日应记录 3~4 次。发现呼吸频率异常，应及时找出原因并进行处理。病理性呼吸频率过快使肺泡气体更新率降低，浅而快的呼吸造成每分肺泡通气量明显减少，部分血液得不到充分的气体交换，导致通气/血流比值下降，若得不到及时纠正可使躯体缺氧，病情进一步发展可出现二氧化碳潴留等，导致老年人食欲减退，身体活动耐力下降，精神抑郁或焦虑等。长时间高呼吸频率和快速呼吸肌做功易造成呼吸肌疲劳甚至呼吸衰竭。

【治疗原则】

生理性呼吸频率过快可通过心理疏导安抚老年人情绪，指导老年人进行深呼吸来平顺呼吸频率。病理性呼吸频率过快以治疗原发病为主，指导老年人掌握正确的呼吸方式，如缩唇呼吸、腹式呼吸等。

（1）药物治疗：按医嘱予对症解痉平喘及抗炎治疗等。

（2）保持呼吸道通畅：及时清理呼吸道分泌物，予康复治疗，指导老年人掌握正确咳嗽排痰方法。注意观察是否有舌根后坠等，必要时给予气管插管或气管切开。

（3）氧疗：上述措施不能缓解症状，当老年人出现呼吸循环障碍时立即给予机械通气。

（4）纠正酸碱平衡失调和电解质紊乱。

（5）营养支持。

【护理评估】

评估老年人是否出现心慌、胸闷等症状，根据 Borg 呼吸困难评分协助判断病情，严重者按医嘱给予查血气分析。同时，应该注意老年人精神状态及心理影响的评估，部分老年人因过分紧张或情绪激动导致呼吸频率过快，并发呼吸循环障碍。

【护理诊断】

（1）气体交换受损：与老年人呼吸频率过快，使气体在肺内不能充分交换有关。

（2）恐惧/焦虑：与缺氧导致呼吸费力、活动无耐力有关。

（3）活动耐力下降：与躯体缺氧、营养摄入不足等有关。

（4）潜在并发症：呼吸衰竭、窒息。

【护理措施】

（1）保持呼吸道通畅：老年人咳嗽反射弱，纤毛运动降低，痰液较黏稠，排出比较困难，通气功能受到严重影响。因此，需给予及时清除呼吸道分泌物，定期叩背，督促老年人进行正确的咳嗽排痰训练。保证水分摄入充足，每日摄水量在 1500ml 以上，保持呼吸道湿润，促使呼吸道黏膜修复。

（2）改善呼吸困难：按医嘱给药，根据病情吸氧或使用人工呼吸机，患者病情允许的情况下可以配合心肺康复手法治疗，调整呼吸频率。

（3）病情监测：观察有无咳痰、咯血、发绀、呼吸困难等症状与体征。

（4）合理膳食：老年人因长期患病，身体消耗大，消化功能减退，吸收能力差，合理膳食尤为重要，需根据具体病情进行合理的饮食安排，满足老人身体的各项营养元素的需求，保证营养均衡，避免刺激性食物等。合理膳食的安排对于呼吸疾病老年患者的康复具有重要意义。

【健康教育】

老年人患病多属于慢性病，进展缓慢，可以在相当长时间内没有症状，无法确定其准确的发病时间而延误治疗。健康教育需家属的配合，向老人及家属讲解保持呼吸道通畅的重要性及方法，认清呼吸监测的意义，指导老年人学会有效的咳嗽。指导老年人保持良好的生活习惯，避免情绪波动过大，戒烟限酒，减少对呼吸道黏膜的刺激；教会老年人呼吸训练的方法，如缩唇呼吸、腹式呼吸等。

（二）呼吸频率过慢的护理

【概述】

呼吸频率低于 12 次/min 及呼吸停止前出现的不规律呼吸，称呼吸频率过慢。呼吸频率过慢常见于代谢率降低、麻醉过量、休克、巴比妥类药物中毒以及明显颅内压增高、严重缺氧、下呼吸道梗阻等。老年人的身体各项生理功能差，无法很好地抵抗疾病的侵扰，患病以慢性疾病为主，病程较长，治疗效果远不如年轻人。

【临床表现】

呼吸频率过慢可导致肺泡通气量下降、机体缺氧、二氧化碳潴留、代谢紊乱、中枢神经系统麻痹等一系列病理反应，老年人可出现表情淡漠、嗜睡、心率快、血压高、酸碱平衡失调等，这些问题导致老年人日常生活活动受限，运动功能下降。严重的呼吸频率降低可出现呼吸、心率骤停。

【治疗原则】

积极治疗原发病，规范氧疗，避免使用中枢神经系统抑制药，必要时给予机械通气治疗。二氧化碳潴留老年人低流量吸氧，避免因高流量吸氧而抑制呼吸。住院老年人在近 24 小时内检查所用药物及剂量。

【护理评估】

（1）评估老年人意识情况，有无胸闷、乏力等不适，Borg 呼吸困难评分及 ADL 评估。

（2）关注老年人呼吸、心率及血气分析结果、酸碱平衡情况变化。

（3）询问老年人病史及用药史，评估老年人呼吸过慢的原因，及时给予对症处理。

（4）评估老年人气道情况，保持呼吸道通畅。

【护理诊断】

（1）气体交换受损：与呼吸受抑制有关。

（2）清理呼吸道无效：与缺氧导致意识障碍有关。

（3）活动无耐力：与呼吸功能受损导致机体缺氧状态有关。

（4）潜在并发症：呼吸、心跳骤停。

【护理措施】

（1）病情监测：老年人对疾病的反应性均有不同程度的降低，临床表现不典型容易误诊、漏诊，应严密监测老年人的生命体征，观察瞳孔大小及反应，判断意识水平。如老年人生命体征改变，及时报告医生，遵医嘱积极处理，监测血气分析结果、电解质及酸碱平衡情况，保证气道通畅。如出现呼吸停止，立即给予气管插管机械通气。

（2）呼吸道管理：老年人咳嗽反射较弱，气道纤毛运动降低，痰液较黏稠，排出比较困难。需定期给予叩背，指导有效咳嗽方法，必要时给予吸痰。密切观察老年人是否有舌根后坠等气道梗阻现象。给予氧疗，指导正确呼吸方式以改善老年人不协调的呼吸模式，督促老年人配合康复治疗师进行康复治疗。

（3）用药护理：老年人因长期患病，常合并多种疾病，用药种类多，部分老年人对药物产生抗拒心理，应给予相应的心理疏导，指导老年人按医嘱予药物治疗，观察有无用药后不良反应。

【健康教育】

（1）向老年人及其家属讲解呼吸频率异常的相关知识，如常见病因、诱因及防治知识。

（2）指导老年人养成良好的饮食和作息习惯，督促老年人进行康复训练。

（3）教会老年人及其家属学会病情监测，教会家属徒手心肺复苏术以备急用。

二、呼吸节律异常的护理 （浅快呼吸）

【概述】

吸气相进入肺内的气体容量减少时就会诱发不规则的呼吸即浅快呼吸，有时呈叹息样。常见于呼吸肌麻痹、某些肺与胸膜疾病和频死感的老年人。老年人生理功能出现退化、机体总体功能逐渐下降，症状相对不明显，易导致延误诊断。

【临床表现】

为了满足机体供氧，浅快呼吸的老年人通常呼吸频率加快，但随着老年人呼吸肌疲乏，这种代偿性呼吸频率增快反应也会减弱，导致气体交换不足，从而出现呼吸功能障碍表现为呼吸困难、发绀。此时老年人常呈端坐呼吸，具有特征性的是老年人吸气时胸、腹部不同步，表现为胸部向外、腹部向内的矛盾运动。若肋间肌、膈肌均受累，辅助呼吸肌活动增强，出现抬头、伸颈、提肩等费力的呼吸动作。依缺氧及二氧化碳潴留程度不同其表现差异也较大，可见口唇发绀、大汗、烦躁或面色紫里透红、球结膜充血、心率增快，甚至心功能衰竭。认知功能障碍表现为意识混乱、兴奋、意识丧失，也可见晨起头痛加重、日间思睡、夜间易醒、幻觉及行为异常等神经精神症状，出现缺血缺氧性脑病的表现。

【治疗原则】

确保呼吸道通畅，防治感染，解除呼吸障碍的病因。当老年人缺氧明显时，应及时气管插管或气管切开并给予机械通气。减少或避免使用可能抑制通气驱动的药物，如吗啡类、镇静剂及氨基糖苷类抗生素，维持中枢对呼吸通气驱动。心肺康复手法治疗调节老年人呼吸节律，同时指导老年人有效呼吸模式。

【护理评估】

评估老年人意识情况，有无胸闷、气促、呼吸困难等不适，观察是否有呼吸衰竭、颜面肢端发绀的发生及气道梗阻的可能，进行 Borg 呼吸困难评分及 ADL 评估。

【护理诊断】

（1）气体交换受损：与异常呼吸型态导致低氧血症、二氧化碳潴留有关。

（2）有坠床的危险：与老年人意识紊乱、烦躁有关。

（3）活动无耐力：与呼吸困难导致机体缺氧有关。

（4）焦虑/恐惧：与胸闷、呼吸困难、病程迁延有关。

（5）睡眠型态改变：与缺氧及二氧化碳潴留有关。

（6）潜在并发症：缺氧性脑病。

【护理措施】

（1）严密观察病情变化：观察老年人神志变化，有无胸闷、发绀、呼吸困难及胸痛表现。观察药物的治疗效果和不良反应，生命征变情况，观察老年人血气分析情况及是否有电解质紊乱。

（2）保持气道通畅：给予氧气吸入，必要时定时予吸痰，当出现严重呼吸困难或气道梗阻不能缓解时予行气管插管或气管切开，并予机械通气。

（3）提供舒适环境：保持环境整洁、安静、舒适，室内空气流通、清新、温度、湿度适宜，有利于老年人放松和休息。维持良好的护患关系，稳定老年人情绪，保持良好心态。

（4）及时更新坠床风险评估：视情况加用床档，加强床边巡视，加强家属相关安全宣教，必要时使用约束。

【健康教育】

（1）疾病知识指导：教会老年人及家属缓解呼吸困难的方法。督促老年人按治疗师要求完成康复训练。

（2）生活指导：嘱老年人生活要有规律，包括戒烟，高营养、易消化饮食，积极锻炼身体，劳逸结合，保证充足的睡眠和休息。

第二节　呼吸肌功能障碍的护理

一、膈肌功能障碍的护理

【概述】

膈肌是人体主要的呼吸肌，平静呼吸时承担着人体60%~80%的肺通气。膈肌功能异常可出现运动耐力下降、呼吸困难、咳嗽无力等，是呼吸衰竭发生的重要病理生理机制之一。除神经肌肉损伤外，临床最常见导致膈肌负荷增加的疾病如急性呼吸窘迫综合征、慢性阻塞性肺疾病等，机械通气也可导致膈肌萎缩。同时，药物的应用（如糖皮质激素、抗生素及镇静剂等）会引起中枢敏感性异常、肌纤维损害或做功负荷过高/过低导致膈肌功能障碍。老年人呼吸肌萎缩、肺弹性回缩力下降，导致肺活量减少，残气量增多，加重老年患者呼吸困难症状。

【临床表现】

（1）单侧膈肌麻痹：肺活量可减低37%，通气量减低20%，但由于代偿机制及老年人敏感性下降，老年人多无明显症状，常因胸部X线检查时发现膈肌升高和矛盾运动而诊断。部分老年人主诉剧烈运动时有呼吸困难。左侧膈肌麻痹因胃底升高可能有嗳气、腹胀、腹痛等消化道不适症状。X线胸部透视检查临床表现为吸气时患侧膈肌升高，活动减弱或消失，健侧膈肌下降的矛盾运动，此种现象在用力吸气时更为明显。呼吸时可有纵隔摆动，吸气时心脏、纵隔移向健侧，呼气时移向患侧。

（2）双侧完全性膈肌麻痹：膈肌处于完全松弛状态，而辅助呼吸肌不能完全代偿，肺通气明显下降，导致静息状态下老年人亦出现严重的呼吸困难。表现为腹部反常呼吸（吸气时腹部凹陷）、呼吸费力和辅助呼吸肌做功，通常有发绀等呼吸衰竭。由于肺膨胀受限，机体不能维持足够的肺活量和呼吸强度，老年人咳嗽无力，不能有效清除肺部分泌物，容易出现反复肺炎和肺不张。

【治疗原则】

（1）治疗原发病、抗感染、纠正动脉血气异常和酸碱平衡失调，给予充分的营养包括氨基酸、脂肪乳、蛋白等。

（2）合理给氧，有二氧化碳潴留老年人应给予低流量吸氧。

（3）指导老年人进行吸气肌强度训练和耐力训练，呼吸功能电刺激，膈肌紧张老年人给予放松治疗，提高辅助呼吸肌参与呼吸的功能。

【护理评估】

（1）评估机体功能障碍情况：记录老年人出现膈肌功能障碍的原因、时间、过程、表现等。

（2）伴随症状和体征：注意观察老年人有无呼吸困难、胸闷、气喘等症状，必要时检查动脉血气分析及酸碱平衡情况。

（3）既往史：询问老年人既往的诊断、治疗及护理经过，是否有脑部、脊髓疾病史及胸腹部疾病史或腹部手术史。

【护理诊断】

（1）气体交换受损：与呼吸肌功能障碍有关。

（2）清理呼吸道无效：与膈肌功能障碍有关，排痰无力。

（3）有感染的危险：与自主排痰功能下降，不能有效清除气道分泌物有关。

（4）睡眠型态紊乱：与呼吸功能障碍导致缺氧有关。

（5）有营养失调的危险：与膈肌功能障碍，老年人呃逆、腹胀，影响食欲及消化功能等有关。

（6）潜在并发症：窒息。

【护理措施】

（1）基础护理：提供安静、舒适的环境，温、湿度适宜。嘱老年人卧床休息，避免不必要的谈话，减少耗氧量，动态观察老年人呼吸状况，密切观察病情变化，包括意识状态、生命体征及神经系统症状等。监督老年人按康复计划完成康复治疗，并观察疗效。

（2）呼吸道护理：协助老年人清除呼吸道分泌物及异物，当老年人自主呼吸微弱或消失，缺氧明显，病情危重时，应立即协助医生行气管插管或气管切开并予机械通气。

（3）饮食护理：老年呼吸疾病患者因病程长、病情复杂、进食少、消耗多，存在一定程度的营养不良。因此需进行有效、合理的营养支持治疗。供给高热量、高蛋白质的流质或半流质饮食，并鼓励老年人进食。注意观察有无反流、误吸，不能进食者予鼻饲饮食或肠外营养。

（4）心理护理：主动关心老年人，帮助老年人树立正确的观念，保持乐观的情绪，避免情绪变化引起原发病变化。

【健康教育】

（1）疾病知识指导：使老年人了解膈肌功能障碍的相关知识，识别疾病诱因，指导老年人远离相关因素。

（2）康复指导：使老年人了解康复治疗对疾病的重要性，鼓励老年人积极配合治疗，并进行有效功能训练。

二、辅助呼吸肌功能障碍的护理

【概述】

辅助呼吸肌包括胸锁乳突肌、斜方肌及斜角肌等，在静息条件下，不参与呼吸运动，但在呼吸困难或用力呼吸等条件下发挥作用。辅助呼吸肌出现功能障碍时胸廓的起伏运动受到限制。

【临床表现】

可出现头颈歪斜，头颈空间性的定向力、重量的感知以及协调性下降，上肢过顶运动受限。辅助呼吸肌功能障碍对平静状态下呼吸功能影响不大，但在膈肌疲劳的状态下会加重呼吸困难。

【治疗原则】

病因治疗：根据导致辅助呼吸肌功能障碍的原因采取针对性的治疗；同时刺激肌紧张老年人给予放松治疗。

【护理评估】

（1）机体功能障碍情况：询问老年人出现肌肉功能障碍的原因、时间、过程、表现等。

（2）伴随症状和体征：注意询问老年人有无呼吸困难、胸闷、气喘等症状，如合并有膈肌功能障碍则需严密注意观察老年人呼吸、心率，监测动脉血气分析及酸碱平衡情况。

（3）既往史：询问老年人既往的诊断、治疗及护理经过，是否有脑部、脊髓及胸腹部疾病史或腹部手术史。

【护理诊断】

（1）气体交换受损：与呼吸肌功能障碍有关。

（2）有营养失调的危险：与呼吸肌功能障碍影响食欲及消化功能等有关。

（3）潜在并发症：窒息。

【护理措施】

（1）提供安静、舒适的环境，保持适宜的温、湿度，动态观察老年人呼吸状况，密切观察病情变化，包括意识状态、生命体征及神经系统症状等，发现异常及时处理。监督老年人按康复计划完成康复治疗，并观察疗效。

（2）加强呼吸道护理，排痰困难者协助老年人清除呼吸道分泌物及异物。合并有膈肌功能障碍老年人如出现呼吸困难、缺氧等症状，病情危重时，应立即气管插管或气管切开并予机械通气。

（3）供给高热量、高蛋白质的流质或半流质饮食，并鼓励老年人进食，注意观察有无反流误吸，不能进食者给予鼻饲补充营养。

（4）热情主动关心老年人，帮助老年人树立正确观念，保持乐观的情绪，避免情绪变化引起原发病变化。

【健康教育】

（1）疾病知识指导：使老年人了解膈肌功能障碍的相关知识，识别疾病诱因，指导老年人避免相关危险因素。

（2）康复指导：使老年人了解康复治疗对疾病的重要性，鼓励老年人积极配合治疗，并进行有效功能训练。

第三节　心血管和呼吸系统相关的感觉功能障碍的护理

一、心血管系统相关的感觉功能障碍的护理 （心悸）

【概述】

心悸是指老年人自觉心脏跳动的不适感或心慌感，常伴有心前区不适感。

【临床表现】

（1）心肌收缩力增强引起的心悸：可分为生理性或病理性。生理性心悸常见于剧烈活动或精神过度紧张时，大量吸烟，饮酒、浓茶或咖啡后以及应用某些药物，如氨茶碱、肾上腺素、阿托品、甲状腺素、咖啡因、激素等。由上述生理性因素所诱发的心悸，其临床表现的特点为持续时间较短，可伴有胸部不适，一般不影响正常活动。病理性心悸常见于高血压性心脏病、各种原因所致主动脉瓣关闭不全、风湿性二尖瓣关闭不全、心肌病等所致心室肥大、先天性心脏病等所致心室增大，以及其他引起心排出量增加的疾病，如甲状腺功能亢进、发热、贫血、低血糖症等。病理性心悸的特点为持续时间长或反复发作，常伴有头晕、胸闷、气促、心前区疼痛等心脏病的表现。

（2）心律失常：各种原因引起的心动过速、心动过缓以及心律不齐均可引起心悸，其严重程度与心脏病变程度常不一致。

（3）神经衰弱：自主神经功能紊乱导致出现神经衰弱，多见于青年女性。其发病常与焦虑、精神紧张、情绪激动等精神因素有关，特点为老年人神经衰弱引起的心悸常有心率加快、胸闷、心前区刺痛或隐痛、呼吸不畅等症状，可伴有头昏、头痛、失眠、耳鸣、疲乏、注意力不集中、记忆力减退等表现。一般无危险性，只有少数由严重心律失常所致者可发生猝死。

【治疗原则】

生理性心悸一般不需要特殊处理，可指导老年人进行运动训练，提高身体耐受能力；而病理性心悸需进行病因治疗和对症治疗。

【护理评估】

（1）健康史：了解老年人是否有器质性心脏病，日常生活习惯是否科学。

（2）身体状况：评估老年人是否出现心律失常以及心律失常的类型，依据发作次数、持续时间、治疗效果、严重程度及对生活的影响。

（3）心理状况：评估老年人是否出现不安、紧张、失落等情绪。

（4）实验室检查：24小时动态心电图检查，了解心悸与晕厥、胸痛、呼吸困难、黑矇等症状的发生是否与心律失常有关，明确心律失常与日常活动的关系。

【护理诊断】

（1）活动无耐力：与心律失常导致心悸或心排血量减少有关。

（2）潜在并发症：猝死。

（3）有受伤的危险：与心律失常引起的头晕、晕厥有关。

【护理措施】

（1）病情观察：注意观察患者脉搏和心脏搏动的频率及节律变化，一次观察时间不少于 1 分钟，同时注意评估患者有无心慌、胸闷、气促等症状。对严重心律失常引起心悸的老年人，应卧床休息，进行心电监护。如出现心室颤动、高度房室传导阻滞、心前区疼痛不适、呼吸困难、抽搐等，应及时通知医师进行处理。

（2）心理护理：耐心向老年人说明心悸诱因和对老年人的影响。减轻焦虑，避免交感神经兴奋导致心率增快、心搏增强和心律的变化，加重心悸。帮助老年人进行自我情绪的调节，如通过阅读、交谈等方式，保持心情舒畅。增加休息时间，对失眠患者，睡前可用小剂量镇静剂以改善睡眠。指导老年人合理安排作息，做好防寒保暖，避免剧烈活动，不食刺激性食物和饮料（如避免咖啡因及烟酒、浓茶、辛辣食物的摄入），及时更换引起心悸的药物。

（3）给氧：伴呼吸困难、发绀等缺氧表现时，给予 2~4L/min 氧气吸入。

（4）制订活动计划：评估老年人心律失常的类型及临床表现，与老年人及家属共同制订活动计划。如打八段锦、打太极拳、慢跑、散步等。对良性心律失常老年人，鼓励其适当参与日常工作和生活，建立健康的生活方式。

【健康教育】

（1）疾病知识指导：向老年人及家属讲解心悸的常见病因、诱因及防治知识，嘱老年人注意劳逸结合，生活规律，保证充足的休息与睡眠，保持大便通畅，避免屏气用力；保持乐观、稳定的情绪；戒烟、酒，避免摄入刺激性食物如咖啡、浓茶等，避免饱餐；避免感染。

（2）用药指导：对老年人进行用药指导，教会老年人自我监测。

二、呼吸系统相关的感觉功能障碍的护理 （气喘）

【概述】

气喘是肺部疾病的一种临床症状，可由多种原因引起，呼吸系统主要包括导致气道慢性炎症性疾病、气道梗阻、气道痉挛等。循环系统主要包括心力衰竭、肺动脉高压、心包压塞等。

【临床表现】

（1）症状：典型表现为呼吸困难或发作性胸闷和咳嗽、气急、喘息等，活动喘息加重，严重者呈被迫坐位或端坐呼吸，甚至出现发绀。有时咳嗽可为唯一症状（咳嗽变异型哮喘），干咳或咳大量白色泡沫样痰。哮喘症状在夜间及凌晨发作和加重常为哮喘的特征之一，可在数分钟内发作，持续数小时至数天，应用止咳药或支气管舒张药后或自行缓解。

（2）体征：哮喘引起的气喘发作时胸部呈过度充气征象，双肺可闻及哮鸣音，呼气相时间延长。但在轻度哮喘或非常严重哮喘发作时，哮鸣音可不出现。严重者常出现心率增快、心律不齐、胸腹反常运动和发绀。非发作期体检可无异常。

（3）并发症：发作时可导致缺氧和二氧化碳潴留并发气胸、纵隔气肿、肺不张，长期反复发作和感染可并发慢性支气管炎、肺气肿、支气管扩张症、间质性肺炎、肺纤维化和肺源性心脏病。

【治疗原则】

（1）病因治疗：及早发现病因及时治疗。有低氧血症或呼吸衰竭的老年人，应及早给予控制性氧疗。

（2）对症治疗：给予气道解痉平喘，缓解老年人呼吸困难症状。

【护理评估】

（1）健康史：了解老年人过敏药物接触史，掌握导致疾病的诱发因素。

（2）病情观察：评估老年人呼吸频率、节律是否平稳，有无呼吸困难和奇脉，老年人排痰情况。

（3）心理状态：呼吸困难老年人可出现焦虑、紧张、烦躁不安、失眠等。

【护理诊断】

（1）气体交换受损：与支气管痉挛、气道炎症、气道阻力增加有关。

（2）清理呼吸道无效：与支气管黏膜水肿、分泌物增多、痰液黏稠、无效咳嗽有关。

（3）活动无耐力：与缺氧、呼吸困难有关。

（4）焦虑：与哮喘长期存在且反复急性发作有关。

（5）潜在并发症：呼吸衰竭、纵隔气肿等。

【护理措施】

（1）环境与体位：明确导致患者气喘的原因，过敏原引起者应远离过敏原，提供安静、舒适、温湿度适宜的环境，保持室内清洁、空气流通，病室不宜摆放花草，避免使用皮毛、羽绒或蚕丝织物等。根据病情提供舒适体位，如为端坐呼吸者提供床旁桌支撑，以减少体力消耗。

（2）饮食护理：应提供清淡、易消化、足够热量的饮食，避免进食硬、冷、油煎食物。避免高蛋白及易引起哮喘发作食物摄入，如鱼、虾、蟹、蛋类、牛奶等，戒烟禁酒。

（3）缓解紧张情绪：保持愉悦的心情和合理的作息，避免因焦虑、疲劳等导致气喘发作。新发气喘和重症发作的老年人，通常会出现紧张甚至惊恐不安的情绪，通过病因、诱因解释和治疗措施的告知，来缓解焦虑情绪。日常给予心理疏导和安慰避免紧张情绪，对减轻哮喘发作的症状和控制病情有重要意义。

（4）用药护理：观察药物疗效和不良反应。

（5）病情观察：观察老年人意识状态、呼吸模式、频率、节律、深度，是否有辅助呼吸肌参与呼吸运动等，监测呼吸音、哮鸣音变化，监测动脉血气分析和肺功能情况，了解病情和治疗效果，给予鼻导管或面罩吸氧。喘息严重发作时，如经治疗病情无缓解，需做好机械通气的准备工作，加强对急性期老年人的监护，尤其注意夜间和凌晨是哮喘常发作的时间，应严密观察。

（6）促进排痰：痰液黏稠者可定时给予恒温恒湿超声药物雾化吸入，指导老年人进行有效咳嗽，协助叩背，以促进痰液排出，无效者可用负压吸引器吸痰，补充水分。

【健康教育】

（1）疾病知识指导：指导老年人对气喘的诱发因素、发病机制、治疗原则的认识，以提高老年人的治疗依从性。

（2）避免诱因指导：针对个体情况，指导老年人有效控制可诱发气喘发作的各种因素，如避免摄入引起过敏的食物；避免强烈的精神刺激和剧烈运动；戴围巾或口罩避免冷空气刺激；在缓解期应加强体育锻炼、耐寒锻炼及耐力训练，以增强体质。

（3）病情监测指导：指导老年人识别气喘发作症状和病情加重的征象，学会气喘发作时简单、紧急的自救办法。气喘严重，需要立即到医院就诊。

（4）用药指导：气喘老年人应了解自己所用各种药物的名称、用法、用量、药效及注意事项，了解掌握药物的主要不良反应。指导老年人或家属掌握吸入剂的应用，遵医嘱使用 β_2 受体激动剂和（或）糖皮质激素吸入剂。

（5）心理疏导：精神心理因素在气喘患者发病过程起很重要的作用，老年人自己学会调节、控制情绪和战胜疾病的信心是缓解气喘症状的重要途径。保持有规律的生活和乐观情绪，积极参加体育锻炼。最大程度地保持劳动能力，可有效减轻老年人的不良心理反应。此外，鉴于老年人身体功能、社会适应能力、自信心下降及交际减少等表现，应指导老年人充分利用社会支持系统，动员老年人家属及朋友参与对气喘老年人的管理，为其身心康复提供各方面的支持。

第六章　消化系统功能障碍的护理

第一节　摄入功能障碍的护理

一、吞咽功能障碍的护理

【概述】

吞咽功能障碍是指由于下颌、双唇、舌、软腭、咽喉、食管括约肌或食管功能受损，不能将食物安全、有效地由口腔送入胃内。不包括食物入口和胃排空异常。狭义的吞咽功能障碍是指从外部摄取的食物和水分通过口腔、咽和食管进入到胃的过程中所出现的问题。广义的吞咽功能障碍包括摄食功能障碍和吞咽功能障碍。摄食功能障碍是指由于精神心理认知等方面的问题引起的行为和行为异常导致的吞咽和进食困难；而吞咽功能障碍是指解剖和生理学异常引起的吞咽困难。各种影响正常吞咽生理的因素均可导致吞咽功能障碍，包括口咽部炎症疼痛；食管内梗阻及食管腔外压迫；咽与软腭感觉障碍；肌病性或心因性疾病等。

【临床表现】

老年患者吞咽功能障碍主要表现为口腔控制能力和食物咀嚼能力减弱；吞咽反射出现延迟；吞咽后，咽部遗残留食物；在吞咽过程中，残留食物被吸入气管，会出现误吸、呛咳。

【治疗原则】

（1）健康教育：对老年患者、家属及照顾者进行健康教育。

（2）摄食直接训练：吞咽管理摄食训练的前提是进行口腔护理。选择适宜的食物和进食姿势以减少吞咽困难。

（3）口、颜面功能训练：感官刺激、口部运动体操、声门上吞咽等训练可改善老年患者的进食功能。

（4）电刺激治疗：将电极放置于下颌后与颈部，选用双向波，刺激舌外肌与咽部诸肌群，每次30分钟。

（5）扩张治疗：解决环咽肌功能障碍导致的吞咽困难。

【护理评估】

（1）主诉：询问老年患者发生吞咽功能障碍的时间、部位、症状、频度和进程。口咽性吞咽困难患者常表现为流涎，食物含在口中，反复咀嚼不下咽；吞咽时呛咳或作呕、反酸；进食时咽部有异物感，食物哽咽在咽喉部不能吐出口；进食时或进食后立刻出现呼吸异常、吞咽时疼痛等。食管性吞咽困难的特征是胸痛、胸部堵塞感、延迟反流胃内容物、慢性胃灼热感，进食后呕吐、鼻腔反流等。通过询问患者摄入食物的性质、温度，评估是否存在吞咽功能障碍的诱发因素。评估患者是否存在意识障碍。

（2）病史：收集与吞咽有关的既往病史及相应的检查和治疗情况。询问患者是否存在可能造成吞咽功能障碍的疾病史，如脑卒中、脑外伤、神经系统感染、脱髓鞘性神经疾病、阿尔茨海默病、帕金森病、神经肌肉萎缩、头颈部手术等会影响吞咽的感觉和运动功能。吞咽功能障碍的老年患者常有食物或液体误吸现象，因此常有吸入性肺炎或肺功能障碍病史。老年患者存在胃－食管反流现象，可影响口腔、咽喉及食管的功能。很多药物会影响老年患者的吞咽功能，如抑郁药可引起黏膜干燥、嗜睡；镇静剂可影响精神状态；利尿剂会使患者口干；肌松剂使肌力减退；抗胆碱药可导致口干、食欲差；表面麻醉药会抑制咳嗽反射。

（3）营养状况：老年患者存在吞咽困难时会出现食欲减退。注意询问患者营养摄入的类型、数量、频率和方法。以判断患者营养摄入方法是否合适。吞咽功能障碍的老年患者会使用汤勺、吸管经口进食，或者使用鼻饲管、胃造瘘管、十二指肠管、空肠管等非经口进食。

（4）心理－社会状况：吞咽功能障碍会引发许多种心理问题，如焦虑、窘迫、恐惧及自尊心下降等。注意询问老年患者存在吞咽功能障碍时的自我感受。

【护理诊断】

（1）有误吸的危险：与吞咽功能障碍、咳嗽反射减退导致食物反流有关。

（2）营养失调：低于机体需要量，与吞咽困难导致食欲减退、摄入不足有关。

（3）心理与社会交往障碍：与吞咽功能障碍导致进食困难有关。

【护理措施】

（1）加强基础护理：清晨、餐后及睡前均应进行口腔护理。长期卧床的患者应定时给予翻身，预防压疮。对神经功能紊乱引起的吞咽困难患者，应多与其沟通，解除顾虑，并嘱患者生活规律化，饮食定时、定量，注意饮食卫生，并配合药物治疗。认真观察病情变化，了解吞咽困难的原因，实施对症护理，并做好健康教育。

（2）饮食护理：吞咽困难的老年患者进食量少，会导致营养失调，因此应嘱患者保证饮食的质量，并根据病情鼓励患者进流质或半流质，但应少食多餐，避免粗糙、过冷、过热和有刺激的食物，如浓茶、咖啡、辣椒、酒及对食管黏膜有损害的药物，应戒烟。中晚期食管癌引起的吞咽困难，则可进行鼻饲饮食。中晚期癌性梗阻患者饮食量少，体重减轻，营养失调，甚至出现恶病质，可指导老年患者进行鼻饲要素饮食，以保证营养平衡，为手术、化疗和放疗创造条件。

（3）静脉补充高价营养：静脉内给予治疗药物的同时，可酌情静脉补充高价营养，如静脉用多种维生素、脂肪乳、血浆等，以增强体质配合治疗。输注营养液时，应严格注意无菌操作，防止污染，并做好输液的巡视工作，定期测量体重和判断营养状况。

（4）睡眠与休息：吞咽困难的老年患者进食量相对减少，身体衰弱，故应保证足够的睡眠以减少机体消耗，增加抵抗力。

（5）对症护理：进食后出现呕吐，应立即将老年患者的头偏向一侧，清洁口腔，防止呕吐物吸入气管引起窒息，仔细观察呕吐物的性质、颜色、气味及量的变化。老年患者进食后出现胸闷、胸痛，应报告医生及时处理。腹胀严重者可采用肛管排气。

（6）心理护理：吞咽困难的老年患者进食常痛苦，因而可能出现畏食或拒食，导致营养不良而加重病情。医护人员应给予安慰，耐心地向患者讲解疾病发生、发展规律及康复过程，正确指导进食的方法及体位，消除患者的恐惧心理，使患者积极地进食，配合治疗。

【健康教育】

（1）鼓励老年患者积极配合治疗原发疾病，坚持进行吞咽功能训练。

（2）指导老年患者在安静环境下进食，进食时不要说话，注意力集中。食物以半流质为宜，保证足够的营养。进食后保持坐位或半卧位 30 分钟以上。咳嗽、痰多、喘息患者，进食前给予充分吸痰，进食后不宜立即刺激咽喉部。对需要鼻饲的老年患者，讲解鼻饲的重要性及注意事项，鼻饲注入食物时需抬高床头 30°~45°，最大限度地减少误吸的发生。

（3）指导老年患者正确进行吞咽功能康复训练，增强患者康复信心，减少不良心理情绪。

二、反胃和呕吐的护理

【概述】

反胃，中医病名，是指进食后脘腹闷胀、宿食不化、朝食暮吐、暮食朝吐的病症，常为呕吐的前驱症状，也可单独出现。呕吐是胃或部分小肠内容物经过食管逆流入口腔的反射性动作。两者可或不相互伴随。

【临床表现】

（1）呕吐的时间：晨起呕吐可见于尿毒症、慢性酒精中毒、功能性消化不良等。鼻窦炎患者因起床后脓液经鼻后孔流出刺激咽部可致晨起恶心、干呕。晚上或夜间呕吐见于幽门梗阻。

（2）呕吐与进食的关系：进食过程中或餐后即刻呕吐，可能为幽门管溃疡或神经性呕吐；餐后1小时以上呕吐称为延迟性呕吐，提示胃张力下降或胃排空延迟；餐后6小时以上或进食数餐后出现呕吐见于幽门梗阻；餐后呕吐，特别是集体发病者，多由食物中毒所致。

（3）呕吐的特点：神经官能性呕吐表现为进食后立刻呕吐，恶心很轻或缺如，长期反复发作而营养状态不受影响；喷射状呕吐多见于颅内高压性疾病。

（4）呕吐物的性质：带发酵、腐败气味或宿食味提示胃潴留；带粪臭味提示低位小肠梗阻；不含胆汁说明梗阻平面多在十二指肠乳头以上，含多量胆汁则提示在此平面以下；含有大量酸性液体者多有胃泌素瘤或十二指肠溃疡，无酸味者可能提示有贲门狭窄或贲门失弛缓症；咖啡色样呕吐物见于消化道出血。

（5）伴随症状：呕吐伴腹痛、腹泻多见于急性胃肠炎、细菌性食物中毒、霍乱和各种原因引起的急性中毒；伴右上腹痛及发热、寒战或黄疸考虑胆囊炎或胆石症；伴头痛及喷射性呕吐常见于颅内高压或青光眼；伴眩晕、眼球震颤者见于前庭器官疾病；应用某些药物过程中发生呕吐，可能与药物副作用有关。

【治疗原则】

病因治疗、对症治疗、心因治疗。

【护理评估】

（1）病史：详细询问发病的缓急、持续时间的长短、有无伴随症状，注意呕吐的方式及呕吐物的量、颜色、气味和性质。询问有无肝病、肾病、糖尿病、腹部手术病史及用药史。

（2）体格检查：注意老年患者腹部体征和神经系统体征。要注意观察老年患者的精神及神志状态，有无水肿、脱水、黄疸、贫血体征，心脏检查有无心律失常、心力衰竭体征。

（3）心理 – 社会状况：急性或剧烈呕吐常使患者烦躁不安、焦虑，长期反复恶心、呕吐可使老年患者产生恐惧心理，这些不良的心理反应又可使症状加重。

【护理诊断】

（1）有体液不足的危险：与频繁呕吐导致失水有关。

（2）营养失调：低于机体需要量，与呕吐导致营养物质摄入不足、丢失过多有关。

（3）活动无耐力：与频繁呕吐导致水、电解质紊乱有关。

（4）焦虑：与频繁呕吐、不能进食有关。

【护理措施】

（1）基础护理：老年患者呕吐时，将患者头偏向一侧或协助其侧卧，防止误吸，呕吐后给予患者漱口或口腔护理，及时更换被污染的衣物、被褥，并开窗通风。告知老年患者坐起、站立时动作应缓慢，以免发生直立性低血压。

（2）病情观察：监测老年患者生命体征，血容量不足时可发生心动过速、呼吸急促、血压降低。持续性呕吐导致大量胃液丢失而发生代谢性碱中毒时，呼吸浅而慢。记录老年患者呕吐的次数、呕吐物的性质、量、颜色及气味。准确记录每日出入量、体重。监测实验室检查结果，注意有无水、电解质、酸碱平衡失调。观察老年患者有无失水征象，积极补充水分和电解质。

（3）应用放松技术：指导老年患者进行深呼吸，多与患者沟通，或指导老年患者倾听音乐、阅读文章等转移注意力，以减少呕吐的发生。

【健康教育】

（1）指导老年患者进食宜清淡，易消化，少量多餐，饭前和饭后尽量少喝水，切忌过热、过甜、辛辣的食物。

（2）呕吐时头偏向一侧或取侧卧位防止误吸，呕吐后漱口。观察呕吐物性质，如有异常，及时告知医护人员，留标本送检。

（3）为老年患者解释呕吐与精神因素的关系，耐心为患者解答疑惑，缓解其紧张情绪。

第二节 消化功能障碍的护理

一、胃蠕动功能障碍的护理

【概述】

胃消化功能障碍是指各种原因引起原发或继发胃肠神经、体液及肌细胞受损，使胃肠道平滑肌运动功能发生障碍、胃酸分泌障碍，胃肠不能有效地将未被吸收的食物成分、微生物以及肝胆的代谢产物排出到下一段胃肠道或体外。

【临床表现】

食欲不振、腹胀、恶心、呕吐、腹泻、便秘以及腹痛。

【治疗原则】

手术治疗是解除胃肠道功能障碍的首选治疗手段，并使用调节胃肠动力的药物治疗，如促动力药、平滑肌松弛药、轻泻药，同时采用辅助治疗方法如饮食调理、中医调理、心理调适及戒烟、节制饮酒。

【护理评估】

（1）一般情况：评估老年患者的一般情况，包括年龄、原发疾病、全身状况、神志、营养状况，有无失水表现，询问老年患者有无食欲不振、恶心、呕吐等胃部不适症状。观察老年患者腹部外形，听诊判断肠鸣音是否正常，评估腹部不适症状发生的时间、特点、性质、程度、规律性，记录患者排便情况。留置胃管的老年患者，观察胃液的性质、胃液量、胃残余量，评估患者胃肠功能状态。胃液颜色呈咖啡色或变红，应警惕应激性溃疡的发生。

（2）心理－社会状况：评估老年患者有无生活改变导致的饮食习惯、排便变化；有无精神紧张、焦虑不安等心理反应。

【护理诊断】

（1）有体液不足的危险：与大量呕吐、频繁腹泻导致失水有关。

（2）腹胀：与胃肠道排空不良有关。

（3）腹泻：与肠道疾病或全身性疾病有关。

（4）便秘：与胃肠道动力不足有关。

（5）疼痛：腹痛与胃肠道功能性疾病有关。

（6）焦虑：与病程长、症状持续、生活质量受影响有关。

【护理措施】

（1）病情观察：监测老年患者的生命体征及神志，评估患者营养状况及有无失水表现，准确记录每日的出入量。清醒患者询问其腹胀程度。进行腹部听诊，记录肠鸣音。每日观察、记录患者排便情况。留置胃管患者，观察胃液性质、量、颜色，记录胃残余量。出现腹痛患者，若疼痛突然加重、性质改变，且一般对症处理不能缓解时需警惕某些并发症的出现。

（2）饮食护理：对出现腹泻的老年患者，饮食以少渣、易消化食物为主，避免生冷、多纤维、味道浓烈的刺激性食物；急性腹泻时应给予禁食。出现便秘时需增加膳食纤维的摄入，保证充分的水分摄入。进行肠内营养的老年患者，注意每 4 小时回抽有无胃内容物，若胃潴留量≥200ml，应减慢或停止肠内营养。

（3）用药护理：使用调节胃肠动力的药物时注意观察药物不良反应。便秘患者应用缓泻剂时以睡前服用为佳，以达到次日排便的目的。

（4）心理护理：多与老年患者进行沟通，讲解胃肠道蠕动功能障碍的相关知识，鼓励患者积极配合治疗，使患者重视腹痛、腹胀、便秘等腹部不适症状。

【健康教育】

（1）选择合理、科学的饮食结构，避免不良的饮食习惯。

（2）杜绝滥用药物。便秘患者可运用温和缓泻剂促进排便，但缓泻剂不能长期服用，避免肠道失去自行排便功能，加重便秘。

（3）对老年患者进行心理疏导，缓解其焦虑、抑郁、紧张情绪。

二、吸收功能障碍的护理

【概述】

吸收功能障碍是指各种疾病所致肠腔内一种或多种营养物质未能充分消化或不能顺利地通过肠壁吸收入血，以致营养物质从粪便排出，引起相应营养物质缺乏的现象。

【临床表现】

由于营养物质、维生素及电解质、矿物质等吸收障碍，引起一系列病理生理改变，如腹泻、腹痛、腹胀、贫血、体重减轻，维生素缺乏导致夜盲症、周围神经病变等。

【治疗原则】

在治疗原发性疾病、控制饮食和补充治疗的基础上给予对症处理，以缓解症状。

【护理评估】

（1）评估患者腹泻次数、持续时间、粪便外观和量：80%~97%的老年患者有腹泻症状，典型呈脂肪泻，粪便色淡，量多，油脂状或泡沫状，多有恶臭，大便次数从数次到十余次不等，有时呈间歇性腹泻。腹痛、腹胀少见，应注意询问有无消瘦、乏力、腹部轻压痛、手足搐搦、四肢末梢感觉异常、凹甲、杵状指（趾）、口舌炎或溃疡、角膜干燥、夜盲、水肿等营养不良症状。

（2）心理 - 社会状况：评估老年患者有无焦虑、抑郁等精神症状。

【护理诊断】

（1）营养失调：低于机体需要量，与摄入不足、吸收不良或营养需求量增加有关。

（2）腹泻：与水、电解质吸收障碍及食物过敏有关。

（3）腹痛：与胃肠道扩张、炎症有关。

（4）有感染的危险：与营养不良导致机体抵抗力差有关。

（5）焦虑：与机体营养差、治疗时间长有关。

【护理措施】

（1）加强病情观察：定期测量体重（1次/周），严格记录每日的出入量。对于出现腹泻的老年患者，观察排泄物的性质、颜色、量，及时纠正水、电解质失衡，注意保护肛周皮肤。

（2）饮食护理：制定合理的平衡膳食，出现腹痛、腹泻时指导老年患者正确进餐，以高热量、高蛋白质、高维生素、易消化、无刺激性的低脂肪饮食为主。对恶心、厌食及体质差的老年患者给予流质或半流质食物，少量多餐。脂肪痢患者，更应严格限制脂肪，每日的脂肪量不宜超过40g。卧床及恶液质患者，治疗初期需通过静脉补充营养物质。

（3）预防感染：此类老年患者机体抵抗力低，预防感染是治疗成功的关键。要严格无菌操作，病室紫外线消毒2次/天，关注口腔和皮肤护理，加强肢体功能锻炼。

（4）心理护理：多与老年患者进行沟通，尽量满足患者合理的需求。做各种特殊检查前向老年患者讲解注意事项和操作过程，消除患者的恐惧感。与患者家属一起制订护理计划，消除患者的顾虑。

【健康教育】

（1）因多数老年患者为继发性吸收不良，病因复杂，向患者讲解合理饮食的重要性，鼓励患者多食新鲜蔬菜及富含叶酸、维生素 B_{12} 的食物，加强合理喂养。

（2）注意天气变化，保持自身不受寒冷侵袭，加强锻炼，增强体质，防治胃肠道各种疾病和营养障碍性疾病等。

（3）指导老年患者遵医嘱服药，注意观察药物不良反应。定期复查，如有不适及时就诊。

第三节　排便功能障碍的护理

一、便秘的护理

【概述】

便秘是指排便次数减少，1 周内排便次数少于 2～3 次，排便困难，大便干结。

【临床表现】

便意少，便次也少；排便艰难、费力；排便不畅；大便干结、硬便，排便不净感；便秘伴有腹痛或腹部不适。部分老年患者还伴有失眠、烦躁、多梦、抑郁、焦虑等精神心理障碍。

【治疗原则】

个体化的综合治疗，包括合理的饮食结构、良好的精神心理状态、建立规律的排便习惯、优化药物治疗，对有明确器质性便秘患者，应针对病因治疗。

【护理评估】

（1）身体状况：询问老年患者便秘的特点及有无伴随症状。急性便秘多有腹痛、腹胀，甚至恶心、呕吐症状。慢性便秘常因肠道毒素吸收出现口苦、食欲缺乏、头昏、乏力等症状。如排出的粪便坚硬，排便时可有左腹部或下腹部痉挛性疼痛与下坠感，还可导致肛门疼痛或肛裂。询问老年患者有无进食量少、食物中缺乏纤维素及水分、活动量少、环境改变、精神紧张、长期服用泻药等。

（2）病史：便秘常见于全身性疾病、身体虚弱、不良排便习惯、功能性便秘以及结肠、直肠、肛门疾病。询问老年患者有无结肠良性或恶性肿瘤以及各种原因引起的肠梗阻、肠粘连，有无肛瘘、痔疮，有无甲状腺功能减退症、尿毒症等。

（3）心理－社会状况：因排便疼痛，询问老年患者有无害怕排便。

【护理诊断】

便秘：与肠道疾病或体液摄入不足、排便环境改变、长期卧床、精神紧张等有关。

【护理措施】

（1）休息与活动：指导老年患者适当增加活动量，可促进肠蠕动及直肠供血。对于腹肌、盆底肌张力降低的老年患者，指导其进行肛提肌收缩训练，即正常排便时一收一缩。卧床患者定时给予腹部按摩，以增加腹内压，刺激肠蠕动。

（2）饮食护理：向老年患者和家属讲解饮食与排便的关系，根据病情为患者制定合理的饮食计划。鼓励老年患者多饮水，保证每日液体摄入量达 2000～3000ml，每日清晨饮一杯温开水或盐水，睡前喝一杯蜂蜜水。指导老年患者多食蔬菜、水果及其他富含纤维素的食物。

（3）培养患者定时排便的习惯：指导老年患者尽可能在每天早餐后排便。即使无便意，也应坚持定时去蹲坐 10～20 分钟，建立定时排便的习惯。

（4）腹部按摩：刺激肠道蠕动达到缓解便秘的目的。按摩的方法一般是将右手掌根部紧贴腹壁，左手叠在右手背上，从右下腹到右上腹、左上腹、左下腹顺时针方向，按摩 30～50 次，避免在饭后按摩，最好是在睡觉前按摩。

（5）用药护理：长期便秘的老年患者应交替使用各种泻药，避免使用强烈的泻药，以免产生耐药性和降低结肠对刺激的应激性。指导或协助老年患者正确使用开塞露、甘油灌肠剂等简易通便法，正确使用缓泻剂。必要时给予患者灌肠，辅助排便。

二、腹泻的护理

【概述】

腹泻是指每天排便 3 次及以上，或明显超过平日习惯的频次，粪质稀薄或水样便，常伴有排便急迫感及腹部不适或失禁等症状。按病程可分为急性和慢性腹泻两类。急性腹泻起病急，常呈自限性，病程在 2 周内，少数可持续至 2 周以上；慢性腹泻的病程超过 4 周，或间歇期在 2～4 周内的复发性腹泻。

【临床表现】

（1）年龄和性别：结肠癌引起的腹泻多见于老年男性。但有年轻化趋势。

（2）起病与病程：急性腹泻起病急，病程较短，多见于感染或食物中毒。

慢性腹泻起病缓慢，病程较长，多见于炎症性肠病、肠易激综合征、吸收不良综合征、结肠憩室病等。

（3）腹泻次数及粪便性质：急性感染性腹泻者每天排便次数多达 10 次以上。细菌感染引起腹泻，常有黏液血便或脓血便。阿米巴痢疾导致的腹泻，粪便呈暗红色或果酱样。慢性腹泻者每天排便数次大于 3 次，可为稀便，也可带黏液、脓血，多见于慢性痢疾、炎症性肠病、结直肠癌等。若腹泻时粪便恶臭而黏附，提示有消化不良或严重感染性肠病。

（4）伴随症状：急性腹泻常伴有腹痛。小肠疾病的腹泻疼痛常在脐周，便后缓解不明显。结肠疾病引起的腹痛多在下腹，便后疼痛常可缓解。慢性腹泻伴发热、腹痛者，可考虑克罗恩病、阿米巴病、肠结核等。显著消瘦或营养不良者，可考虑小肠吸收不良、胃肠道肿瘤等。伴随关节症状者，可考虑炎症性肠病、Whipple 病等。腹泻伴少见部位或难治性消化溃疡者要排除胃泌素瘤。

【治疗原则】

（1）病因治疗联合对症治疗。在未明确病因之前慎重使用止泻药，以免掩盖症状贻误病情。感染性腹泻应用有效的抗菌药物。

（2）炎症性腹泻应用肾上腺皮质激素。在病因治疗同时或严重腹泻导致脱水时方可使用止泻剂。腹泻伴痉挛性腹痛时可应用解痉剂。脂肪泻者应给予高蛋白、低脂肪食物，并补充脂溶性维生素和钙。

（3）腹泻治疗过程中要及时纠正水、电解质、酸碱平衡失调。

【护理评估】

（1）一般情况：详细询问老年患者腹泻的起病过程、次数及粪便性质，是否伴有腹痛、发热、恶心、呕吐、乏力等症状。

（2）病史：询问老年患者近期有无感染及炎症性疾病。长期腹泻可见双下肢水肿，甲状腺髓样癌可扪及甲状腺肿大，神经内分泌肿瘤患者可出现皮肤潮红，胰高血糖素瘤常有游走性坏死性红斑的表现。

（3）心理 - 社会状况：长期腹泻、频繁腹泻常影响老年患者正常工作和社会活动，可使患者产生焦虑、恐惧、自卑心理。

【护理诊断】

（1）腹泻：与胃肠道疾病或全身疾病有关。

（2）有体液不足的危险：与严重腹泻导致体液丢失有关。

（3）焦虑：与频繁腹泻影响正常工作和社会活动有关。

【护理措施】

（1）病情监测：严格记录患者排便次数、粪便性状、颜色、粪便量及每日摄入量。注意监测有无腹泻伴随症状、全身状况、血生化指标及便常规等，及早发现水、电解质紊乱和休克。正确留取粪便标本，及时送检。

（2）饮食护理：指导老年患者以少渣、低脂、易消化及低纤维素食物为主，避免生冷、硬及辛辣刺激性食物。急性腹泻应根据病情给予患者禁食，或给予流质、半流质或软食。嘱老年患者多饮水。

（3）肛周皮肤护理：频繁排便可导致肛周皮肤损伤、糜烂及感染。排便后应用温水清洗肛周，保持清洁干燥，并涂无菌凡士林或抗生素软膏以保护肛周皮肤。

（4）用药护理：腹泻患者遵医嘱给予药物或补液，注意补液速度，并观察老年患者用药后不良反应。

（5）心理护理：精神紧张、情绪变化会影响肠道运动引起腹泻。注意老年患者心理状况的评估和护理，避免给予患者精神刺激，通过解释、鼓励来提高老年患者对检查和治疗的认识，稳定患者情绪。

三、肠道造瘘口的护理

【概述】

肠道造瘘口是在手术过程中，将病变的肠段切除，将一段肠管拉出连接到体表的开口，其功能是排泄粪便或尿液。排泄粪便的肠造口俗称"人工肛门"或"假肛"。造口可为临时性或永久性。

【临床表现】

一般在左腹直肌脐旁有突出体表的造口。按造口部位可分为升结肠造口、回肠造口、横结肠造口、乙状结肠造口。

【治疗原则】

暂时性造口在肠功能正常时可以被回纳。

【护理评估】

（1）一般状况：评估老年患者造口的功能、类型、位置、形状和大小，了解饮食及排便习惯。观察造口黏膜的颜色是否红润、是否发生糜烂、水肿，造口周围皮肤有无瘙痒、疼痛、发红，造口周围是否存在脓液、缝线是否脱落，造口有无回缩、出血及坏死。观察造口袋内液体的颜色、性质和量。

（2）心理－社会状况：观察老年患者的心理情绪变化，了解造口手术对老年患者的心理创伤程度。

【护理诊断】

（1）有皮肤受损的危险：与造口处持续有肠内容物排出有关。

（2）心理问题：与担心造口给生活造成不良影响有关。

（3）潜在并发症：造口水肿、出血、缺血坏死、皮肤黏膜分离、造口脱垂等。

【护理措施】

（1）皮肤护理：保护造口周围皮肤，减少肠液的刺激。选择大小适宜的造口用品，更换时动作要轻柔，使用温水清洗造口周围皮肤，并用柔软的毛巾擦拭，防止损伤皮肤。观察皮肤状况，有无红疹、破损等。

（2）饮食护理：指导老年患者均衡饮食，多吃新鲜水果和蔬菜，避免脂肪含量高的食物。进食要定时，细嚼慢咽，有助于减少胀气。回肠造口者要少吃高纤维食物，防止阻塞造口。有腹部症状和体征时，饮食要及时调整。

（3）心理护理：多与老年患者沟通，安抚患者的情绪，充分尊重患者的意愿，尽量满足患者的合理要求，增强患者自尊感。向老年患者讲解肠造口的相关知识，指导患者参与造口护理，帮助患者从心理上接纳造口，建立患者自己护理肠造口的信心。

（4）并发症的观察：肠道造瘘术后的并发症主要有造口水肿、出血、缺血坏死、皮肤黏膜分离、造口脱垂等。密切观察造口周围皮肤黏膜，选择合适的造口用品，出现并发症给予对症处理。

【健康教育】

（1）避免穿紧身衣服，以柔软、舒适为宜，以免压迫、摩擦造口，影响血液循环。患者洗澡时可拿开造口袋，以淋浴的方式清洗身体和造口。

（2）合理选择食物，减少易胀气、难消化、易引起异味和腹泻等食物的摄入。回肠造口者多增加水分的摄入。泌尿造口者多喝水、果汁，稀释尿液。

（3）养成良好的排便习惯。

（4）老年患者康复后可参加工作，但应避免提举重物和剧烈运动，以防负压增加引起造口疝或造口脱垂。

第七章　代谢和内分泌系统功能障碍的护理

第一节　代谢功能障碍的护理

一、糖代谢功能障碍的护理　（糖尿病）

【概述】

糖尿病是由遗传因素、免疫功能紊乱、微生物感染及其毒素、自由基毒素、精神因素等各种致病因子作用于机体导致胰岛功能减退、胰岛素抵抗等而引发的糖、蛋白质、脂肪、水和电解质等一系列代谢紊乱综合征。临床上以高血糖为主要特点，典型病例可出现多尿、多饮、多食、消瘦等表现，即"三多一少"症状，糖尿病（血糖）一旦控制不好会引发并发症，导致肾、眼、足等部位的衰竭病变，且无法治愈。

【临床表现】

多数起病隐匿，症状相对较轻，半数以上患者可能长期无任何症状，常在体检时发现高血糖，随着病程进展，出现各种急慢性并发症。患者通常有肥胖、血脂异常、高血压等代谢综合征表现及家族史。老年糖尿病患者中有50%~70%没有自觉症状。多数老年人糖尿病初期仅表现餐后血糖阳性，餐前为阴性。

1. 代谢紊乱症状群

（1）多尿、多饮、多食和体重减轻：由于血糖升高引起渗透性利尿导致尿量增多；多尿导致失水，患者口渴而多饮；由于机体不能利用葡萄糖，且蛋白质和脂肪消耗增加，引起消瘦、疲乏、体重减轻；为补充糖分，维持机体活动，患者常易饥多食，故糖尿病临床表现常描述为"三多一少（多尿、多饮、多食和体重减轻）"。

（2）皮肤瘙痒：由于高血糖及末梢神经病变导致皮肤干燥和感觉异常，患者常有皮肤瘙痒。女性患者可因尿糖刺激局部皮肤，出现外阴瘙痒。

（3）其他症状：四肢酸痛、麻木、腰痛、性欲减退、阳痿不育、月经失调、便秘、视物模糊等。

2. 糖尿病并发症

（1）糖尿病急性并发症

①酮症酸中毒（DKA）：多数患者在发生意识障碍前感到疲乏、四肢无力、"三多一少"症状加重；酸中毒失代偿后，病情迅速恶化，表现为疲乏、食欲减退、恶心、呕吐、极度口渴、尿量显著增多，常伴头痛、嗜睡、烦躁、深快呼吸（Kussmaul 呼吸），有烂苹果味（丙酮）。随着病情进一步发展，出现严重失水、尿量减少、皮肤弹性差、眼球下陷、脉细速、血压下降、四肢厥冷。晚期各种反射迟钝甚至消失，患者出现昏迷甚至死亡。少数表现为腹痛等急腹症。血糖为 16.7~33.3mmol/L。

②低血糖：对于非糖尿病患者，血糖值≤2.8 mmol/L 作为低血糖的诊断标准；对于糖尿病患者，血糖值≤3.9mmol/L 作为低血糖的诊断标准，但因个体差异，有的患者血糖不低于此值也会出现低血糖症状。糖尿病患者常伴自主神经功能障碍，影响机体对低血糖的反馈调节能力，增加发生严重低血糖的风险，尤其是老年糖尿病患者。

③高渗高血糖综合征（HHS）：以严重高血糖、高血浆渗透压、脱水为特点，无明显酮症酸中毒，常伴有不同程度的意识障碍和昏迷（<10%）。多见于老年患者，约2/3 患者发病前无糖尿病病史或仅为轻症。一般血糖值为 33.3~66.6mmol/L。

④感染：糖尿病引起代谢紊乱，机体各种防御功能减弱，对入侵微生物的感应能力降低，极易感染，且比较严重。由于血糖控制不佳和高血糖，利于致病菌的繁殖，尤其是呼吸道、泌尿道、皮肤和女性患者的外阴。老年患者由于年纪增大本身防御功能较差，更易引起感染。

（2）糖尿病慢性并发症

①糖尿病大血管病变：糖尿病最为突出和严重的并发症，患病率比非糖尿病患者高，发病年龄较轻，进展快，这与糖尿病脂代谢糖代谢异常有关，主要临床表现为动脉粥样硬化，主要侵犯主动脉、冠状动脉；大脑动脉、肾动脉和肢体外周动脉。糖尿病下肢血管病变主要指下肢动脉病变，表现为下肢动脉狭窄或闭塞。

②糖尿病微血管病变：微血管指在微小动脉和微小静脉之间，直径在 $100\mu m$ 以下的毛细血管及微血管网，是糖尿病的特异性并发症。病变主要发生在视网膜、肾、心肌组织，其中视网膜和肾病变最为常见。

a. 糖尿病肾病（DN）：多见于糖尿病病程超过 10 年，是 1 型糖尿病主要的死因，2 型糖尿病严重性仅次于心脑血管疾病。

b. 糖尿病视网膜病变（DR）：是糖尿病高度特异性的微血管并发症。多见于糖尿病病程超过 10 年者，是糖尿病患者失明的主要原因之一。

c. 其他：糖尿病心脏微血管病变和心肌代谢紊乱可引起心肌广泛性坏死，称为糖尿病心肌病，可诱发心力衰竭、心律失常、心源性休克和猝死。

③糖尿病神经病变：以周围神经病变最为常见，通常为对称性，下肢较上肢严重。首先是感觉神经，肢端感觉异常，呈袜子或手套状分布，伴麻木烧灼针刺感，有时伴痛觉过敏；随后是肢体隐痛、刺痛或烧灼痛，夜间及寒冷季节加重；运动神经肌力减退、肌萎缩和瘫痪；腱反射早期亢进，后期减弱或消失。患者自主神经损害较常见，表现为瞳孔改变、排汗异常、胃排空延迟、腹泻等胃肠道功能紊乱。一般有症状的自主神经病变预后不良。

④糖尿病足（DF）：是下肢远端神经异常和不同程度的周围血管病变相关的足部（踝关节或踝关节以下的部位）感染、溃疡和（或）深层组织破坏。按病因分神经性、缺血性、混合性三类。

【治疗原则】

强调早期、长期、综合治疗和治疗方法个体化的原则。综合治疗包含两个含义：糖尿病教育、饮食治疗、运动锻炼、药物治疗、自我血糖监测和心理疏导六个方面，以及降糖、降压、调脂和改变不良生活习惯四项措施。

1. 健康教育 健康教育是糖尿病基础管理措施，包括患者及家属和民众道德卫生保健教育，糖尿病防治专业人员的培训，医务人员的继续医学教育等。良好的健康教育可以充分地调动患者的主观能动性，积极配合治疗，有利于疾病控制达标、防止各种并发症的发生和发展，提高患者的生活质量。

2. 医学营养治疗 又称饮食治疗，是所有糖尿病治疗的基础，是糖尿病自然病程中任何阶段预防和控制的必要措施，也是老年、肥胖型和少症状轻型患者的主要治疗措施。

3. 运动治疗 提高对胰岛素的敏感性；改善血糖和脂代谢紊乱；减轻体重，增强体力，改善代谢，促进健康。运动治疗的原则为适量、经常性和个体化。

4. 药物治疗

（1）口服降糖药物：主要包括促胰岛素分泌剂［磺脲类、非磺脲类、二肽基肽酶 –4 抑制剂（DPP –4 抑制剂）］、增加胰岛素敏感性药物（二甲双胍、噻唑烷二酮类）、α – 糖苷酶抑制剂和钠 – 葡萄糖协同转运蛋白 2（SGLT – 2）抑制剂。

1）促胰岛素分泌剂

①磺脲类（SUs）：作用为刺激胰岛 B 细胞分泌胰岛素。降糖作用依赖于尚存 30% 以上有功能的胰岛 B 细胞。常用的有格列本脲、格列吡嗪、格列吡嗪控释片、格列齐特、格列喹酮、格列美脲等。最主要的不良反应是低血糖反应，常发生在老年人、肝肾功能不全或营养不良者，还可导致胃肠道反应，偶有药物过敏如皮肤瘙痒和皮疹。

②非磺脲类：直接作用胰岛 B 细胞，可以改善早晚胰岛素的分泌，降糖作用快而短，主要用于控制餐后高血糖。主要是格列奈类药物，常见的有瑞格列奈和那格列奈。较适用于 2 型糖尿病早期餐后高血糖阶段或以餐后高血糖为主的老年人。不良反应是低血糖反应，较磺脲类低血糖风险和程度轻。

③DPP-4 抑制剂：内源性 GLP-1 迅速被 DPP-4 降解失活，可以通过 DPP-4 抑制剂抑制 DPP-4 活性从而减少 GLP-1 的失活，提高内源性 GLP-1 水平。常见药物有西格列汀、沙格列汀、维格列汀、阿格列汀等。不良反应为可能头痛、肝酶升高、上呼吸道感染等，长期安全性未知。

2）增加胰岛素敏感性药物

①双胍类：主要作用机制为减少肝脏葡萄糖的输出，延缓葡萄糖从胃肠道吸收入血，改善外周胰岛素抵抗和加速无氧酵解从而降血糖，是 2 型糖尿病患者控制高血糖的一线用药和药物联合中的基础用药，可能有助于延缓或改善糖尿病心血管并发症。单独使用不会引起低血糖，但与胰岛素或胰岛素促泌剂合用时可增加低血糖的风险。常用药物有二甲双胍和格华止。常见不良反应有腹部不适、口中金属味、恶心、畏食等，禁用肝肾功能不全，严重感染，缺氧，高热，外伤和接受大手术的患者；80 岁以上患者慎用。

②噻唑烷二酮（TZD）：主要作用是增强靶组织对胰岛素的敏感性，减轻胰岛素抵抗。常见有罗格列酮和吡格列酮。禁用于心力衰竭、肝病、严重骨质疏松和骨折患者，1 型糖尿病、孕妇和儿童慎用。主要不良反应为水肿、体重增加等。

③α-糖苷酶抑制剂：可以抑制食物中淀粉和蔗糖在小肠黏膜上皮细胞的吸收从而延缓碳水化合物的吸收，降低餐后血糖。肝功能不全者慎用，不宜用于胃肠道功能紊乱者、孕妇和儿童。常用药物有阿卡波糖、伏格列波糖等。不良反应为服药后常有腹胀、排气增多等症状。

3）SGLT2 抑制剂：作用机制为抑制尿液葡萄糖重吸收，促进肾脏葡萄糖排泄。单独服用不增加低血糖风险，联合胰岛素或磺脲类药物时，可增加低血糖发生风险。降低体重，降低收缩压，降低 TG，升高 HDL－C 和 LDL－C。在中国上市的药物为达格列净。常见不良反应为生殖泌尿道感染。

（2）胰岛素治疗

①适应证：1 型糖尿病；各种严重的糖尿病伴急、慢性并发症或处于应激状态，如急性感染、创伤、手术前后、妊娠、分娩等；2 型糖尿病经饮食、运动、口服降糖药不理想的老年患者，B 细胞功能明显减退者，新诊断并伴有明显高血糖者，无明显诱因出现体重显著下降者；新发病且与 1 型糖尿病鉴别困难的消瘦的老年糖尿病患者。

②制剂类型：注射途径一般为静脉、皮下注射。按作用的快慢和持续时间长短，可分为超短效（速）胰岛素、常规（短效）胰岛素、中效胰岛素、长效胰岛素和预混胰岛素五类。几种制剂的特点见表 7－1。速效和短效主要控制餐后高血糖；中效胰岛素主要控制两餐后高血糖，以第二餐为主；长效胰岛素主要提供基础水平胰岛素；预混胰岛素为速效或短效与中效胰岛素的混合制剂。

表 7－1 胰岛素制剂类型及作用时间

作用类型	制 剂 类 型	皮下注射作用时间		
		开始	高峰	持续
速效胰岛素	门冬胰岛素	10～15min	1～2h	4～6h
类似物	赖脯胰岛素	10～15min	1～1.5h	4～5h
	谷赖胰岛素	10～15min	1～2h	4～6h
短效胰岛素	常规人胰岛素（RI）	15～60min	2～4h	5～8h
中效胰岛素	低精蛋白锌人胰岛素（NPH）	2.5～3h	5～7h	13～16h
长效胰岛素	精蛋白锌人胰岛素（PZI）	3～4h	8～10h	20h
长效胰岛素	甘精胰岛素	2～3h	无峰	30h
类似物	地特胰岛素	3～4h	3～14h	24h
预混胰岛素	30R	30min	2～12h	14～24h
	50R	30min	2～3h	10～24h
预混胰岛素	预混门冬胰岛素 30	10～20min	1～4h	14～24h
类似物	预混赖脯胰岛素 25	15min	30～70min	16～24h
	预混赖脯胰岛素 50，预混门冬胰岛素 50	15min	30～70min	16～24h

摘自：中华医学会糖尿病分会 中国 2 型糖尿病防治指南（2013 年版）

（3）使用原则和方法

1）使用原则：胰岛素剂量取决于血糖水平、B 细胞功能缺陷程度、胰岛素抵抗程度、饮食和运动情况等。一般从小剂量开始，根据血糖水平逐渐调整。

2）使用方法

①基础胰岛素治疗：仅使用基础胰岛素治疗时，不必停用胰岛素促分泌剂，联合中效或长效胰岛素注射。

②强化治疗：2 岁以下幼儿、老年人、已有晚期严重症状者不宜采取。

5. 低血糖的治疗 反复发生或较长时间的低血糖可引起脑部损伤，一旦确定患者低血糖，应尽快补充糖分，解除脑细胞缺糖症状。

6. 其他糖尿病并发症的治疗 针对老年糖尿病患者血糖、血压、血脂治疗建议见表 7-2。

表 7-2　老年糖尿病患者血糖、血压、血脂治疗建议

患者临床特点/健康状况	评估	合理的HbA1c（%）目标	空腹或餐前血糖（mmol/L）	睡前血糖（mmol/L）	血压（mmHg）	血脂
健康（合并较少慢性疾病，完整的认知和功能）	较长的预期寿命	<7.5	5.0~7.2	5.0~8.3	<140/90	使用他汀类药物，除非有禁忌证或不能耐受
复杂/中等程度的健康（多种并存慢性疾病，或两项以上日常活动能力受损，或轻到中度的认知功能障碍）	中等长度预期寿命，高治疗负担，低血糖风险较高，跌倒风险高	<8.0	5.0~8.3	5.6~10.0	<140/90	使用他汀类药物，除非有禁忌证或不能耐受
非常复杂/健康状况较差（需要长期护理，慢性疾病终末期，或两项以上日常活动能力受损，或轻到中度的认知功能障碍）	有限预期寿命，治疗获益不确定	<8.5	5.6~10.0	6.1~11.1	<150/90	使用他汀类药物，除非有禁忌证或不能耐受

【护理诊断】

（1）潜在并发症：①低血糖/高血糖——与糖尿病患者血糖控制不稳或突发事件有关；②酮症酸中毒、高渗高血糖综合征——与糖尿病患者用药不当或感

染、创伤等有关。

（2）营养失调：低于/高于机体需要量。

（3）有感染的危险——与糖尿病患者组织中糖含量高及免疫功能受损有关。

【护理措施】

老年糖尿病患者作为一个特殊的群体，在护理上要针对老年人的不同身心特点，采取适宜的护理措施。

1. 饮食护理

（1）制定总热量：计算老年人的理想体重[理想体重（kg）=身高（cm）-105]，计算总热量（总热量=每千克体重热量×标准体重）。

（2）食物的组成和分配

①食物的组成：总的原则是高碳水化合物、低脂肪、适量蛋白质和高纤维的膳食。蛋白质$0.8 \sim 1.2 g/（kg \cdot d）$；脂肪不超过总热量30%；碳水化合物占总热量50%~60%。

②主食的分配：注意定时、定量、定餐。每周定期测量体重，了解饮食是否符合治疗标准。病情稳定的患者可以按每天3餐1/5、2/5、2/5或各1/3分配。

（3）其他注意事项：主食定量，粗细搭配，全谷物、杂豆类占1/3，选择低GI主食，避免白米、白面等过精细主食，搭配杂粮杂豆；多吃蔬菜、水果适量，种类、颜色要多样；常吃鱼禽，蛋类和畜肉适量，限制加工肉类，老年人要每周不超过四个鸡蛋（或每两天一个鸡蛋），蛋白跟蛋黄一起吃；使用蒸、煮、炖、焯等烹饪方式，少油少盐清淡饮食，成人每日烹调用油25~30克，食盐≤6克。细嚼慢咽，控制进食速度、延长就餐时间，建议20~30分钟。注意进餐顺序，蔬菜-肉类-主食。戒烟限酒，女性每日酒精量不超过15g，男性不超过25g，每周不超过2次。每周定期测体重，如体重增加>2kg，进一步减少饮食总热量。

2. 运动护理

（1）运动方式：有氧运动为主，老年人可选择快走、骑自行车、练太极拳等。最佳运动时间为餐后1小时。

（2）运动量的选择：每周至少进行中等强度有氧运动150分钟，对无禁忌证的2型糖尿病老年患者鼓励每周进行3次抗阻训练。运动时间间隔不宜超过3天。

（3）注意事项：运动前对糖尿病的控制进行评估，根据老年患者的具体情况选择合适的运动方式、时间和运动量。运动中注意补水。运动中若有胸闷、视物模糊等不适症状应立即停止运动，并及时处理。运动前后做好血糖的检测。运动不应空腹进行，防止低血糖的发生。老年人户外运动需有家属陪伴，并应携带糖尿病患者保健卡。

3. 药物治疗的护理

（1）口服用药的护理：护士应了解各种降糖、降压、降脂药物的作用、剂量、用法、不良反应及注意事项，指导患者正确服药。对于老年患者应服药到口，防止患者误服、少服和多服，预防低血糖的出现。

（2）使用胰岛素的护理

①胰岛素的注射途径：包括皮下注射和静脉注射两种。胰岛素注射装置的合理选择和正确的胰岛素注射技术是保证胰岛素治疗效果的重要环节。

②胰岛素的注意事项：熟悉各种胰岛素的名称、剂型及作用特点。每次注射前确保药液足量。未开封的胰岛素放于 2～8℃冷藏保存，胰岛素初次使用后，应当在室温（15～30℃）下按照生产厂家的建议贮存不超过 30 天，且不超过有效期。预混胰岛素和一些新型胰岛素的贮存规定请遵循生产厂家的建议。注射部位应轮换，每次注射点相距 1cm 以上，观察皮肤变化。胰岛素注射的患者一般监测血糖 2～4 次/天。注射针头一次性使用。预防低血糖和注射部位皮下脂肪增生或萎缩。部分患者出现视物模糊，常于数周内自然恢复。监控体重、血脂、血压、体重。

4. 预防感染 保持室内通风，注意保暖，防止上呼吸道感染，做好基础护理，保持口腔卫生，坚持早晚刷牙，饭后漱口。保持皮肤及会阴清洁，避免皮肤感染。如有外伤或皮肤感染时，不可随意用药，尤其是刺激性大的药物如碘酒。注射胰岛素时局部皮肤严格消毒，以防感染。

5. 足部护理 每天检查足部一次，观察皮肤颜色、温度以及足部神经感觉，足背的动脉搏动等情况。每晚用温水洗足，穿宽松柔软的鞋袜。修剪指甲勿损伤皮肤。促进肢体的血液循环。预防外伤，指导患者不要赤脚走路，以防刺伤；外出时不可穿拖鞋，以免踢伤。

【健康教育】

良好的健康教育是提高老年糖尿病患者生活质量的关键，但老年人存在记忆力差、理解力欠缺等问题，应选择通俗易懂的语言和便于老人接受的方式进行。

（1）疾病预防指导：开展糖尿病社区预防，筛查出 IGT 人群。

（2）疾病知识指导：向老年糖尿病患者及其家属讲解糖尿病的治疗、护理、保健知识，耐心宣教。可以采取多种方法，如小讲课，一对一讲解和发放宣传资料等。教会老年糖尿病患者及其家属正确监测血糖的方法，学会胰岛素注射技术。指导老年糖尿病患者定期复查相关糖尿病的指标。

（3）自我护理指导：指导老年糖尿病患者学习足部护理及预防感染；加强患者自我病情观察，正确处理并发症。

二、脂肪代谢功能障碍的护理

【概述】

脂肪代谢功能障碍是指血脂代谢障碍，属于代谢性疾病。血脂代谢障碍实为脂蛋白异常血症。血脂异常指血浆中脂质的量和质的异常，通常指血浆中总胆固醇、三酰甘油、低密度脂蛋白中其中一种或多种水平升高，也包括高密度脂蛋白降低。

【临床表现】

多数血脂异常的患者无任何的症状和体征，做血液生化检查时才发现。表现如下所述。

（1）黄色瘤、早发性角膜环和脂血症眼底改变。由于脂质在局部沉积，以黄色瘤较为常见。黄色瘤是一种异常的局限性皮肤隆起，颜色为黄色、橘黄色或棕红色，质地一般软，最常见的是眼睑周围扁平黄色瘤。

（2）动脉粥样硬化：脂质沉积在血管内皮引起动脉粥样硬化、早发性和进展迅速的心脑血管和周围血管病变。

【治疗原则】

血脂异常治疗的原则是防控 ASCVD（动脉粥样硬化性心血管疾病），降低心肌梗死、缺血性卒中或冠心病死亡等心血管病临床事件发生的危险。

（1）生活方式干预：首要的基本治疗措施，具体见表 7-3。

表 7-3 生活方式改变基本要素

要　　素	建　　议
限制使 LDL-C 升高的膳食成分	
饱和脂肪酸	<总能量的7%
膳食胆固醇	< 300 mg/d
增加可以降低 LDL-C 的膳食成分	
植物固醇	2~3 g/d
水溶性膳食纤维	10~25 g/d
总能量	调节到能够保持理想体重或减轻体重
身体活动	保持中等强度锻炼，每天至少消耗 200 kcal 热量

备注：中国成人血脂异常防治指南（2016 版）

建议每日摄入胆固醇小于 300 mg，尤其是 ASCVD 等高危患者，摄入脂肪不应超过总能量的 20% ~ 30%。良好的生活方式包括坚持心脏健康饮食、规律运动、远离烟草和保持理想体重。

（2）药物治疗：根据患者血脂异常的分型、药物的作用机制及其他特点选择药物，详见表 7 - 4。

表 7 - 4   血脂治疗药物和适应证

药　　物	适　应　证
他汀类	高胆固醇血症和以胆固醇升高为主的混合型高脂血症
树脂类	高胆固醇血症和胆固醇为主的混合型高脂血症
烟酸类	高三酰甘油血症和以三酰甘油升高为主的混合型高脂血症
贝特类	高三酰甘油血症和以三酰甘油升高为主的混合型高脂血症
普罗布考	高胆固醇血症
依折麦布	高胆固醇血症和以胆固醇升高为主的混合型高脂血症
n - 3 脂肪酸制剂	三酰甘油血症和以三酰甘油升高为主的混合型高脂血症

【护理评估】

1. 病史

（1）患病及治疗经过：询问老年患者有无糖尿病等的代谢障碍性疾病患病史，了解老年患者患病后的检查和治疗经过，目前药物情况和病情控制情况。评估老年患者血脂异常的发病原因，有无与疾病相关的因素，如服用某些药物、患有肾病综合征、红斑狼疮等；了解老年患者的生活方式、饮食习惯。

（2）心理、社会资料：随着病程的延长合并各种并发症易使老年患者产生焦虑、抑郁等情绪，对疾病缺乏信心，做好评估，帮助其积极面对疾病。

2. 身体评估　评估老年患者有无伴随症状如糖尿病、动脉粥样硬化、高血压、肥胖症等。

【护理诊断】

（1）潜在并发症：冠心病、脑卒中。

（2）知识缺乏：缺乏血脂异常饮食调节及药物治疗的有关知识。

【护理措施】

1. 饮食和运动指导

（1）据老年患者的病情（血脂情况）、性别、年龄、体重、劳动强度、文化背景、饮食习惯等指定个体化饮食计划。坚持"四低一高"，即低盐、低脂、低胆固醇、低糖、高纤维素饮食。戒烟限酒。

（2）运动指导：根据老年患者的病情、生活习惯、体重等指定科学的运动计划。老年人提倡中、低强度的运动，运动强度为微微出汗、不疲劳为宜，但需做到循序渐进、持之以恒。

2. 用药护理

（1）他汀类药物：最常见的不良反应主要是轻度胃肠反应、肌肉疼痛、转氨酶升高、腹痛等。

（2）贝特类药物：该药常见的不良反应为胃肠反应、恶心、腹泻，严重者可导致肝损害。

（3）烟酸类药物：不良反应主要为颜面潮红、瘙痒、高血糖及胃肠道症状，应在饭后服用。

（4）树脂类药物：该药常见的不良反应为恶心、腹痛、便秘。

（5）其他药物：依折麦布的不良反应为头痛恶心。普罗布考的不良反应是恶心。n－3脂肪酸制剂的不良反应是恶心及出血倾向。

【健康教育】

1. 疾病预防指导 健康人群应均衡饮食，增加体育锻炼，建立良好的生活习惯。45岁以上及高血压、高脂血症家族史的高危人群应定期体检，早发现，早治疗。

2. 疾病知识指导 告知老年患者血脂异常对健康的危害，血脂异常与糖尿病、肥胖及心血管疾病的关系。改变患者的不良生活方式，合理饮食，适当运动，控制体重，坚持"四低一高"，戒烟限酒。

3. 用药指导与病情监测 告知老年患者用药的重要性和副作用，定期检查血肌酐、肝功能、肾功能和血常规等。密切观察心血管疾病的临床征象。

三、代谢综合征的护理

【概述】

代谢综合征是腹部肥胖、高血压、血糖异常、血脂紊乱、胰岛素抵抗、高尿酸血症、微量蛋白尿等多种物质代谢异常为基础的病理生理改变，促发动脉粥样硬化等多种危险因素的聚集，最终导致各种心脑血管疾病的发生和发展的临床综合征。

【临床表现】

诊断标准体现代谢综合征的临床表现：采用2004年中华医学会糖尿病学分

会发布的建议标准。

代谢综合征的诊断标准为具备以下 5 项中的 3 项或全部者。

（1）腹型肥胖（即中心型肥胖）：腰围男性≥90cm，女性≥85cm。

（2）高血糖：空腹血糖≥6.1mmol/L 或糖负荷后 2 小时血糖≥7.8mmol/L 和（或）已确诊为糖尿病并治疗者。

（3）高血压：血压≥130/85mmHg 及（或）已确认为高血压并治疗者。

（4）空腹 TG≥1.70mmol/L。

（5）空腹 HDL－C ＜ 1.04mmol/L。

【治疗原则】

根据病情及疾病特点进行综合干预和个体化治疗。

（1）早期代谢异常：以饮食、运动等生活方式调整的非药物治疗为主，重点控制代谢紊乱。

（2）代谢紊乱明显伴血压、血糖、血脂异常：除了生活方式调整外，同时利用药物控制血压、血糖、血脂。

【护理评估】

1. 病史

（1）患病及治疗经过：询问老年患者有无高血压、冠心病、脑卒中等疾病。了解老年患者的生活方式、饮食习惯、运动量等。

（2）心理、社会资料：随着病程的延长合并各种并发症易使患者产生焦虑、抑郁等情绪，同时应了解患者家属对疾病的认知程度及家庭经济状况。

2. 身体评估 评估老年患者有无糖尿病、动脉粥样硬化、高血压、血脂异常、腹部肥胖症、超重等。

【护理诊断】

（1）潜在并发症：冠心病、脑卒中、糖尿病、高血压、痛风等。

（2）活动无耐力：与代谢紊乱导致肥胖有关。

（3）营养失调－高于机体需要量：与代谢紊乱有关。

【护理措施】

1. 饮食护理 控制总热量，减少脂肪的摄入，体重控制在合适的范围。低脂饮食，限制饱和脂肪酸的摄入。应做到营养均衡，荤素搭配，多食蔬菜、水果，老年人应多食全谷物、高纤维的食物。有高血压的老年人应控制盐的摄入量。

2. 运动指导 减轻体重，增加胰岛素敏感性。运动强度应从较低强度开始，循序渐进。老年人可以选择擦地板、散步、跳舞、步行等有氧运动。运动频率为每天，时间从短慢慢增加，注意保护膝盖。

3. 病情观察 严密观察老年患者的脉搏、心率、血压等生命体征，关注患者血糖、体重、体型的变化，及时发现各种危险因素。嘱咐患者应坚持按时按量服药，观察疗效和不良反应。观察患者饮食、睡眠、排便及活动状况，及时干预和协助。

4. 心理护理 正确评估和分析代谢综合征老年患者的心理，有针对性地教育，疏通心理，解除生活、工作的压力，鼓励患者保持愉快的心态。

【健康教育】

（1）向患者讲解代谢综合征的危害：由于代谢综合征中的每一种疾病都是心血管病的危险因素，它们的联合作用更强，人们将代谢综合征称作"死亡四重奏"。老年人本人各种功能减退，加重了代谢综合征的危害。

（2）预防代谢综合征：建立科学的生活方式，生活有规律，勿过度劳累，劳逸结合。戒烟限酒。饮食粗细搭配、荤素搭配，营养均衡。多吃黑色食物，少吃白糖、盐、肥肉和味精。避免强烈的喜、怒、哀、乐等情感的刺激，保持心情愉悦。积极参加体育锻炼。患者应做到"早防、早查、早治"。

（3）药物指导：患者不可以随意停药或减药，尤其是降糖降压和降脂药。注意药物的不良反应。老年人注意低血糖、直立性低血压等不良反应。应定期复查各项指标。患者尤其是老年患者外出时携带健康卡片，以防意外发生。

第二节　水、矿物质和电解质平衡功能障碍的护理

一、水潴留的护理

【概述】

水潴留亦称稀释性低钠血症、水中毒，机体入水总量超过排水量，是以血液渗透压下降及血容量过多为主要特征的临床综合征。

【临床表现】

（1）急性水中毒：急剧发生的低钠血症常表现明显的神经系统症状，以老年女性更多见。发病急骤，主要为脑水肿，表现为焦虑、视物模糊、嗜睡、抽

搐、恶心、呕吐。

（2）慢性水中毒：往往被原发病所掩盖，可出现软弱无力、恶心、呕吐、口水增多、体重增加等。

【治疗原则】

（1）治疗原发病。

（2）限制水的摄入量。

（3）脱水利尿：静脉输注高渗盐水。

【护理诊断】

（1）有受伤的危险：与患者主诉头晕乏力有关。

（2）有发生生命危险的可能：与发生脑水肿有关。

【护理措施】

（1）轻者只需限制水的摄入，观察患者生命体征及尿量变化。

（2）严重者除严禁水摄入外，静脉输注高渗盐水，以缓解细胞肿胀和低渗状态。成年患者氯化钠的日补充量不应超过 20g；酌情使用渗透性利尿剂，如 20% 甘露醇 200ml 快速静脉滴注，严格记录 24 小时出入水量。

【健康教育】

向患者及家属介绍稀释性低钠血症的主要临床表现、治疗及护理措施非常重要。有的患者及家属对反复的抽血及保留尿液不理解，护士要耐心细致地告诉患者这些操作是为医生的诊断和治疗提供依据的，以获得患者及家属的理解，稳定情绪，积极配合治疗和护理。

二、脱水的护理

【概述】

高渗性脱水亦称原发性脱水。水钠同时缺失，但缺水多于缺钠，细胞外液渗透压增高，血清钠高于 145mmol/L。

低渗性脱水亦称慢性脱水或继发性脱水。水钠虽同时丢失，但缺钠多于缺水，细胞外液低渗，血清钠低于 135mmol/L（属缺钠性低钠血症）。

等渗性脱水又称急性缺水或混合性缺水。水和钠成比例丢失，细胞外液渗透压不变，血清钠大致在正常范围，在外科临床上最为常见。

【临床表现】

轻度脱水的临床表现为口渴为主，疲乏、头晕、手足麻木、厌食、尿量正常或增多，尿比重低，尿中 Na^+、Cl^- 减少。中度脱水的临床表现为极度口渴、尿少、尿比重高、皮肤弹性差、口唇干燥、眼眶凹陷、四肢无力、烦躁或精神萎靡，除上述症状外，有恶心、呕吐、直立性晕倒、心率加快、脉搏细弱、血压不稳或下降、神志淡漠、尿量减少，尿中几乎不含 Na^+、Cl^-。重度脱水除上述症状外，出现狂躁、幻觉、谵妄、昏迷、血压下降、少尿，并有休克，或出现抽搐、昏迷等。

【治疗原则】

（1）治疗原发病，若能消除病因、则缺水将很容易纠正。

（2）补充血容量：静脉滴注平衡盐溶液或等渗盐水，使血容量得到尽快补充。平衡盐溶液的电解质含量和血浆内含量相仿，用来治疗等渗性缺水比较理想。常用的有乳酸钠和复方氯化钠溶液（1.86%乳酸钠溶液和复方氯化钠溶液之比为1:2）与碳酸氢钠和等渗盐水溶液（1.25%碳酸氢钠溶液和等渗盐水之比为1:2）两种。

【护理评估】

1. 健康史 任何等渗性体液大量丢失所造成的缺水，在短时间内均为等渗性缺水，主要原因有以下三种。

（1）消化液的急性丧失：如高热、肠外瘘、剧烈呕吐等。

（2）体液丧失在感染区或软组织内：如腹腔内或腹膜后感染、肠梗阻、烧伤等。

（3）血浆的液体转移至组织间隙：如腹水、胸水、水肿等。

2. 身体状况 等渗性缺水时，水与钠成比例地丧失，故临床表现既有缺水症状又有缺钠症状。

（1）缺水症状：主要为恶心、呕吐、厌食、乏力、少尿、皮肤唇舌干燥、眼球下陷，但口渴不明显，缺水占体重的5%。

（2）缺钠症状：以血容量不足症状为主，主要表现为颈静脉平坦，充盈情况减弱而体脉搏细速，肢端湿冷，血压不稳定或下降。体液继续丧失达体重的6%~7%时，休克表现明显，且常伴有代谢性酸中毒。

3. 心理 - 社会状况 恶心、呕吐、厌食、甚至休克等可致患者烦躁、焦虑、恐惧等心理反应，了解患者对疾病的认知程度和恢复信心。了解家属对疾病的认知和心理反应及对患者的关心和支持程度。

【护理诊断】

（1）体液不足：与高热、呕吐、腹泻、出血、胃肠减压、肠梗阻、大面积烧伤等导致的体液大量丧失有关。

（2）营养失调：低于机体需要量，与禁食、呕吐、腹泻及创面感染等应激导致的摄入减少和分解代谢增加有关。

（3）有受伤的危险：与血容量减少引起体位性低血压有关。

【护理措施】

（1）维持正常体液容积，实施液体疗法，对已发生脱水和缺钠的患者，必须给予及时、正确的液体补充。静脉输液时应按照"先盐后糖、先晶后胶、先快后慢、液种交替、尿畅补钾"的原则安排补液计划。

（2）避免体位性低血压造成身体创伤，减少受伤的危险，告知血压偏低或不稳定者在改变体位时动作宜慢。

（3）改善营养状况，定期检查患者尤其是老年患者的皮肤和黏膜状况，如发现异常及时对症护理。

【健康教育】

高温环境作业者和进行高强度体育活动的老年患者出汗较多时，应及时补充水分且宜饮用含盐饮料。有进食困难、呕吐、腹泻和出血等易导致体液失衡症状的老年患者应及早就诊治疗。

三、低钙血症/高钙血症的护理

【概述】

低钙血症指血清钙≤2.25mmol/L。高钙血症指血清钙≥2.75mmol/L。

【临床表现】

低钙血症一般常见于老年人，严重时会引起骨软化、骨质疏松等一系列并发症，所以老年人低钙血症要格外注意，及时发现、及时治疗对于老年人身体的恢复尤其重要。低钙血症的临床表现为骨骼肌方面，口周麻木，肢端感觉异常，肌束颤动，疲劳，下肢、足部肌肉痛性痉挛，严重时导致自发性手足抽搐；平滑肌方面吞咽困难，腹痛，喉头痉挛，支气管哮喘，严重时导致呼吸困难；心血管系统方面，Q-T间期延长，充血性心力衰竭；中枢神经系统方面，颅内压增高，视乳头水肿，癫痫发作。也会有面神经叩击征（Chvostek）和束臂试验（Trousseau）阳性。老年人长期患低钙血症可导致白内障形成和轻度弥漫性脑病。

高钙血症的早期症状有便秘、食欲减退、恶心、呕吐以及腹痛。肾功能异常、大量泌尿，引起体液减少，出现失水的症状。严重的高钙血症常常出现脑功能障碍，如精神错乱、情感障碍、谵妄、幻觉、木僵和昏迷。随后可能出现心脏节律异常和死亡。纠正钙值为 2.9~3.0mmol/L。高钙血症危象时有呕吐、腹痛、严重脱水、少尿 – 肾衰、肾结石、嗜睡、Q – T 间期缩短，甚至昏迷、心跳停止。

【治疗原则】

（1）低钙血症：以处理原发病和补钙为原则。

（2）高钙血症：以处理原发病及促进肾排泄为原则。通过低钙饮食、补液、应用乙二胺四乙酸、类固醇和硫酸钠等措施降低血清钙浓度。甲状腺功能亢进者经手术切除腺瘤或增生组织可彻底治愈。

【护理评估】

评估患者有无呼吸频率的改变，询问患者有无抽搐、易激动或骨骼肌亢进或者减退，患者有无食欲下降、疲倦、便秘等情况。

【护理诊断】

（1）有受伤的危险：与低钙血症所致的手足抽搐有关。

（2）便秘：与高钙血症有关。

【护理措施】

1. 低钙血症的护理　当血钙低于 1.62mmol/L 时，即可发生低钙搐搦，此时需紧急处理。

（1）保持呼吸道通畅，必要时给予吸氧。

（2）静脉补钙：①紧急情况下，可用 10% 葡萄糖酸钙 10~20ml（每毫升含元素钙 10mg）在 10~20 分钟内缓慢静脉推注；②若不太急，可将 10% 葡萄糖酸钙 50ml 加入 5% 葡萄糖溶液 1000ml 中缓慢静脉滴注。③病情缓解后即可改为口服补钙。④病情需要，可于 6~8 小时后重复上述剂量。⑤使用洋地黄者不可静脉补钙。⑥需监测血钙，避免发生高钙血症。

（3）补充维生素 D。

2. 高钙血症的护理

（1）密切观察病情变化，观察患者高钙血症症状和体征变化，及时与医生沟通并做详细护理记录；密切监测生命体征、意识状态、心电图及腱反射、肌张力等变化；严密监测血清钙和磷酸盐水平，遵医嘱予以处理。

（2）嘱患者适量活动，减少钙的吸收，同时做好安全防护，防止发生病理性骨折。

（3）对体质弱、意识障碍的患者，护士应给予被动性功能锻炼。

（4）遵医嘱给予止吐、抗心律失常、利尿药及降血钙的药物。

（5）遵医嘱给予镇痛治疗，以增进舒适感，避免精神紧张。

（6）准确记录出入量，维持体液平衡，遵医嘱纠正水、酸碱代谢平衡失调，每日静脉补液不少于3000ml，同时静脉滴注利尿药（如呋塞米），增加尿钙的排出，同时注意防止低钾血症发生。

（7）进行饮食指导，减少饮食中钙的摄入。

【健康教育】

（1）向患者讲解饮水的必要性，鼓励患者多饮水，同时多食膳食纤维丰富的食物。

（2）鼓励患者适量活动及教会患者活动的方法及注意事项，防止病理性损伤。

（3）教会患者识别高钙血症可能出现的症状和体征及自我预防处理方法，减轻患者的焦虑情绪。

（4）加强血清钙水平的检测，遵医嘱积极治疗。

四、低钠血症/高钠血症的护理

【概述】

当任何原因导致血清钠小于135mmol/L时，称为低钠血症；血清钠大于145mmol/L，即为高钠血症。

【临床表现】

（1）低钠血症：临床上常见，特别是老年人。根据缺钠程度，可分为以下几种。

①轻度缺钠：血清钠为130mmol/L左右，感疲乏、头晕、软弱无力、口渴不明显，尿中Na⁺含量减少。

②中度缺钠：血清钠为120mmol/L左右，除上述临床表现外，还伴恶心、呕吐、脉搏细数、视物模糊、尿量减少，尿中几乎不含Na⁺和Cl⁻。

③重度缺钠：血清钠低于110mmol/L常伴休克，惊厥或昏迷，可出现阳性病理体征。

临床表现有抽搐、木僵、昏迷和颅内压升高症状，严重可出现脑幕疝。如果低钠血症在48小时内发生，则有很大危险，可导致永久性。

（2）高钠血症

①轻度缺水：缺水量为体重的 2% ~4%，除口渴外无其他症状。

②中度缺水：缺水量为体重的 4% ~6%，表现为极度口渴、乏力、尿少、唇舌干燥、皮肤失去弹性、眼窝下陷。常有烦躁不安。

③重度缺水：除上述症状外，出现躁狂、幻觉、谵妄甚至昏迷，缺水量超过体重的 6%。

【治疗原则】

防治原发病，去除病因。

纠正低钠血症，轻度患者可限制水的摄入。正确、合理补液：根据不同类型的低钠血症，遵医嘱选择合适的补液原则。对症处理，治疗并发症。

低容量性高钠血症，给予等张生理盐水；等容量性高钠血症，给予足够的饮水，或静脉输注 5% 葡萄糖或 0.45% ~0.6% 低渗盐水；高容量性高钠血症，使用利尿剂减少容量负荷。

【护理评估】

老年人常伴有各种慢性疾患并服用各种药物，易诱发水、电解质和酸碱代谢失衡。评估患者体重的变化，既往是否存在导致水、钠代谢紊乱的相关因素，患者皮肤弹性的改变。观察患者生命体征的改变。评估患者清醒程度和阳性病理体征。

【护理诊断】

（1）有受伤的危险：与感觉、意识障碍和低血压等有关。

（2）体液过多：与摄入量超过排出量相关。

（3）体液不足：与高热、呕吐、腹泻、胃肠减压、大面积烧伤等导致的大量液体丢失有关。

【护理措施】

轻症患者给予高盐饮食或是鼻饲高盐流食。密切观察患者意识、瞳孔及生命体征，对于饮食护理能够喂食的患者给予口服氯化钠，加入流质或半流质饮食中，根据低钠程度，每天摄入量为 3~6 克。鼻饲患者经胃管注入流质高盐饮食。但中重度低钠患者往往伴有腹胀、呕吐、肠道无力等情况，因此以静脉补盐为主，重点应用 3% 氯化钠。对于 SIADH（抗利尿激素分泌异常综合征）患者嘱限制水入量，如出现休克要按休克的处理方式积极抢救。低钠可以导致脑水肿加重甚至增加心脏负担，因此给予患者头高 20° ~30° 体位。所有患者均记录每小时尿量、尿色并记录每天24小时尿量，保存24小时尿测定尿钠情况。严格准确记录入量，尿量超过每小时250ml并连续2~3小时出现应及时通知医师，根据血钠、尿钠情况随时调整补钠方案。

高钠血症的护理措施为每日监测血钠、尿钠等生化指标，注意其动态变化，以指导临床治疗，同时注意血钾的变化，血钾过低（高）时应及时处理，以防低（高）钾血症对机体产生危害。准确记录出入量，高钠患者每日口服或胃管注入温开水200ml/次，2~4小时/次。要严格监测尿量，保持液体出入量平衡。

【健康教育】

向患者及家属介绍低钠血症的主要临床表现、治疗及护理措施非常重要。有的患者及家属对反复的抽血及保留尿液不理解，护士要耐心细致地告诉患者这些操作是为医生的诊断和治疗提供依据的，以获得患者及家属的理解，稳定情绪，积极配合治疗和护理。有进食困难、呕吐、腹泻等易导致体液失衡症状者应及早就诊和治疗。

五、低钾血症/高钾血症的护理

【概述】

血清 K^+ 浓度小于 3.5mmol/L 称为低钾血症。血清 K^+ 浓度大于 5.5mmol/L 称为高钾血症。

【临床表现】

低钾血症是老年人的常见临床疾病。可出现四肢肌肉软弱无力，低于2.5mmol/L 时，可出现软瘫甚至呼吸停止。患低钾血症时出现横纹肌肉裂解症，酸碱平衡紊乱。在中枢神经系统方面会有精神抑郁、倦怠、神志淡漠、嗜睡甚至昏迷等；消化系统方面表现为肠蠕动减弱，轻者有食欲不振、恶心、便秘，重者可引起腹胀、麻痹性肠梗阻；心血管方面表现为心悸、心律失常，严重者可出现房室阻滞、室性心动过速及室颤，最后心脏停跳于收缩状态；泌尿系统方面表现为肾脏的近端小管发生空泡变性，肾小管浓缩功能减退，引起多尿、口渴。

高钾血症会引起神经－肌肉系统的兴奋性改变。早期常有四肢及口周感觉麻木、极度疲乏、肌肉酸疼、肢体苍白、湿冷。血钾浓度达 7mmol/L 时，四肢麻木，软瘫，先为躯干，后为四肢，最后影响到呼吸肌，发生窒息。患高钾血症时，可致代谢性酸中毒，抑制心肌收缩，出现心律缓慢、心律不齐，严重时心室颤动、心脏停搏于舒张状态。在高钾血症进展的任何阶段，都可发生室性心律失常或心脏停搏，这是猝死的主要原因。发生心律失常的种类与血钾增高的速度有关，血钾快速增高时出现心动过缓，心肌收缩力明显抑制，易伴发室性心动过速、心室颤动；而血钾缓慢增高时，则表现为传导阻滞及心室停搏。最初心电图上出现高尖的 T 波，尔后 R 波振幅减低，QRS 波群增宽，P－R 间期延长，P 波降低或消失，最终 QRS－T 波融合，形成典型的高钾血症正弦波形。

【治疗原则】

（1）低钾血症：钾的补充；积极寻找病因，治疗原发病；纠正内环境紊乱，防止钾的进一步丢失。

（2）高钾血症：减少钾的摄入，停用任何能减少钾排泄的药物；降低血清钾浓度：促使钾离子转移至细胞内；阳离子交换树脂的应用；透析疗法。对抗心律失常：钙和钾有对抗作用，使用 10% 葡萄糖酸钙 20ml，能解钾离子对心肌的毒性作用，但应注意钙剂不能与碱性药物同时输入，以免出现沉淀。

【护理评估】

健康史和相关因素方面，有无导致 K^+ 代谢紊乱的各种诱因。有无神经、肌肉兴奋性增高或降低的表现；有无肌力的改变；有无消化功能障碍，有无心功能异常。

【护理诊断】

（1）活动无耐力：与低钾血症致肌无力有关。

（2）疼痛：与静脉输入氯化钾有关。

（3）知识缺乏：与缺乏疾病相关知识有关。

【护理措施】

低钾血症患者，补钾原则为：尽量口服补钾，禁止静脉推注钾；见尿补钾；限制补钾总量；控制补液中钾浓度；低速勿快。

绝对卧床休息：注意保暖，有肢体活动障碍时协助翻身。吸氧：低流量持续吸氧 1~3L/min。严密观察病情：监测患者体温、呼吸、血压、心率、节律及心电图波形的变化，特别是注意观察神志变化及有无呼吸困难，必要时行气管插管。准确记录 24 小时出入量，观察尿量的变化。注意酸碱平衡及电解质情况：监测电解质及动脉血气检查结果，协助医生及时处理异常，做好基础护理，预防呼吸道、泌尿道及皮肤感染，做好心理护理：给予精神支持和安慰，取得患者及家属的理解、支持，消除其恐惧心理，配合治疗。

【健康教育】

长时间禁食者、长期控制饮食摄入的老年患者或近期有呕吐、腹泻、胃肠道引流的老年患者，应注意及时补钾。肾功能减退者和长期使用抑制排钾的利尿剂的老年患者，应限制含钾食物和药物的摄入，并定期复诊，监测血钾浓度。

六、缺铁的护理

【概述】

老年期贫血是由于体内贮存铁缺乏导致血红蛋白合成减少引起的一种小细胞低色素性贫血。老年人的贫血长期得不到治疗，不但可加速衰老，而且会使原发病加重。因此，应重视老年期贫血，并及时予以治疗。缺铁性贫血是老年人贫血中最多见的一种类型，其原因是合成血红蛋白的原料——铁缺乏所致。

【临床表现】

老年人贫血症状和体征与中青年人的不同之处是舌萎缩、口角皲裂的发生率较高。一般表现为神经、精神改变，如异常行为、烦躁等；皮肤、毛发的改变，如苍白、枯黄。在髓外造血方面，出现肝、脾、淋巴结肿大。消化功能和机体免疫功能减退，心脏杂音等。

【治疗原则】

补充铁剂，按照 4~6g/(kg·d) 补充铁剂，分 3 次口服。同时服用维生素C。去除诱因，改善饮食，积极治疗原发疾病。严重缺铁性贫血合并严重感染或需急诊手术，Hb <30g/L 时，应立即输血，但应少量多次。

【护理评估】

评估患者有无精神和皮肤毛发的改变；了解患者饮食情况及目前的治疗情况。

【护理诊断】

(1) 活动无耐力：与贫血引起全身组织缺氧有关。

(2) 营养失调 – 低于机体需要量：与铁摄入不足有关。

【护理措施】

(1) 饮食护理：纠正不良的饮食习惯，例如挑食、偏食等。增加含铁丰富食物的摄入，鼓励老年患者多食含铁丰富且易吸收的食物，如动物肉类、肝脏、蛋黄、海带等。合理搭配促进食物铁的吸收。

(2) 运动指导：轻度贫血者，可以不必严格限制日常活动；中度贫血者，增加卧床时间，活动量以不加重症状为度；重度贫血者，应卧床休息，减少氧耗，常规吸氧。

（3）口服铁剂的护理：告知患者口服铁剂的正确方法，不要咀嚼药物，口服液体铁时需要吸管。告知老年患者可能的胃肠道不良反应。按时按量服用铁剂，避免与茶、咖啡、牛奶等同服。服药期间粪便变为黑色，影响患者情绪，要做好解释。老年人宜加服维生素 C 或稀盐酸，有利于铁的吸收。

（4）加强病情检测，关注患者自觉症状及贫血体征变化情况。

【健康教育】

疾病知识教育，提高患者及其家属对疾病的认识，治疗和护理的依从性。饮食上应均衡饮食，荤素搭配，加强含铁丰富并易吸收食物的摄入。告知患者自我监测病情，主要包括自觉症状、静息状态下呼吸与心跳的频率变化，尿量的变化。

第三节　温度调节功能障碍的护理

一、体温过低的护理

【概述】

临床上一般将体温在 34~36℃ 称为低体温。

【临床表现】

表现为躁动、嗜睡，甚至昏迷，心跳呼吸减慢、血压降低，轻度颤抖、皮肤苍白、四肢冰冷。

【治疗原则】

体温监测；加强保暖。

【护理评估】

评估老年患者皮脂的情况，一般老年人血液循环慢，新陈代谢低，对温度变化敏感性差。评估患者心理有无紧张的状态。患者有无腹泻或低血糖等诱因。

【护理诊断】

体温过低：与老年人抵抗力降低有关。

【护理措施】

（1）保暖：给予毛毯或加盖被子，足部放热水袋，注意观察皮肤变化，要注意防止烫伤。给热饮料等，应设法维持室温在 24~26℃ 为宜。

（2）观察病情：至少每小时测量体温一次，直至体温恢复至正常且稳定。

（3）病因治疗：做好抢救准备。

（4）心理护理：给予精神安慰。

【健康教育】

老年患者应学会正确监测体温的方法；老年人应注意防寒保暖；采用保暖物品时应注意使用安全。

二、体温过高的护理

【概述】

体温过高又称发热，是指任何原因引起产热过多、散热减少、体温调节障碍、致热原作用于体温调节中枢使调节点上移而引起的体温升高，并超过正常范围。一般而言，当腋下温度超过 37℃ 或口腔温度超过 37.5℃，一昼夜体温波动在 1℃ 以上可称为体温过高。老年人由于抵抗力下降、身体功能减退，易引起体温过高。

【临床表现】

1. 体温上升期

（1）特点：产热 > 散热。

（2）表现：皮肤苍白、干燥无汗、畏寒、寒战。

（3）方式：①骤升：数小时内升至高峰，见于肺炎球菌肺炎、疟疾等；②渐升:逐渐上升，在数天内升至高峰，见于伤寒等。

2. 高热持续期

（1）特点：产热和散热在较高水平趋于平衡。

（2）表现：面色潮红、皮肤灼热、口唇干燥、呼吸脉搏加快、头痛头晕、食欲不振、全身不适、软弱无力。

3. 退热期

（1）特点：散热 > 产热。

（2）表现：大量出汗、皮肤潮湿。

（3）方式：①骤退：数小时内降至正常体温，即骤退者应防止虚脱或休克；②渐退：数天内降至正常。

【治疗原则】

（1）降低体温:可用物理降温或药物降温方法。

（2）积极治疗原发病，寻找发热原因。

【护理评估】

评估患者发热时间、频率，测量患者的生命体征；评估患者既往史、过敏史，积极寻找可能引起发热的因素。

【护理诊断】

活动无耐力：与体温过高引起全身软弱无力有关。

【护理措施】

（1）降低体温：可用物理降温或药物降温方法。物理降温有局部和全身冷疗两种方法。局部冷疗采用冷毛巾、冰袋、化学制冷袋，通过传导方式散热；全身用冷可采用温水拭浴、酒精拭浴，达到降温的目的。

（2）加强病情观察：观察生命体征，定时测体温，一般每日测量四次，高热时应每4小时测量一次，待体温恢复正常3天后，改为每日1或2次。注意发热类型、程度及经过，及时注意呼吸、脉搏和血压的变化。观察是否出现寒战，淋巴结肿大，出血，肝、脾肿大充血，单纯疱疹，关节肿痛及意识障碍等伴随症状。观察发热的原因及诱因有无解除。观察治疗效果。观察饮水量、饮食摄取量、尿量及体重变化。

（3）补充营养和水分：给予高热量、高蛋白、高维生素、易消化的流质或半流质食物。鼓励患者多饮水。

（4）促进患者舒适：注意休息，保持口腔和皮肤的舒适。

（5）心理护理

①体温上升期：患者突然发冷、发抖、面色苍白，此时患者会产生紧张、不安、害怕等心理反应。护理应注意经常探视患者，耐心解答各种问题，尽量满足患者的需要，给予精神安慰。

②高热持续期：应注意尽量解除高热带给患者的身心不适，合理处理患者的要求。

③退热期：满足患者舒适的心理，注意清洁卫生，及时补充营养。

【健康教育】

指导患者合理安排生活，注意劳逸结合，均衡营养，学会正确测量体温。避免去人多拥挤的地方，注意保暖，预防感冒。遵医嘱用药。

第四节　内分泌腺功能障碍的护理

临床上老年人甲状腺疾病十分常见，由于大多缺乏典型的临床表现，其非特异性的表现往往被老年人伴发的其他疾病或老年化综合征掩盖，临床上较易漏诊和误诊。

一、甲状腺功能亢进

【概述】

甲状腺功能亢进（简称甲亢）是由多种病因引起的甲状腺功能增强，甲状腺激素分泌过多所致的临床综合征。甲亢是一种非常常见的内分泌疾病，是以神经、循环、消化等系统兴奋性增高和代谢亢进为主要表现的一组疾病的总称。

【临床表现】

老年人甲亢表现较隐匿，一半以上患者表现不典型。其临床特点如下所述。

（1）神经系统症状：老年甲亢患者多表现为淡漠、乏力、消瘦、嗜睡、反应迟钝，即淡漠型甲亢。

（2）心血管系统症状：老年甲亢患者心动过速、心率增快表现并不明显；而心房颤动、心力衰竭和心绞痛是老年甲亢最常见的临床表现，有时候可成为老年甲亢的唯一表现。

（3）消化系统症状：患者多食、易饥表现较少，消瘦较明显，甚至呈恶液质；厌食、恶心、呕吐常见。便秘、腹胀和便秘腹泻交替较常见。

（4）运动系统：老年甲亢患者常表现为慢性甲亢性肌病，肌肉软弱无力，震颤，部分患者可有低血钾周期性瘫痪。甲亢性骨质疏松可表现为骨骼脱钙、病理性骨折等。

【治疗原则】

甲亢的治疗包括药物治疗、手术治疗和放射性碘治疗。

（1）药物治疗：抗甲状腺药物治疗是治疗老年人甲亢的主要方法，尤其是合并有严重心、肝、肾等疾病不宜选择手术的老年患者。主要有硫脲类和咪唑类。

（2）手术治疗：一般老年患者尤其是合并心脏疾患者不宜手术治疗，但若出现甲状腺肿大有压迫症状，长期口服药物无效，结节性甲状腺肿、怀疑恶变等情况，可考虑手术治疗。

（3）放射性碘治疗：对不能用药物或手术治疗，或治愈后易复发的患者，单个自主结节引起的老年甲状腺功能亢进者，推荐首选放射性碘治疗，可以避免手术所致与年龄相关的术后并发症，缓解彻底。

【护理评估】

1. 健康史 询问患者患病的起始时间，主要症状和特点，有无多汗、低热、多食、消瘦、急躁易怒、疲乏无力、排便次数改变、心悸、气短等表现；患病后的检查治疗经过与用药情况；有无诱发因素存在；有无家族史。

2. 身体状况

（1）一般状态：观察患者有无淡漠、乏力、消瘦、嗜睡、反应迟钝、失眠不安等意识精神状态改变；有无体温升高、脉搏加快、脉压增高等表现；有无消瘦、体重下降等营养状况改变。

（2）皮肤、黏膜：观察皮肤是否潮湿、多汗。

（3）甲状腺：了解甲状腺的大小，是否有肿大、震颤和血管杂音。

（4）心脏、血管：有无房颤、心绞痛和心力衰竭等老年甲亢患者的特殊表现。

（5）骨骼肌肉：有无肌无力、肌萎缩等。

3. 心理、社会情况 评估患病对患者日常生活的影响，是否有睡眠、活动量与活动耐力的改变，评估患者的心理状态，有无焦虑、恐惧、多疑等变化。注意患者及其家属对疾病知识的了解程度与患者的社区医疗服务需求满足的情况。

【护理诊断】

（1）营养失调：低于机体需要量，与基础代谢率升高、吸收不良有关。

（2）活动无耐力：与基础代谢率升高，蛋白质代谢呈负氮平衡有关。

（3）焦虑：与缺乏本病的知识以及甲亢所致的神经系统改变有关。

（4）潜在并发症：甲亢危象。

【护理措施】

1. 饮食护理 给予患者高热量、高蛋白、高维生素及矿物质丰富的饮食。可以增加奶类、蛋类、瘦肉类等优质蛋白纠正体内的负氮平衡，多摄取新鲜的蔬菜和水果。鼓励患者多饮水，每日饮水量2000～3000毫升，但心脏疾病患者应限制大量饮水。便秘者可适量增加粗纤维食物的摄入，但腹泻患者则应减少。避免进食含碘丰富的食物。根据患者体重的变化调整饮食计划。

2. 休息与活动 根据患者目前的活动量及日常生活习惯，与患者及其家属共同制定个性化活动计划，活动不易疲劳。适当增加活动时间，维持充足睡眠，防止病情加重。心力衰竭的老年患者应卧床休息，室温维持20℃左右。保持环境安静，避免噪声和强光刺激。对大量出汗的患者及时更换衣物和床单。

3. 病情观察

（1）监测患者的生命体征、神志、体重、精神状态、饮食、睡眠、活动能力、排尿、排便及出入量。

（2）观察甲状腺肿大程度，有无压迫症状。

4. 用药的护理

（1）指导患者正确按疗程足量服药，随时需要根据甲功调整用药，向患者讲清疗程与用法和随意停药减量的危害，指导和鼓励正确用药。

（2）密切观察药物的不良反应。如粒细胞缺乏、中毒性肝炎、肝坏死、精神病、胆汁淤积综合征等，均应立即停药。做好定期监测。

（3）服用 β 受体阻滞剂（如美托洛尔、普萘洛尔）要监测患者脉搏且支气管哮喘或喘息性支气管炎患者禁用。

5. 放射性碘治疗的护理

（1）告知患者肝功能差、活动性肺结核、白细胞 $< 3.0 \times 10^9$/L 或粒细胞 $< 1.5 \times 10^9$/L、中度浸润性突眼者、甲状腺危象、以往用过大量碘剂而甲状腺不能摄碘者禁用本法。

（2）服药后妥善处理患者的分泌物。

（3）服药后注意监测患者的甲状腺功能、肝肾功能、血常规等。

6. 心理护理　评估患者的心理状态，多与患者交谈，给予其提供心理支持，消除其自卑心理。动员患者家属给予其足够的关爱与支持。

【健康教育】

（1）疾病知识指导：告知患者有关甲亢的知识和保护眼睛的方法，教会患者自行护理。上衣领口宽松避免压迫甲状腺，勿用手挤压。鼓励患者保持身心愉快，避免过度劳累和精神刺激，建立和谐的人际关系和良好的社会支持系统。

（2）用药指导与病情监测：指导患者坚持遵医嘱、按剂量、按疗程服药，不可随意减量或停药。定期做甲状腺功能测定。定期测量体重。

（3）饮食指导：应食用高热量、高蛋白、低纤维素食物，腹泻患者除外。勿食用高碘食物如海带、紫菜等。

（4）休息与活动：轻者适度活动，重者绝对卧床休息，保证充足睡眠。

（5）出院指导：指导正确用药，定期复查，不适随诊。

（6）门诊随访：每隔 1~2 个月门诊随访做甲状腺功能监测。

二、甲状腺功能减退

甲状腺功能减退简称甲减，是多种病因引起的甲状腺素合成分泌不足或生理效应不足所致的全身性疾病。老年人甲减的发病率高于老年人甲亢的发病率，女性明显高于男性。在年龄大于 65 岁的老年人中，临床型甲减的发病率为 2% ~ 5%，亚临床型甲减发病率为 5% ~ 10%。

【临床表现】

老年人甲减发病较为隐匿，自觉症状通常少而模糊，缺乏特征性。多数患者为亚临床型甲减（TSH 升高而 T3、T4 正常，伴或不伴症状）。偶可见黏液性水肿昏迷，临床表现为嗜睡、低体温、呼吸减慢、心动过缓、血压下降、四肢肌肉松弛、反射减弱或消失，甚至昏迷、休克，可因心、肾衰竭而危及生命。

【治疗原则】

1. 替代治疗 甲状腺激素替代治疗是甲减治疗的基本方法。老年人甲减替代治疗的原则是：强调小剂量开始，缓慢增加剂量，维持量少于年轻患者，并发冠心病者剂量更小，并注意心绞痛和心力衰竭的发生。

2. 对症治疗 有贫血者补充铁剂、维生素 B_{12}、叶酸等。胃酸低者补充稀盐酸，与 L－T4 合用才能取得疗效。

3. 亚临床型甲减的处理 亚临床型甲减引起的血脂异常可促使动脉粥样硬化，部分亚临床型甲减可发展为甲减。

4. 黏液性水肿昏迷的治疗

（1）首选碘塞罗宁（L－T3）静脉注射，待患者苏醒后改为口服。

（2）保暖，吸氧，保持呼吸道通畅，必要时气管切开，机械通气。

（3）氢化可的松 200 ~ 300mg/d 持续静脉滴注，待患者清醒及血压稳定后减量。

（4）根据需要补液，但补液量不宜过多，监测心肺功能，水、电解质、酸碱平衡及尿量等。

（5）控制感染，治疗原发病。

【护理评估】

（1）健康史：询问患者的主要症状，有无畏寒、少汗、食欲减退等表现。有无手术切除史或放疗损伤史。

（2）身体状况：观察患者有无少言、易疲劳、反应慢、体温低、食欲减退而体重无明显减轻。

（3）心理－社会状况：评估患者心理变化，甲减患者因动作缓慢、反应迟钝，可使人际关系紧张。评估患者家属对病情的认识程度和给予的理解程度，评估患者所在社区的医疗保健服务情况。

【护理诊断】

（1）便秘：与代谢率降低使胃肠蠕动减慢、活动量减少等因素有关。

（2）体温过低：与机体新陈代谢率降低有关。

（3）皮肤完整性受损：与皮肤组织粗糙和四肢水肿有关。

（4）营养失调：低于机体需要量，与代谢率降低、厌食、贫血等有关。

（5）活动无耐力：与疲倦、软弱无力、反应迟钝有关。

（6）潜在并发症：黏液性水肿昏迷。

【护理措施】

（1）注意病情观察：观察患者有无颤抖、发冷等低体温现象，以及心律不齐，心动过缓。如有表情淡漠、反应迟钝、言语缓慢、音调嘶哑等症状，应考虑黏液性水肿，及时干预。

（2）黏液性水肿昏迷的护理：①建立静脉输液通道，遵医嘱给予急救药物。②保持呼吸道通畅，吸氧，必要时配合医生给予气管插管或者气管切开。③监测生命体征和动脉血气分析的变化，记录24小时出入量。④注意保暖。

（3）饮食护理和营养监测：给予高蛋白、高维生素、低钠、低脂肪饮食，细嚼慢咽，少量多餐。每日饮水2000～3000ml，必要时给予缓泻剂、清洁灌肠以保持排便通畅。

（4）皮肤护理：甲减患者存在面颊及眼睑水肿，皮肤萎黄、粗糙、少光泽，毛发干燥、稀疏、易脱落。每日用温水擦拭皮肤并涂抹润滑剂，防止皮肤干裂。观察患者皮肤有无发红、起水疱或破损，避免形成压疮。避免使用肥皂等刺激性物品。

（5）药物护理：用药前后分别测脉搏，观察有无心悸、腹痛、心律失常、出汗、躁动等药物过量的症状。甲状腺制剂需要长期或终生服用，不能随意间断。

（6）心理护理：与患者加强沟通，给予其理解与支持，让患者倾诉自己的想法。鼓励患者家属与亲友探视，鼓励其多交朋友，参与更多的社会活动。

【健康教育】

（1）用药指导：对于需要终身服药的患者，向其解释终身服药的必要性，向患者说明按时服药，不可随意停药或者变更剂量，否则可能导致心血管等系统疾病。

（2）病情监测指导：给患者讲解黏液性水肿、昏迷发生的原因和表现，指导其自我观察。若出现嗜睡、体温<35℃、呼吸减慢、低血压、心动过缓等，要及时就医。指导患者定时复查肝肾功能、心功能、甲状腺功能等。

第八章　泌尿系统功能障碍的护理

第一节　尿液形成功能障碍的护理

一、肾功能不全的护理

【概述】

随着年龄的增长，肾脏大体解剖结构、肾小球、肾血管、肾小管间质的结构和功能出现了老年性改变。肾功能不全是由多种原因引起的，肾小球严重破坏，使身体在排泄代谢废物和调节水、电解质、酸碱平衡等方面出现紊乱的临床综合征。分为急性肾功能不全和慢性肾功能不全。预后严重，是威胁生命的主要病症之一。

【临床表现】

在肾功能不全的早期，临床上仅有原发疾病的症状，可累及全身各个脏器和组织，并出现相应症状。

（1）胃肠道表现：是最早和最常出现的症状。初期以厌食、腹部不适为主诉，以后出现恶心、呕吐、腹泻、舌炎、口有尿臭味和口腔黏膜溃烂，甚至有消化道大出血等。

（2）精神、神经系统表现：精神萎靡、疲乏、头晕、头痛、记忆力减退、失眠，可有四肢发麻、手足灼痛和皮肤痒感，甚至下肢痒痛难忍，需经常移动、不能休止等，晚期可出现嗜睡、烦躁、谵语、肌肉颤动甚至抽搐、惊厥、昏迷。

（3）心血管系统表现：常有血压升高，长期的高血压会使患者左心室肥厚扩大、心肌损害、心力衰竭，潴留的毒性物质会引起心肌损害，发生尿毒症性心包炎。

（4）造血系统表现：贫血是必有的症状。除贫血外尚有容易出血，如皮下瘀斑、鼻出血、牙龈出血、黑便等。

（5）呼吸系统表现：酸中毒时呼吸深而长。代谢产物的潴留可引起尿毒症性支气管炎、肺炎、胸膜炎，并有相应的临床症状和体征。

（6）皮肤表现：皮肤失去光泽，干燥、脱屑。

（7）代谢性酸中毒。

（8）脱水或水肿。

（9）电解质平衡紊乱：①低钠血症和钠潴留；②低钙血症和高磷血症。

（10）代谢紊乱的老年患者多有明显的低蛋白血症和消瘦，此外尿毒症患者常有高脂血症。

【治疗原则】

（1）首先治疗原发疾病，如高血压、糖尿病等。防止肾动脉和肾小球硬化加重。

（2）积极控制感染，尤其是泌尿道和呼吸道感染，要防止双重感染。

（3）积极纠正水、电解质及酸碱平衡失调。

（4）利尿，纠正心力衰竭。

（5）充分有效透析。

（6）对并发症需综合治疗，纠正贫血，防止消化道出血，有高凝状态者需用抗凝治疗。凡病情进展者，宜及早改用血液净化疗法。

【护理评估】

1. 病史评估

（1）主诉及现病史：询问老年患者入院原因、起病时间、起病急骤、有无明显诱因、主要症状及其特点，病情变化及老年患者食欲、睡眠、体重等方面有无改变。

（2）既往史：询问老年患者有无相关肾脏疾病病史，有无手术史、输血史、过敏史、相关家族史等。

（3）生活史：了解老年患者的日常生活有无规律，有无过度劳累，平时的饮食习惯及食欲等。

（4）心理－社会资料：评估老年患者对疾病知识的了解程度，治疗合作程度，疾病对老年患者日常生活、学习和工作的影响，老年患者家庭支持及经济状况、心理状态等。

2. 身体评估　一般状况、皮肤黏膜、胸腹部检查等。

【护理诊断】

（1）营养失调：低于机体需要量。

（2）潜在并发症：水、电解质、酸碱平衡失调。

（3）有皮肤完整性受损的危险。

（4）活动无耐力：与氮质血症、酸中毒有关。

（5）有感染的危险：与机体抵抗力降低有关。

【护理措施】

1. 营养失调 低于机体需要量。

（1）饮食护理：合理的饮食调配不仅能减少体内氨代谢产物的积聚及体内蛋白质的分解，以维持氮平衡，而且还能在维持营养，增强机体抵抗力，减缓病情发展，延长生命等方面发挥其独特的作用。

（2）改善患者的食欲：提供色、香、味俱全的食物，提供整洁、舒适的进食环境。慢性肾衰竭患者胃肠症状较明显，口中常有尿味，应加强口腔护理。

（3）必需氨基酸疗法的护理：必需氨基酸疗法主要用于低蛋白饮食的肾衰竭患者和蛋白质营养不良问题难以解决的患者。以8种必需氨基酸配合低蛋白高热量的饮食治疗尿毒症，可使患者达到正氮平衡，并改善症状。必需氨基酸成人用量 $0.1 \sim 0.2 \mathrm{g/kg}$，能口服者以口服为宜。静脉输入必需氨基酸时应注意输液速度。切勿在氨基酸内加入其他药物，以免引起不良反应。

（4）监测肾功能和营养状况：定期监测老年患者的体重变化、血尿素氮、血肌酐、血清蛋白和血红蛋白水平等，以了解其营养状况。潜在并发症：水、电解质、酸碱平衡失调。

（5）休息与体位：应绝对卧床休息以减轻肾脏负担，抬高水肿的下肢，昏迷者按昏迷患者护理常规进行护理。

（6）维持与监测水平衡：坚持"量出为入"的原则。严格记录24小时出入液量。

（7）严格观察患者有无体液过多的表现：①有无水肿；②每天的体重有无增加，若一天增加 0.5kg 以上，提示补液过多；③血清钠浓度是否正常，若偏低且无失盐，提示体液潴留；④正常中心静脉压 $6 \sim 10 \mathrm{cmH_2O}$，若高于 $12 \mathrm{cmH_2O}$，提示体液过多；⑤拍胸部 X 线片血管有无异常，肺充血提示体液潴留；⑥若无感染征象，出现心率快、呼吸加速和血压增高，应怀疑体液过多。

（8）监测并及时处理电解质、酸碱平衡失调：监测血清电解质的变化、有无高钾血症的征象，如脉率不齐、肌无力、心电图改变等。高钾血症者应限制钾的摄入，少用或忌食富含钾的食物，如紫菜、菠菜、苋菜和薯类。

（9）限制钠盐。

（10）密切观察有无低钙血症的征象，如手指麻木、易激惹、腱反射亢进、抽搐等。若发生低钙血症，可摄入含钙量较高的食物如牛奶，可遵医嘱使用活性维生素 D 及钙剂等。

2. 皮肤完整性受损

（1）评估皮肤情况：评估老年皮肤的颜色、弹性、温度及有无水肿、瘙痒，检查受压部位有无发红、水疱、感染等。

（2）皮肤的护理

①避免着紧身衣裤，穿干净、宽松、棉质衣服。

②卧床休息最好抬高下肢，增加静脉回流，以减轻水肿。亦可进行中药足浴，达到活血化瘀、利水消肿的功效。

③嘱老年患者卧床休息时经常变换体位，并按摩受压部位。

④床单位每天清扫，达到清洁无渣屑，告知老年患者保护好水肿的皮肤，清洗时勿过分用力，避免损伤皮肤，避免撞伤和跌伤。

⑤严格无菌操作，提高静脉穿刺的准确率，拔针后，按压穿刺点，防止液体从伤口溢出。观察老年患者皮肤有无红肿和压痛，以及破损和化脓。定时量体温。

3. 活动无耐力

（1）评估活动的耐受情况：评估老年患者活动时有无疲劳感、胸痛、呼吸困难、头晕，有无血压的改变如舒张压升高等，以指导患者控制适当的活动量。

（2）休息与活动：老年患者应该卧床休息，避免过度劳累。休息与活动的量视病情而定。

①病情较重或心力衰竭的患者，应绝对卧床休息，并保持安静的休息环境。

②能起床活动的老年患者，则应鼓励其适当活动，如室内散步，在力所能及的情况下自己生活但避免劳累和受凉，活动时要有人陪伴，一旦出现心慌、气促等应立即停止。

③贫血严重者应卧床休息，下床时动作要缓慢，以免发生头晕。

④对长期卧床老年患者应指导或帮助其进行适当的床上活动，如屈伸肢体、按摩四肢肌肉等，指导其家属定时为患者进行被动的肢体活动避免发生静脉血栓或肌肉萎缩。

4. 有感染的危险

（1）观察感染的征象：如按时监测老年患者有无体温升高及寒战、疲劳、食欲下降、咳嗽、咯痰、白细胞升高等，准确留取各种血、尿标本。

（2）预防感染：病室定期通风消毒，改善老年患者的营养状况，严格无菌操作，并加强老年患者的生活护理，尤其是口腔和会阴部的卫生，并且指导老年患者尽量避免到公共场所。倘若皮肤瘙痒可遵医嘱使用止痒剂，注意保暖，防止上呼吸道感染。嘱老年患者勤洗澡，勤换衣服，保持皮肤清洁。

【健康教育】

（1）因老年患者常伴有全身系统疾病，健康状况较差，通常长期服用各种药物，服用药物的数量随年龄的增长而增多。应治疗原发病、糖尿病、系统性红斑狼疮、高血压等，也要防止药物对肾脏的损害。

（2）要注意观察身体的某些变化：如水肿、高血压、发热、乏力、食欲不振、贫血等，并观察尿的变化，尿量的多少，如果有以上不适，就应做血液、尿液分析，尿液细菌培养及计数，肾功能测定，甚至要做肾脏穿刺活组织检查以及肾脏影像学检查等，以明确肾脏病的病因、病理改变及肾功能的判断，为肾脏病的治疗及预后提供依据。

二、少尿及无尿的护理

【概述】

24 小时尿量少于 400ml，或每小时尿量少于 17ml，称为少尿。24 小时尿量少于 100ml 或 12 小时内完全无尿，称为无尿。

【临床表现】

（1）肾前性少尿或无尿：老年患者有引起肾灌注不良的疾病或诱因；尿常规大致正常，尿比重及渗透压升高；表现为体重下降、皮肤干燥、精神萎靡，甚至血压下降。

（2）肾性少尿或无尿：大部分患者具有肾病的病史和体征；尿常规异常；蛋白尿、血尿、管型尿；肾小管功能异常，尿比重、尿渗透压下降；表现为体重增加、水肿。

（3）肾后性少尿或无尿：多表现为突然的少尿或无尿；尿常规大致正常，尿比重及渗透压无明显改变；有尿路梗阻的形态学改变。

【治疗原则】

（1）针对病因：肾前性给予扩容；肾性给予改善肾循环，去除诱发因素；肾后性给予解除梗阻等治疗。

（2）对症治疗：保持电解质平衡、营养支持等治疗。

【护理评估】

（1）病变：询问老年患者引起尿量异常的原因，有无各种肾脏疾病所致的肾衰竭、休克、严重心力衰竭、尿路结石及肿瘤压迫。询问每日排尿的次数及尿量，少尿、无尿的程度及病程的长短，有无伴随症状；做过哪些检查，结果如何；采取了哪些治疗措施，有无效果。

（2）身体评估：检查老年患者的意识状态、测量血压、心率、心律的变化，观察呼吸的频率和深度，测量体重，同时观察皮肤黏膜有无水肿改变，肺部听诊有无湿啰音。评估其自理能力、心理状态、能否合作，了解老年患者目前病情、治疗及用药情况。评估患者营养状况，了解患者饮食、饮水习惯，目前饮水量及进食量。评估老年患者排尿情况，了解尿量、尿色、性状、排尿特点、有无尿路刺激征等。

（3）心理–社会状况：尿异常尤其是少尿或无尿会导致机体多系统的严重症状，使老年患者和家属不能面对现实的残酷打击，对疾病的治愈丧失信心，产生恐惧、悲观的消极情绪。

（4）评估肾功能情况，了解患者血液、尿液检查结果。通过血清电解质及血气分析检查，评估有无电解质代谢紊乱及酸碱平衡失调。

【护理诊断】

（1）体液过多：与肾小球滤过率下降、尿量减少有关。

（2）恐惧：与尿量异常导致电解质及酸碱平衡紊乱、多系统出现严重症状有关。

【护理措施】

（1）休息：病室温、湿度适宜，每日开窗通风，病情严重者卧床休息，轻者适当活动。

（2）病情观察：准确记录24小时出入量，监测体重变化。少尿者注意观察有无水肿及水肿部位、严重程度，水肿严重者注意保护皮肤；观察老年患者有无心力衰竭表现（气促、胸闷、憋气、咳粉红色泡沫痰、端坐卧位等），电解质紊乱表现（高血钾、高血钠等），泌尿系感染表现（体温升高、尿频、尿急、尿痛等），肾衰竭表现（氮质血症、血肌酐升高等），如有异常及时通知医生处理。

（3）饮食护理：少尿者控制入量，少食含水量大的食物，如口渴可含冰块以缓解。

（4）用药护理：水肿者使用利尿剂时观察药物疗效及不良反应，如有异常症状及时通知医生给予对症处理。

（5）存在水肿的患者应严格控制水的摄入，入量 = 出量 + 500ml；补液速度宜慢，防止发生脑水肿和肺水肿。

（6）限制水及钠、钾盐的摄入，注意有无高血钾征象，如烦躁、无力、呼吸困难、心律失常。

（7）留置尿管的少尿患者，应用 0.9% 的氯化钠注射液或 1∶5000 呋喃西林进行膀胱冲洗 1 次/日，或隔日 1 次；会阴冲洗 1 次/日，预防尿路感染。

（8）少尿伴皮肤水肿的患者，应按水肿护理常规进行皮肤护理。

（9）肾前性少尿患者，应及时补充血容量、注意先晶体、后胶体的补液顺序，加快补液速度。

（10）肾后性少尿患者，在及时解除尿路梗阻原因后，应注意观察尿路颜色。出现血尿的患者，应按血尿护理常规进行护理。

【健康教育】

（1）向老年患者及家属讲解引起少尿、无尿的原因和治疗手段及相关伴随症状，便于老年患者和家属及医护人员合作，取得最佳治疗效果。

（2）教会老年患者及家属能够准确记录入量及尿量，遵医嘱按时按量服药，嘱老年患者不能擅自减药或停药。

（3）指导老年患者合理休息，严格遵守饮食计划。

（4）教会老年患者监测病情变化，正确留取尿标本。

（5）指导老年患者预防感冒及呼吸道感染。

（6）指导老年患者坚持治疗，定期复查。

三、输尿管阻塞的护理

【概述】

尿液在肾内形成后，经过肾盏、肾盂、输尿管、膀胱和尿道排出体外。由于输尿管本身管腔直径小，老年人的输尿管随着年龄的增长逐渐出现老年性改变，特别是还有三个狭窄的地方，这就意味着一旦输尿管内存在结石、血块及坏死组织，就很容易引起输尿管堵塞，从而影响尿液的排出。

【临床表现】

（1）疼痛：表现为患侧疼痛，严重者呈肾绞痛，疼痛程度剧烈。

（2）尿量变化：双侧完全性梗阻可出现无尿，间歇性梗阻则可反复出现少尿或无尿，然后出现明显多尿。

（3）肿块：长时间梗阻可使肾脏增大，肾盂积水，出现肿块。

（4）肾衰竭：双侧梗阻可以导致肾衰竭。

（5）其他：并发感染时可出现发热、脓尿，部分老年患者可出现膀胱刺激征；并发结石时可出现血尿。

【治疗原则】

（1）明确引起梗阻的原因并给予针对性的治疗，如肾盂输尿管连接部狭窄时可行狭窄段切除术，解除梗阻。输尿管结石时，结石＜7mm可自行排出或药物排石治疗，较大（7~15mm大小）的结石可行体外冲击波碎石、经皮肾镜取石、经皮切开肾脏或输尿管取石等。

（2）当发生急性或慢性肾衰竭时，应先进行血液透析维持生命，然后采取措施去除梗阻病因。

（3）肾积水的治疗，若感染较重，肾功能不全或病因暂时不能去除时，应在梗阻以上部位先行引流，即经膀胱镜放置输尿管支架管或在超声引导下行经皮肾穿刺造瘘引流尿液，待情况好转后再行去除病因的手术。若梗阻的原因无法去除，肾造瘘则作为永久性的治疗措施。若肾积水严重，剩余的肾实质过少，感染严重，且对侧肾功能良好，可手术切除患侧肾脏。

【护理评估】

（1）评估输尿管阻塞的原因：有无相关的病史、手术史、用药史或环境因素。

（2）伴随症状：腰部疼痛的程度、腹部有无包块、是否伴随恶心、呕吐、尿量减少等、有无血尿、膀胱刺激征等。

（3）诊疗及护理经过：目前治疗的情况，是否采用促进排尿的相关措施及效果。

【护理诊断】

（1）急性疼痛：与尿路梗阻有关。

（2）排尿障碍：与尿液潴留于肾盂导致排尿减少或无尿有关。

（3）潜在并发症：肾脓肿、肾衰竭。

【护理措施】

1. 肾绞痛的护理　肾绞痛多见于肾结石和输尿管结石，可为腰部疼痛或胀痛，常突然发生，痛可仅历时数分钟或持续长达数小时。

（1）密切观察疼痛发作的次数和持续时间，注意疼痛的部位、性质，评估疼痛的程度。

（2）必要时观察生命体征的变化。注意老年患者的面色、意识和表情，警惕因剧烈疼痛所致休克。

（3）药物治疗的护理：肾绞痛发作时遵医嘱给予解痉止痛药物，应观察给药后有无不良反应及评估其疗效，观察症状有否缓解。

2. 肾积水的护理　各种原因所致的输尿管梗阻最终都会引起肾积水，可通过去除病因而改善情况。若病因暂时不能去除或无法去除，可行肾造瘘缓解肾积水情况。

【健康教育】

（1）饮食：多饮水，不憋尿，定时排尿，以防尿液反流，引起尿路感染；若为结石引起阻塞的老年患者，应指导根据结石成分分析给予相应饮食，如低草酸、低钠、低蛋白、低嘌呤饮食等。鼓励患者多饮水，保持尿量 2500 ~ 3000ml/日以上。

（2）活动：带输尿管支架管的老年患者，勿做用力弯腰或扭腰的动作，避免用力咳嗽、用力排便等突然增加腹压的活动，以防止输尿管支架管脱落或移位，一般 1 个月后在膀胱镜下拔出输尿管支架管。

（3）复查：观察尿色、尿量有无异常，有无腰痛、发热等症状。定期复查 X 线、B 超或者 CT 检查等。术后 3 个月至半年复查排泄性尿路造影，以了解肾功能的恢复情况。

（4）由于老年患者多呈现疾病进展缓慢，无明显症状或症状较轻，患者易忽略症状，且老年人判断症状意识减退，甚至将有些轻微的症状归咎于年龄大造成的，而忽视了及时到医院检查的必要性。应提醒医护人员及老年人的监护人，对轻微症状要引起足够的重视。

第二节　排尿功能障碍的护理

一、排尿次数增多的护理

【概述】

排尿次数增多称为尿频，是指尿意频繁而每次尿量不多。

【临床表现】

正常成人白天排尿 4 ~ 6 次，夜间排尿 0 ~ 1 次，每次尿量 200 ~ 300ml。尿频者 24 小时排尿多于 8 次，夜尿多于 2 次，每次尿量＜200ml，伴有排尿不尽感。

【治疗原则】

（1）积极治疗引起尿频的原发疾病，如见于糖尿病、尿崩症、前列腺炎、急性肾衰竭多尿期、膀胱结核等。

（2）药物治疗。

【护理评估】

（1）评估老年患者病情、意识、自理能力、合作程度，了解老年患者治疗及用药情况。

（2）了解患者饮水习惯、饮水量，评估排尿次数、量、伴随症状，观察尿液的性状、颜色、透明度等。

（3）评估膀胱充盈度、有无腹痛、腹胀及会阴部皮肤情况；了解患者有无尿管、尿路造口等。

（4）了解尿常规、血电解质检验结果等。

【护理措施】

（1）休息：急性发作期，卧床休息，取屈曲位，尽量勿站立或坐直；保持心情愉快，防止过分紧张加重尿频。

（2）预防泌尿系统感染：多数老年患者因尿频而害怕喝水，鼓励老年患者多饮水，并注意记录老年患者排尿情况。注意个人卫生，勤换衣裤。

【健康教育】

（1）养成良好的卫生习惯：注意保持会阴部及肛周皮肤的清洁。

（2）避免劳累，坚持体育锻炼，以提高机体抵抗力。

（3）及时治疗局部炎症，如女性尿道炎等。

（4）按医嘱用药。

（5）定期到门诊复查，如有不适及时就诊。

二、尿失禁的护理

【概述】

尿失禁是由于膀胱括约肌损伤或神经功能障碍而丧失排尿自控能力，引起尿液不自主地流出。尿失禁按照症状可分为充溢性尿失禁、真性尿失禁、反射性尿失禁、急迫性尿失禁及压力性尿失禁五类。尿失禁可发生于各年龄组的患者，但以老年患者更为常见，致使人们误以为尿失禁是衰老过程中不可避免的自然后果。尿失禁不是衰老的正常表现，也不是不可逆的，应寻找各种原因，采取合理的治疗方法。

【临床表现】

（1）充溢性尿失禁：由于下尿路有较严重的机械性（如前列腺增生）或功能性梗阻引起尿潴留，当膀胱内压上升到一定程度并超过尿道阻力时，尿液不断地自尿道中滴出。这类老年患者的膀胱呈膨胀状态，又称为假性尿失禁。

（2）真性尿失禁：由于外伤、手术或先天性疾病引起的膀胱颈和尿道括约肌损伤或神经功能障碍，尿道失去正常张力，尿道阻力完全丧失，膀胱内不能储存尿液，而致尿液连续流出，膀胱呈空虚状态，又称无阻力性尿失禁。

（3）反射性尿失禁：反射性尿失禁主要是由骶髓排尿中枢水平以上脊髓完全性损伤引起，致使低级排尿中枢与高级排尿中枢间的联系中断，而骶髓低级排尿中枢的排尿反射仍然存在，当膀胱内尿液潴留，内压增高时，尿液被迫流出。因此排尿依靠脊髓反射，老年患者不自主地间歇排尿，排尿没有感觉。

（4）急迫性尿失禁：系指有强烈的尿意时立即出现的不自主排尿状态。由于急性膀胱局部炎症的强烈刺激，或不完全上运动神经元病变使大脑皮质对脊髓排尿中枢的抑制减弱而引起逼尿肌不自主收缩而发生尿失禁，常伴有严重的尿频、尿急症状。

（5）压力性尿失禁：当腹压增加（如咳嗽、打喷嚏、跳跃或跑步）时即有尿液自尿道流出。主要见于女性，特别是多次分娩或产伤者，其发生与尿道括约肌张力降低或盆底肌肉筋膜松弛，使尿道阻力过低有关，但还不至于引起完全性尿失禁。

【治疗原则】

1. 针对病因及发病机制进行治疗

（1）逼尿肌收缩功能亢进：以抑制逼尿肌收缩为主，适当增加尿道阻力。以内科治疗为主，手术治疗为辅。

（2）尿道关闭功能不全：以增加尿道阻力为主，降低逼尿肌收缩力为辅。症状较轻者可给予行为治疗、理疗、药物治疗等，保守治疗无效或尿失禁症状严重者可考虑手术治疗。

（3）混合型：应慎重选择治疗方法，多采用保守治疗，抑制逼尿肌收缩，增加尿道肌力。保守治疗无效时再考虑采用手术治疗。

（4）充溢性尿失禁：针对引起慢性尿潴留的病因进行治疗。

2. 姑息性对症治疗　不能通过治疗恢复尿控功能者，可采用阴茎夹、可控性尿流改道、人工括约肌、膀胱造瘘等。

3. 注意上泌尿系的保护　特别是对于膀胱压升高的病例，在治疗过程中要密切注意是否存在上泌尿系受累，注意肾功能的保护。在某些病例中，肾功能的保护应放在首位。

【护理评估】

（1）尿失禁的原因：评估老年患者有无先天性尿路畸形；有无泌尿系统感染、结石、肿瘤、前列腺增生症、外伤或手术史；有无中枢神经系统损伤或病变史，如脊髓外伤、感染或肿瘤、脑血管意外、脑外伤等；了解与排尿有关的条件，如每日液体入量、气温、排尿环境等情况。

（2）排尿特点：尿频次数、尿频持续时间与每次尿量的关系，出现症状的时间（白天、夜间或无规律）；尿失禁发生的情况及诱因。注意区分真性、压力性与充溢性尿失禁。

（3）尿失禁的严重程度：可采用国际尿失禁咨询委员会尿失禁问卷进行测评。该问卷根据尿失禁发生的频度将尿失禁分为 0～5 级。0 级者从来不漏尿；1 级者每周大约漏尿 1 次或不到 1 次；2 级者每周漏尿 2 次或 3 次；3 级者每天大约漏尿 1 次；4 级者每天漏尿数次；5 级者持续漏尿。

（4）诊疗及护理经过：目前治疗的情况，是否采用药物或手术治疗，有无施行过康复训练及其效果如何、存在哪些问题等。

（5）排尿异常对老年患者的影响：对睡眠、日常生活、工作、社交有无影响，老年患者及家属对检查、治疗、预后的反应和期望。

【护理措施】

（1）必要时可留置尿管，做好留置尿管的护理。

（2）勤更换内衣裤，保证老年患者清洁卫生。

（3）可指导老年患者进行缩肛训练，并配合药物治疗。

【健康教育】

（1）告知老年患者要有乐观、豁达的心情，以积极、平和的心态面对疾病。

（2）防止尿道感染。

（3）加强体育锻炼，积极配合各种治疗，改善全身营养状况。进行适当的体育锻炼和盆底肌群锻炼。最简便的方法是每天清晨下床前和晚上上床平卧后，各做 50～100 次紧缩肛门和上提肛门活动，可以明显改善尿失禁症状。

（4）注意饮食清淡。多食含纤维素丰富的食物，防止因便秘而引起的腹压增高。

三、尿潴留的护理

【概述】

老年人随着年龄的增长，机体功能减弱，或者因疾病导致老年人排泄功能出现障碍。尿潴留是指尿液留在膀胱内不能排出，常由排尿困难发展到一定程度引起。根据病程不同，尿潴留可分为急性和慢性两种。

【临床表现】

（1）症状：①急性尿潴留：表现为急性发生的膀胱胀满而无法排尿，常伴随由于明显尿意而引起的胀痛和焦虑。②慢性尿潴留：表现为排尿不畅、尿频、尿不尽感、下腹胀满不适，可出现充溢性尿失禁。超声检查提示膀胱残余尿量增多。

（2）体征：体检可见耻骨上区可触及半球形膨胀的膀胱，用手按压有明显尿意，叩诊为浊音。

【治疗原则】

1. 急性尿潴留　治疗原则是解除病因，恢复排尿。

（1）病因治疗：急诊可解除的病因，如尿道结石或血块堵塞、包茎引起的尿道外口狭窄、包皮嵌顿等，应及时处理；如病因不明或梗阻一时难以解除，应先引流膀胱尿液解除病痛，然后做进一步检查明确病因并进行治疗。

（2）引流尿液：急诊处理可行导尿术，是解除急性尿潴留最简便常用的方法；尿潴留的病因短时间内不能解除者如良性前列腺增生，宜放置导尿管持续引流，1周后拔除；如不能插入导尿管，可用粗针头耻骨上膀胱穿刺的方法吸出尿液，可暂时缓解老年患者的痛苦；也可在局部麻醉下行耻骨上膀胱穿刺造瘘，持续引流尿液或手术行耻骨上膀胱造瘘术；如梗阻病因不能解除，则需要永久引流尿液。

2. 慢性尿潴留　若为机械性病因，有上尿路扩张肾积水、肾功能损害者，应先行膀胱尿液引流，待病情缓解、病因明确后，再针对病因进行处理；动力性梗阻老年患者需间歇清洁自我导尿，自我导尿困难或上尿路积水严重时，可做耻骨上膀胱造瘘或其他尿流改道术。

【护理评估】

1. 健康史

（1）了解老年患者的生活习惯、职业等。

（2）既往有无良性前列腺增生、结石等疾病。

（3）有无出现尿潴留表现以及其他的排尿障碍，有无手术史。

2. 身心状况

（1）症状：评估患者是机械性还是动力性因素引起的尿潴留，以及尿潴留的程度，肾功能的情况，是否伴有其他并发症。

（2）体征：评估患者是否可触及膨胀的膀胱。

（3）辅助检查：通过检查了解尿潴留的病因以及肾功能情况。

（4）术后观察并发症的发生，及时评价治疗效果。

【护理措施】

（1）尿液引流的护理：导尿管或膀胱穿刺造瘘引流尿液时，应间歇缓慢地放出尿液，避免快速排空膀胱、内压骤然降低而引起膀胱内大量出血。

（2）预防尿路感染：注意留置导尿管时无菌操作，做好导尿管和尿道口、膀胱造瘘管和造瘘口的护理。

【健康教育】

（1）告知老年患者定期随访，积极治疗引起尿潴留的原发病，避免疾病进展引起肾功能损害等严重后果。

（2）老年患者及家属注意饮水的计划性，不能一次摄入过多水分，防止诱发尿潴留；但也不能因为尿潴留而限制饮水，否则可能加重尿路感染、尿路结石等并发症。

（3）教会老年患者明确并注意避免尿潴留的诱因，如前列腺增生引起的尿潴留者，饮食上宜清淡，忌辛辣刺激性食物，戒烟、戒酒，养成良好的生活习惯，不可久坐也不能过劳，防止便秘和憋尿等。对于药物引起的尿潴留，护士可写下药名，告诉老年患者今后应禁用或慎用这类药物。

（4）留置尿管的老年患者，护士应教会老年患者及家属导尿管护理的注意事项。

四、排尿淋漓不尽的护理

【概述】

排尿淋漓不尽是指一直有排尿的感觉，但又排不出，常由于前列腺增生引起。

【临床表现】

（1）尿频、尿急：尿频是最常见的早期症状，随残余尿量增多，膀胱有效容量减少，尿频更加明显。

（2）排尿困难：进行性排尿困难。表现为排尿迟缓、断续、尿细而无力、射程短、终末滴沥、排尿时间延长。

（3）尿潴留、尿失禁：膀胱残余尿量增多，长期可导致膀胱无力，发生尿潴留或充溢性尿失禁。

【治疗原则】

（1）非手术治疗

①观察随访：无明显症状或症状减轻者，一般无需治疗，但需密切随访。

②药物治疗。

（2）手术治疗。

【护理评估】

（1）术前评估：健康史、身体状况、心理－社会状况。

（2）术后评估：评估膀胱引流管是否通畅，膀胱冲洗液的颜色、血尿程度及持续时间；切口愈合情况；水、电解质平衡情况；有无发生出血、尿失禁等。

【护理诊断】

（1）排尿障碍：与膀胱出口梗阻有关。

（2）急性疼痛：与逼尿肌功能不稳定、导尿管刺激、膀胱痉挛有关。

（3）潜在并发症：出血、尿失禁。

【护理措施】

（1）心理护理：帮助老年患者增加对疾病的了解，鼓励老年患者树立战胜疾病的信心。

（2）避免因受凉、过度劳累、饮酒、便秘引起的排尿次数增多。鼓励老年患者多饮水、勤排尿、不憋尿；冬天注意保暖，防止受凉，多摄入粗纤维食物，忌辛辣食物，以防便秘。

（3）保持会阴部清洁、干燥。

（4）记录排尿日记，定期监测残余尿量，复查尿流动力学检查。

【健康教育】

（1）生活指导：避免诱发急性尿潴留的因素，避免剧烈活动。

（2）康复指导：若有溢尿现象，指导老年患者作提肛训练，以尽快恢复尿道括约肌功能。

（3）定期复查：定期做尿流动力学、前列腺 B 超检查，复查尿流率及残余尿量。

第九章　关节功能障碍的护理

第一节　关节活动功能障碍的护理

一、肩关节活动功能障碍的护理

【概述】

肩袖损伤、关节盂唇损伤、韧带损伤、肩关节脱位、肩锁关节脱位、锁骨脱位、肱骨大结节骨折、肱骨外科颈骨折、肩周炎等原因均会造成肩关节活动功能障碍。

【临床表现】

（1）运动功能下降：因肩部损伤，肩关节的各方向活动范围均有可能受限，如外展、外旋、内收、内旋等。

（2）生活自理能力下降：肩关节受损影响肩部活动。影响患者梳头、穿衣、系裤等动作，甚至吃饭都有困难。

【治疗原则】

治疗应采取康复治疗，目标是消除影响肩部功能的因素，缓解疼痛，解除肩周肌肉痉挛，保持或改善肩关节和肩背部运动功能。主要的康复治疗包括超声波、低中频脉冲电刺激、推拿、关节活动度训练、作业疗法技能训练和 ADL 能力训练及指导。

【护理评估】

（1）疼痛评估：了解疼痛的部位、强度、性质，疼痛的发作情况和时间进程以及诱发原因与伴随症状等。

（2）ADL 能力评估：采用目前应用最广泛的 Barthel 指数评价方法，判断患者日常生活活动的独立程度（如基本自理、部分帮助、大部分帮助、完全依赖）。

（3）关节活动度评估：了解患肩前屈、后伸、内收、外展、内旋、外旋的活动范围。

(4) 肌力评估：评定相关肌肉或肌群收缩力量的大小或水平。

(5) 心理及社会评估：因疾病的困扰，给患者造成的痛苦大，如患病时间长，并发症多，就需要患者及家属积极配合治疗。因此评估患者的心理状况，了解患者及家属对疾病、治疗及预后的认知程度，家庭的经济承受能力，对患者的支持态度及其他的社会支持系统情况。

【护理诊断】

(1) 舒适的改变：与肩部损伤所致的疼痛有关。

(2) 生活自理能力下降：与运动功能下降所致有关。

(3) 焦虑/恐惧：与患者对疾病知识了解较少有关。

(4) 潜在并发症：失用综合征。

(5) 相关知识缺乏：缺乏如何预防肩关节受损的知识及有关药物的用法。

【护理措施】

1. 疼痛护理

(1) 根据引起肩部损伤不同因素，采取不同的缓解疼痛方法。一般肩关节在损伤早期适当予以制动，减少组织进一步损伤。可在损伤 24～48 小时后进行患部冰敷、冰水浸泡，以减轻肿胀、疼痛，有利于损伤组织修复。

(2) 根据医嘱予以红外线、偏振红外线、超短波、中频电疗、超声波、中药湿热敷等。

(3) 因疼痛影响生活和工作的患者，根据医嘱给予口服非甾体类药物，如布洛芬、美罗昔康、塞来昔布等；肌肉痉挛明显者可用肌肉松弛剂；疼痛严重明显影响睡眠者可适量用地西泮等镇静药物。

(4) 指导患者进行运动疗法，运动疗法可以改善血液循环，松解粘连，缓解或消除原发痛点，纠正不良姿势，加强关节稳定性，维持正常功能，减轻肌肉痉挛和紧张、减轻神经组织的压力，从而缓解疼痛。

2. 肢体功能训练

(1) 肩部损伤制动期，可采用三角巾或是弹力绷带将前臂固定在胸前，予以悬吊保护，不应负重及过分用力；否则将影响组织愈合及功能恢复，制动保护时间视疼痛、肌力情况而定。尽早活动手指、腕、肘关节及上肢肌肉的等长收缩。在不增加疼痛的前提下尽可能多做，以利于促进循环、消退肿胀、维持关节活动度。

(2) 解除三角巾或是弹力绷带等固定物后，根据患者具体情况，被动或主动进行肩关节各个方向（前屈、后伸、外展、内收、内旋、外旋）的活动，并逐步增加活动的角度。忌操之过急，以免造成肌肉、关节损伤。

3. 提高生活自理能力　指导患者进行日常生活活动能力训练（穿衣训练、进食训练、洗漱训练、二便护理等）。

【健康教育】

告知患者及家属引起肩关节活动障碍的常见原因，主要的临床症状。介绍主要的治疗手段、康复措施。告知患者及家属通过康复治疗可治愈、缓解、减轻肩关节损伤后给机体带来的不良影响，提高患者生活质量，增强其战胜疾患的信心，积极配合康复训练。同时告知患者及家属如何避免或减少各种引起肩部损伤的因素及防范措施（如平时生活中减少拉、托、拽等动作）。

二、膝关节活动功能障碍的护理

【概述】

膝关节为人体最大、最复杂的关节。膝关节的韧带损伤、半月板损伤、膝关节软骨骨折、膝关节周围骨折、膝关节骨性关节炎等原因均可造成膝关节活动功能障碍。其中膝关节骨性关节炎是造成老年人活动功能障碍最常见的原因。

【临床表现】

（1）膝关节活动受限、稳定性差、步行能力下降。

（2）日常生活活动或职业活动能力受限，由于膝关节运动能力、体力下降及精力不足等从而导致进行日常生活活动、社交活动或职业活动的能力下降。

【治疗原则】

治疗应采取康复治疗，其目的是：止痛，防止肌肉萎缩及关节僵硬，消除运动后的疲劳。维持膝关节活动范围。主要康复治疗包括：手法治疗、超短波、低频及中频电疗法、低频脉冲电磁场、护膝等。

【护理评估】

（1）疼痛评估：具体内容参见"肩关节活动功能障碍的护理"。

（2）肌力评估：评定相关肌肉或肌群收缩力量的大小或水平。

（3）关节活动度评估：主要了解膝关节屈、伸活动范围。

（4）ADL 能力评估。

（5）步行能力评定：了解患者在日常生活活动中步行有无障碍，了解患者站立时间、步行距离、行走是否需要辅助用具（如拐杖等）支持。

【护理诊断】

（1）舒适的改变：与膝关节损伤所致的疼痛有关。

（2）生活自理能力下降：与膝关节疼痛所致感觉运动功能下降有关。

（3）焦虑/恐惧：与患者对疾病知识了解较少及预后有关。

（4）潜在并发症：骨折、跌倒、坠床。

【护理措施】

1. 疼痛护理

（1）协助患者采取舒适的体位和适当休息，并尽可能地保持各关节的功能位。

（2）根据患者不同的损伤性质予以适当的冷敷或热敷，亦可采用低频、中频、石蜡疗法、中药外敷等方法进行止痛处理。在使用热敷、热疗时，注意观察皮肤情况，避免烫伤。对于感觉迟钝的老年人尤其要注意。

（3）当疼痛与行走有关时，鼓励患者使用辅助工具（如拐杖），减轻膝关节压力，减轻疼痛。

（4）遵医嘱给予止痛药物，告知患者服用方法、剂量、注意事项，药物的副作用。

2. 膝关节损伤康复护理常规

（1）控制肿胀：抬高患肢，将垫枕放在小腿下，促进静脉与淋巴回流，消除肿胀。注意垫枕不要置于腘窝下，以免引起膝关节屈曲挛缩畸形。

（2）指导患者进行股四头肌等长训练、踝泵运动。

（3）活动髌骨：如无禁忌指导患者及家属随时左右上下推动髌骨，以防止髌骨与关节面粘连。

（4）膝关节支具佩戴者，注意观察肢体有无肿胀，适时调整支具固定的松紧度，观察皮肤受压情况。

（5）与拐杖有关的护理：指导患者选择合适的拐杖（对于平衡能力欠佳的老年人，可使用多足手杖，增进步行的稳定性）；指导患者正确使用拐杖。

3. 预防跌倒护理

（1）告知患者避免穿过长或大的衣裤，穿防滑、大小合适的鞋子，不要穿拖鞋及赤脚走路。

（2）保持地面干燥。有水渍时，及时擦干，以免患者行走时滑倒。

（3）走动时尽量使用拐杖或其他辅助性设施与设备。

（4）行动困难者需留人陪护。

【健康教育】

每天定期做全身和局部相结合的活动，切忌突然做大范围的活动。讲解发病的原因及本病的特点，使患者了解保持整体健康的重要性。膝关节处注意保暖。患者可根据自身情况，选择使用护膝、支具和拐杖等，以减轻膝关节的压力。

三、髋关节活动功能障碍的护理

【概述】

髋关节由凹状的髋臼与凸状的股骨头构成，属于球窝结构，具有内在稳定性。它通过关节头、臼软骨面相互接触传导重力，支撑人体上半身的重量及提供下肢的活动度。髋关节骨折、髋关节骨性关节炎、股骨头缺血性坏死等均会造成髋关节活动障碍。

【临床表现】

（1）运动功能下降：疼痛或者关节结构异常，受累关节的活动范围都会有不同程度的下降，而关节活动范围的下降会导致活动的减少、肌力的下降，肌力的下降反过来又会造成关节活动范围的下降。

（2）生活自理和社会参与能力下降：髋关节损伤急性期，一般都需要卧床休息，导致生活自理（如穿衣裤、洗漱、如厕、行走等）及社会参与能力下降。

【治疗原则】

（1）肌力训练：等长收缩和等张收缩及等速收缩训练。

（2）关节活动度训练：常用的有被动和主动的关节活动度训练。

（3）负重与行走：尽早负重可降低深静脉栓塞、压疮等并发症的发生。

（4）ADL 训练：包括卧－坐转移、坐－站转移等。

（5）物理因子治疗：低中频脉冲电刺激、超短波等。

【护理评估】

（1）关节活动度评估：了解患髋关节前屈、后伸、内收、外展、内旋、外旋活动范围。

（2）疼痛评估：具体内容参见"肩关节活动功能障碍的护理"。

（3）肌力评估。

（4）日常生活能力的评估。

（5）心理及社会评估：具体内容参见肩关节活动功能障碍的护理。

【护理诊断】

（1）舒适的改变：与关节病损疾患后所致的疼痛有关。

（2）生活自理能力下降：与关节感觉运动功能下降有关。

（3）焦虑/恐惧：与患者对疾病知识了解较少有关。

（4）潜在并发症：跌倒、坠床、压疮、深静脉栓塞、失用综合征等。

（5）相关知识缺乏：与缺乏如何锻炼的方法和相关药物的用法有关。

【护理措施】

（1）疼痛护理：具体内容可参见"肩关节活动功能障碍的护理"。

（2）体位护理：对于股骨颈骨折（切开复位内固定）术后、全髋关节置换术后，应注意将患肢摆放于外展 10°~15°中立位，避免髋内收动作（交叉腿等），可用枕头垫于腿下，以抬高患肢，预防水肿。平卧时双腿之间垫枕头，使双腿不能并拢。不得过早向患侧翻身。向健侧翻身时应保护患腿，使其在整个运动过程中保持髋稍外展位。侧卧后双腿之间垫高枕头，使患腿保持髋稍外展位。

（3）指导患者卧床期间适当抬高床头或予以半卧位，每天给患者拍背 4~6 次，进行肺部呼吸和咳嗽训练，以防坠积性肺炎及心肺功能障碍。

（4）下肢深静脉血栓形成的预防和护理

①适当抬高患肢，鼓励和指导患者做患肢肌肉收缩训练，促进下肢静脉血液回流，预防下肢深静脉血栓的形成。

②对下肢深静脉血栓高危患者，术后遵医嘱给予低分子肝素皮下注射。

③使用充气式下肢静脉泵治疗，每次 30 分钟，每日 2 次。

④密切观察双下肢肿胀及血运情况，观察患者有无突发性呼吸困难、胸闷等异常情况，如出现异常情况，应立即通知医生。

⑤下肢深静脉血栓一旦发生，患者需卧床休息 10~14 天，抬高患肢，禁止按摩、活动患肢；同时在医师的指导下应用抗血栓药物，密切观察患者的凝血指标。

（5）肢体功能训练

①鼓励患者尽早进行足趾伸、屈及踝关节跖屈、背伸运动。

②指导进行臀大肌、股四头肌及腘绳肌等长收缩练习，应在不增加疼痛的前提下尽可能多做。

③根据医嘱给予患者尽早开始 CPM 练习，30 分钟/次，2 次/日，练习后即刻冰敷 30 分钟（角度在无或微痛情况下逐渐增大）。

④上肢、健侧下肢肌肉力量练习：在进行患侧肢体功能训练的同时，也要重视双上肢力量及健侧下肢的训练，目的是恢复患者双上肢及健侧下肢的力量，为患者术后使用拐杖、早下床做准备。

（7）患者下床活动后，指导患者助行器的选择和使用。负重宜渐进性，从不负重到部分负重，再到完全负重。步行过程中，注意预防跌倒。

（8）提高生活能力训练

1）床上移动：在他人帮助下进行，向侧方移动，患者健腿弯曲用力支撑床面的同时，抬起臀部，他人在患者患侧托住臀部，另一手托住膝部，使患腿与臀部同时托起。在健腿用力下，身体和患肢同步向侧方移动。

2）床边体位转换训练

①半坐－躺转换练习：利用双上肢和健腿支撑力向侧方移动身体，并与床边呈一定角度。患侧下肢抬离床面与身体同时移动，使得双侧小腿自然垂于床边。然后双上肢及健腿用力支撑半坐起，保持两腿分开。半坐起后可在背部用支持垫稳住，躺下则是上面的逆向重复。

②坐－站转换练习：患者在高床边坐位下，健腿着地，患腿朝前放置（防止内收及旋转），利用健腿的蹬力和双上肢在身体两侧的支撑力下挺起臀并借助他人的拉力站起。站立位下健腿完全负重。

3）辅助设备的使用：患者可借助一些辅助设备完成日常的穿裤、穿鞋袜、洗澡、移动、取物等活动，常用的辅助设备有助行器、拐杖（棍）、套袜器、穿鞋（裤）辅助具、持物器、洗澡用长柄海绵等，以此减少患者患髋的弯曲度数，提高日常生活自理能力。

【健康教育】

坚持锻炼，锻炼间歇充分休息；对于髋关节置换者活动或休息时注意不内旋或内收膝关节、交叉双腿，或弯腰拾地上的物品，保持髋关节的外展中立位，以免引起髋关节脱位；髋关节置换术后8周内避免性生活，性生活时要防止术侧下肢极度外展，并避免受压；不宜进行激烈运动或劳损性高的运动，例如跑步及剧烈的球类运动；详细告诉患者及家属坚持康复锻炼的目的、方法及注意事项，并让其熟练掌握，帮助患者及家属树立起战胜疾患的信心。

第二节　关节稳定功能障碍的护理

一、肩关节脱位的护理

【概述】

参与肩关节运动的包括肱盂关节、肩锁关节、胸锁关节及肩胸关节，以肱盂关节的活动最重要，故临床上习惯将肱盂关节脱位称为肩关节脱位。肩关节脱位多由间接暴力引起。关节脱位分为前脱位、后脱位、下脱位和上脱位。

【临床表现】

（1）运动功能障碍：脱位的关节处疼痛、肿胀、压痛，关节畸形，脱位关节活动明显受限。

（2）生活自理能力和社会参与受限：脱位关节的关节活动受限，至生活自理能力（如穿衣裤、如厕、梳头、吃饭、洗漱等）下降。

【治疗原则】

肩关节脱位后以手法复位为主，必要时进行切开复位。固定期间需主动活动腕部与手指；疼痛肿胀缓解后，用健侧手缓慢推动患肢行外展与内收活动，活动范围以不引起患侧肩部疼痛为限。解除固定后，开始进行肩关节的活动锻炼；锻炼需循序渐进，主动进行肩关节各方向的活动，使其活动范围得到最大限度地恢复，切忌操之过急；配合理疗、按摩效果更好。

【护理评估】

（1）疼痛评估：具体内容参见"肩关节活动功能障碍的护理"。

（2）日常生活活动能力（ADL）评估。

（3）关节活动度评估：具体内容参见"肩关节活动功能障碍的护理"。

【护理诊断】

（1）舒适的改变：与关节脱位后所致的疼痛有关。

（2）生活自理能力下降：与疼痛、运动功能下降有关。

（3）焦虑/恐惧：与患者对病情知识了解较少有关。

（4）潜在并发症：失用综合征、跌倒、骨折。

（5）相关知识缺乏：缺乏预防疾病和用药的相关知识。

【护理措施】

（1）疼痛护理：具体内容参见"肩关节活动功能障碍的护理"。

（2）关节脱位的康复护理

①复位固定：根据脱位的部位进行复位固定。向患者讲述复位固定的重要性。

②冷疗：在损伤后24～48小时进行冰敷，患部冰敷、冰水浸泡。局部使用能减轻肿胀、疼痛，有利于损伤组织修复。

③物理因子治疗脱位护理：48小时以后可选用具有温热效应的各种治疗方

法，以改善脱位关节及周围的创伤反应，消除水肿、改善血液循环。

④关节活动度训练：在损伤 48 小时以后开始进行复位关节的活动度训练，以被动运动和主动运动为主，如肘关节的 CPM 运动。关节脱位复位以后的早期脱位关节不允许进行屈伸运动，应进行屈伸肌肉和前臂旋转肌肉的等长收缩训练。

⑤在外固定解除后，应了解患者损伤的情况及复位方法与复位以后对固定的要求，以帮助和指导患者进行康复训练。同时应观察外固定是否确实可靠，及时发现存在的问题并积极处理。

⑥教会患者如何保持固定的肢体位及其应该注意的事项。

（3）心理护理：给予患者生活上的照顾，及时解决患者的困难，给患者精神安慰，减轻患者紧张心理。

【健康教育】

使患者明白复位以后保持固定位置对防止习惯性关节脱位的重要性；教患者在平时生活中应减少拉、托、拽等动作，以预防发生关节脱位；帮助和指导患者进行康复训练，同时观察受伤部位；门诊随访。

二、髋关节脱位的护理

【概述】

髋关节由股骨头和髋臼构成，是人体最大的杵臼关节。髋臼为半球形，深而大，周围有强大韧带和肌肉附着，结构相当稳定，故往往只有强大暴力才能导致髋关节脱位。按股骨头的移位方向，可分为后脱位、前脱位和中心脱位，其中以后脱位最常见，占全部髋关节脱位的 85%～90%。脱位时常造成关节囊撕裂、髋臼后缘或股骨头骨折，有时合并坐骨神经挫伤或牵拉伤。

【临床表现】

（1）运动功能障碍：脱位的关节处疼痛、肿胀、压痛，关节畸形，脱位关节活动明显受限。

（2）生活自理能力和社会参与受限：脱位关节的关节活动受限，生活自理（如步行、穿衣裤、如厕、洗漱等）能力下降。患者也因疼痛不能参与大量社会活动。

【治疗原则】

髋关节脱位后力争尽早复位，伴发有骨折则进行复位内固定。复位固定后保持患肢处于伸直、外展位，防止髋关节屈曲、内收内旋的功能位，固定期间指导患者进行股四头肌收缩锻炼及其余未固定关节的活动。去除外固定后，持双拐下地活动，3个月内患肢不能负重，以免发生股骨头缺血性坏死或因受压而变形。3个月后进行 X 线检查，显示无股骨头坏死时才可完全负重活动。

【护理评估】

（1）疼痛评估：具体内容参见"肩关节活动功能障碍的护理"。

（2）日常生活活动能力（ADL）评估。

（3）关节活动度评估：具体内容参见"髋关节活动功能障碍的护理"。

【护理诊断】

（1）疼痛：与关节脱位引起局部组织损伤及神经受压有关。

（2）躯体活动障碍：与关节脱位、疼痛、制动有关。

（3）潜在并发症：血管、神经受损。

（4）有皮肤完整性受损的危险：与外固定压迫局部皮肤有关。

【护理措施】

（1）体位护理：抬高患肢并保持患肢于关节的功能位，以利静脉回流，减轻肿胀。

（2）疼痛护理

①局部冷热敷：受伤 24～48 小时内局部冷敷，达到消肿止痛的目的；受伤 48 小时后，局部热敷以减轻肌肉痉挛引起的疼痛。

②避免加重疼痛的因素：进行护理操作或移动患者时托住患肢，动作轻柔，避免不适活动加重疼痛。

③镇痛：应用心理暗示、转移注意力或松弛疗法等非药物镇痛方法缓解疼痛，必要时遵医嘱应用镇痛剂。

（3）病情观察：移位的骨端压迫邻近血管和神经，进而可引起患肢缺血及感觉、运动障碍。定时观察患肢远端血运、皮肤颜色、温度、感觉和活动情况等；若发现患肢苍白、发冷、患处瘀肿、疼痛加剧、感觉麻木等，及时通知医师并配合处理。

（4）保持皮肤完整性：使用石膏固定或牵引的患者，避免因固定物压迫而损伤皮肤。此外，髋关节脱位固定后需长期卧床的患者，鼓励其经常更换体位，保持床单位整洁等，预防压疮产生。对于皮肤感觉功能障碍的肢体，防止烫伤和冻伤。

（5）预防下肢深静脉血栓形成和护理：具体内容参见"髋关节活动障碍的护理"。

（6）髋关节脱位的康复护理：参见"肩关节脱位的护理"。

（7）心理护理：关节脱位多由意外事故造成，患者常感到焦虑、恐惧以及自信心不足等，在生活上给予帮助，加强沟通，耐心开导，使之心情舒畅，从而愉快地接受并配合治疗。

【健康教育】

向患者及家属讲解关节脱位治疗和康复的知识。说明复位后固定的目的、方法、重要意义及注意事项，使其充分了解固定的重要性、必要性及复位后必须固定的时限。讲述功能锻炼的重要性和必要性，并指导其进行康复锻炼，使患者能自觉按计划实施。固定期间进行肌肉舒缩活动及邻近关节主动活动，切忌被动运动；固定拆除后，逐步进行肢体的全范围功能锻炼，防止关节粘连和肌萎缩。习惯性反复脱位者需保持有效固定并严格遵医嘱坚持功能锻炼，避免各种导致再脱位的原因。教会患者正确使用步行器、腋杖等辅助用具。

第十章　肌肉功能障碍的护理

第一节　肌肉力量功能障碍的护理

一、肌肉麻痹的护理

【概述】

麻痹按程度可分为完全麻痹和不完全麻痹；按性质可分为中枢性（痉挛性）麻痹和外周性（迟缓性）麻痹。中枢性麻痹是由大脑皮质发出到脊髓前角的第一神经元即锥体系统的障碍；外周性麻痹是由脊髓前角发出到骨骼肌通路的障碍。

肌肉麻痹常见于重症肌无力、多发性肌炎、进行性肌营养不良、周期性麻痹等，老年人多见于重症肌无力，发病诱因多为感染、精神创伤、过度疲劳等。

【临床表现】

重症肌无力呈慢性或亚急性起病，受累骨骼肌极易疲劳，从某一组肌群无力，逐步累及多组肌群，表现为眼外肌、面部表情肌、吞咽和构音等延髓及颈肌、四肢带肌、躯干肌、呼吸肌无力、麻痹症状。

【治疗原则】

（1）原发病的治疗，避免引发后遗症，如重症肌无力可使用针对性的药物治疗，如抗胆碱酯酶药物、糖皮质激素、免疫抑制剂。

（2）非药物治疗：血浆置换、大剂量丙种球蛋白冲击疗法、胸腺放射治疗、胸腺摘除和其他辅助治疗。

（3）中医针灸、理疗、按摩。

【护理评估】

（1）患者的起病情况：发病前有无发热、过度疲劳、受凉等诱因，有无视力、运动、感觉障碍，有无构音不清、吞咽困难、肢体无力等症状。

（2）既往史和用药情况：了解患者的神志、瞳孔和生命体征，是否有肌肉松弛、痉挛现象，是否有呼吸改变，病变累及呼吸肌时有无呼吸困难，询问患者是否有心悸不适感。

（3）心理－社会状况：评估患者是否因病程长、病情重影响面部表情和吞咽困难等产生自卑情绪，为病情变化担忧、焦虑。

【护理诊断】

（1）生活自理缺陷：与运动障碍、语言障碍有关。

（2）恐惧：与呼吸肌无力、呼吸麻痹、濒死感或害怕气管切开有关。

（3）清理呼吸道无效：与咳嗽无力及气管分泌物增多有关。

（4）营养失调：低于机体需要量，与吞咽困难所致进食量减少有关。

【护理措施】

1. 呼吸困难的护理 老年人因咳嗽无力导致痰液自排不畅而加重呼吸困难时，护士应手呈杯状，腕部弯曲，轻轻叩打胸壁，拍打时间为 15～30 分钟，速度为 1～2 次/秒，鼓励或刺激有效咳嗽，同时教会患者做呼吸操，减少肺部感染。对呼吸肌无力、呼吸频率和节律改变的患者，应立即予吸痰、吸氧，并协助医生行气管插管或气管切开、呼吸机辅助呼吸等，保持呼吸道通畅。

2. 吞咽困难的护理 评估患者吞咽功能，选择最佳的饮食技巧，进行吞咽训练指导，包括食物的调配、进食体位、进食的方法、餐具的选择、辅助器具的使用等。最佳的进食位置是躯干呈 30°仰卧位，头部前屈，或端坐在桌前进食，减少误咽，给予冰棒刺激咽部反射，增加口面部肌群运动，每日反复进行训练，如吞咽动作消失、进食呛咳或气管插管、气管切开患者应予胃管鼻饲。

二、单瘫的护理

【概述】

单个肢体的运动不能或无力称为单瘫，多为一个上肢或一个下肢，单瘫可由周围神经病变及中枢神经病变引起，病变部位在大脑半球、脊髓前角细胞、周围神经或肌肉等。

【临床表现】

临床上单瘫病灶如位于皮质或皮质下区，单瘫可为中枢性；如病灶位于脊髓前角、前根、周围神经，则单瘫为周围性。

（1）周围神经病变所致的单瘫：呈下运动神经元瘫痪的特征，即呈弛缓性瘫痪。肌肉萎缩明显，腱反射减低或消失，有感觉障碍、运动障碍等症状和体征，长期的严重损害可造成萎缩。多由局部外伤、骨折、缺血等引起。

（2）脊髓病变所致的单瘫：脊髓半侧损害如位于胸髓部可产生同侧下肢的上运动神经元性单瘫及深感觉障碍，对侧下肢痛温觉障碍，称为脊髓半切综合征。可由脊髓肿瘤、外伤、炎症、多发症硬化等引起。

（3）大脑病变所致的单瘫：皮质运动区病损可出现上运动神经元性单瘫，如病变位于中央前回下部则出现对侧上肢痉挛性瘫痪。如病变位于中央前回上部则出现对侧下肢痉挛性瘫痪。

【治疗原则】

（1）根据病因、发病机制、临床类型采取有针对性的治疗措施，如脑卒中可酌情选用保护脑细胞、减轻脑水肿、降低颅内压等治疗。

（2）物理治疗：主要是改善瘫痪肢体关节活动和增强残存肌力训练。

（3）作业治疗：主要是日常生活动作（如衣、食、住、行的基本技巧）、职业性劳动动作训练，使患者出院后能适应家庭生活、社会生活的需要。

【护理评估】

（1）病史：了解发病的时间，既往有无周围神经病变的疾病、脊髓类疾病、大脑的疾病史，是否有过就诊，相关检查，相应治疗；观察患者生命体征及神志、瞳孔的变化；观察有无肢体运动障碍的伴随症状、肌肉张力、疼痛情况等。

（2）身体评估：了解营养、皮肤情况，注意有无硬肿，皮肤完整性，评估肌力、肌张力、姿势与步态、平衡能力、运动反射情况及跌倒、压疮的危险因素。

（3）心理-社会状况：是否因肢体运动障碍出现焦虑、抑郁心理。

【护理诊断】

（1）躯体活动障碍：与肢体运动障碍或平衡能力降低有关。

（2）生活自理能力缺陷：与肢体运动障碍有关。

（3）焦虑：与肢体运动障碍、缺少社会支持和担心预后有关。

（4）有皮肤完整性受损的危险：与瘫痪肢体的运动和感觉障碍，局部血管神经营养差有关，压迫时间长易致压疮。

（5）有失用综合征的危险：与肢体活动障碍有关。

（6）安全问题：与肢体活动障碍有关。

【护理措施】

1. 躯体活动障碍

（1）保持肢体功能位置：患侧卧位及健侧卧位的良肢位摆放，瘫痪肢体的手指关节应伸展、肩关节稍外展，避免关节内收，为了防止足下垂、踝关节稍背屈；为防止下肢外旋，在外侧部可放沙袋或软枕等其他自制支撑物。

（2）活动瘫痪肢体：协助患者做被动性功能锻炼，由大关节到小关节，运动幅度由小到大，活动量逐渐增加，按摩手法轻柔、缓慢，每日 1～2 次。患者运动功能开始恢复时应鼓励其主动运动，包括坐起、站立、步行锻炼；并给予指导和协助，防止肢体挛缩、畸形，促进神经功能恢复。

2. 生活自理能力缺陷 生活自理能力训练：逐步锻炼日常生活技能，医护人员和家属要共同给予正确指导，鼓励患者做力所能及的事情，如穿、脱衣服，修饰，洗脸，进食，如厕，沐浴等；除了正规地训练患肢，还应注意开发健肢的潜能，右侧偏瘫而平时又习惯使用右手（右利）的患者，此时要训练左手做事，衣服要做得宽松柔软，可根据特殊需要缝制特殊样式，穿衣时先穿患侧，后穿健侧；脱衣时先脱健侧，后脱患侧，增加自我照顾能力。

3. 心理护理

（1）做好心理护理：重视对精神情绪变化的监控，尊重老人，了解老年人的心理状态，及时发现老年患者的心理问题。进行针对性心理治疗（解释、安慰、鼓励等），消除患者的思想顾虑，稳定情绪，树立战胜疾病的信心，积极配合医护人员，进行功能锻炼，防止关节畸形和肌肉萎缩。

（2）康复过程中经常与治疗师联系，以便及时调整训练方案，家属应关心、体贴老人，给予精神支持及生活照顾，但要避免养成依赖的习惯，鼓励和督促患者坚持锻炼。

4. 预防并发症的护理

（1）因老年患者瘫痪肢体的运动和感觉障碍，局部血管神经营养差，若压迫时间较长，易发生压疮，应每2小时翻身更换体位一次，对被压红的部位轻轻按摩，以改善局部血液循环。床单位要干净、整洁，保持好个人卫生。

（2）注意保暖，防止受凉。洗浴时水温要适当，瘫痪肢体避免使用热水袋，防止皮肤烫伤。

（3）预防跌伤：病区走廊、过道、厕所安装扶手，卧床时加用床档，康复训练时禁止穿拖鞋，陪护在旁陪伴，预防跌倒。

【健康教育】

（1）指导患者保持精神愉快，情绪稳定。以低盐、低脂肪、低胆固醇饮食为宜，适当多食豆制品、蔬菜和水果，戒除吸烟、酗酒等不良习惯，并鼓励多饮水，保持二便通畅。

（2）指导患者每天坚持主动和被动功能训练，训练时注意安全，循序渐进，持之以恒，穿着合适的衣服和鞋子，起床、低头系鞋带等日常生活动作要缓慢；洗澡时间不宜过长，防止跌倒。

（3）指导患者如何有效地运用健侧肢体，提高自我效能和日常生活活动能力。

（4）老年人要重视中风的先兆征象，如头晕、头痛、肢体麻木、昏沉嗜睡、性格反常等，发现异常应及时到医院诊治。

三、偏瘫的护理

【概述】

偏瘫是因为各种原因导致脑损伤而引起的肢体运动功能障碍。它是一个症状而不是一种疾病，主要由脑卒中、脑外伤、缺氧性脑病、颅内肿瘤等疾病所导致。

老年性偏瘫多由急性脑血管病引起，动脉粥样硬化、高脂血症、高血压、糖尿病是偏瘫最主要的原因。偏瘫的发病方式呈现急性、突发性，但病理过程则多是缓慢的。

【临床表现】

常见运动功能障碍、言语功能障碍、吞咽功能障碍、认知功能障碍等。

（1）意识障碍性偏瘫：表现为突然发生意识障碍，伴有偏瘫，常有头及眼各一侧偏斜。

（2）弛缓性偏瘫；表现为一侧上、下肢随意运动障碍，伴有明显的肌张力低下，随意肌麻痹明显，不随意肌则可不出现麻痹，如胃肠运动、膀胱肌等均不发生障碍。

（3）痉挛性偏瘫：一般由弛缓性偏瘫移行而来，特点是明显的肌张力增高。上肢的伸肌群及下肢的屈肌群瘫痪明显，肌张力显著增高，故上肢表现为屈曲，下肢伸直，手指呈屈曲状态，被动伸直手有僵硬抵抗感。

（4）轻偏瘫：在偏瘫极轻微的情况下，如进行性偏瘫的早期，或一过性发作偏瘫，瘫痪轻微，如不仔细检查易于遗漏。

【治疗原则】

（1）根据病因、发病机制、临床类型采取个体化的治疗措施。如脑卒中可酌情选用保护脑细胞、降低颅内压、减轻脑水肿等治疗，预防各种并发症。

（2）尽早进行康复锻炼

①物理治疗：提高残存肌力及全身耐力，扩大关节活动度，提高躯干控制能力，借助辅助具提高步行能力。

②作业治疗：主要是日常生活动作（如衣、食、住、行的基本技巧），提高自理能力，使患者出院后能适应家庭生活的需要，提高生活质量。

【护理评估】

（1）病史：了解起病的缓急，既往有无高血压、高脂血症、糖尿病病史，是否按医嘱正确服药；观察患者生命体征及神志、瞳孔的变化；观察有无言语障碍、饮水呛咳、口角歪斜、认知功能障碍等。

（2）身体评估：了解营养、皮肤情况，注意有无发红、皮疹，评估肌力、肌张力、姿势与步态、平衡能力、运动反射情况及跌倒、压疮的危险因素。

（3）心理－社会状况：是否因肢体运动障碍出现焦虑、抑郁心理。

【护理诊断】

（1）躯体活动障碍：与偏瘫或平衡能力降低有关。

（2）焦虑：与瘫痪、缺少社会支持和担心预后有关。

（3）有皮肤完整性受损的危险：与长期卧床、肢体偏瘫有关。

（4）有失用综合征的危险：与长期卧床、肢体偏瘫有关。

（5）肩痛：与偏瘫、肩关节半脱位有关。

（6）安全问题：与肢体活动障碍有关。

【护理措施】

1. 躯体活动障碍

（1）保持良肢位摆放，备大小不同软枕支持，包括仰卧位、健侧卧位、患侧卧位，每2小时更换体位1次。瘫痪肢体的手指关节应伸展、稍屈曲，为达到效果，患者手中可放一块海绵团；肘关节微曲，上肢肩关节稍外展，避免关节内收、伸髋、伸膝关节；为防止足部下垂，使踝关节稍背曲，足底放托足板或穿硬底鞋；为防止下肢外旋，在外侧部可放沙袋或其他自制支撑物。尽量避免半卧位和不舒适体位。

（2）被动运动患侧肢体及各关节，各关节的运动方向均要进行训练，手法轻柔、无痛，维持关节活动度，防止关节挛缩、畸形。

2. 心理护理

（1）因病情恢复慢、活动受限、生活不能自理、失语等，老人易产生急躁、焦虑的心理，导致血压升高，病情加重。护士应加强心理疏导，鼓励患者表达自己的感受，稳定患者的情绪，适应角色转变，协助患者洗脸、喂饭、洗澡、处理大小便时要耐心、细心，避免不良刺激和伤害老人自尊行为，使患者保持心情舒畅，树立继续生活的勇气。

（2）为患者制定康复锻炼计划，帮助患者先完成短期活动目标，再制定下一步的活动内容，不可操之过急。正确对待老年人康复训练过程中注意力不集中、缺乏主动性、畏难和悲观情绪，鼓励老人克服困难，摆脱依赖心理，增强自我照顾信心。注意保持安静、整洁、采光照明充足、布置合理、良好舒适的治疗环境，有助于稳定情绪，促进心理康复。

3. 有皮肤完整性受损的危险

（1）老年人皮肤干燥，角化过度，不宜勤洗澡，由于皮肤变薄、弹性缺失、血流缓慢，应防止压疮的发生，协助患者完成生活护理，保持床单清洁、干燥，保持皮肤清洁，翻身时注意勿拖拉或用力过猛，以免损伤皮肤，对尿、便失禁患者，及时温水擦洗外阴及臀部，摄取足够的水分和均衡的饮食，养成定时排便的习惯，便秘者定时按摩腹部，促进肠蠕动。

（2）老年人因口角歪斜、吞咽困难，易使食物残留，影响口腔卫生，每日需清洗口腔2次，预防感染。

（3）老年人感觉迟钝，患侧肢体应注意保暖，禁止使用热水袋，防止烫伤；如有水肿，予抬高双下肢，以利静脉回流。

4. 有失用综合征的危险

（1）早期康复干预：告知患者及家属康复的重要性，训练的内容及时间；只要意识清醒、生命体征平稳，病情不再发展48小时后即可进行。

（2）重视患侧刺激：加强患侧刺激可以对抗其感觉的丧失，避免忽略患侧身体及空间，如床头柜、电视机应放患侧，所有护理工作（如帮助患者洗漱、进食、测血压）都应在患侧进行，家属与老人交谈也应握住患侧手，引导患者头转向患侧，避免手的损伤，禁止患侧肢体输液。

（3）老年人力量不足，护士应有步骤地指导及协助患者床上翻身动作及肩关节的被动上举训练、桥式运动（选择性伸髋），即仰卧时抬高或放下臀部训练；恢复期训练主要包括体位转移动作、坐位平衡、站立训练、步行训练等；上肢功能训练以运动疗法及作业疗法相结合，下肢功能训练以下肢负重及平衡能力训练、改善步态为主，做到运动适度，方法得当，动作宜缓慢，不能猛烈转动头部，以免引起脑供血不足或运动过度造成肌腱牵拉伤。

（4）日常生活能力训练：加强修饰，如厕，洗澡，穿衣，上、下楼梯等日常生活能力有关的训练，循序渐进。

5. 肩痛的护理 偏瘫性肩痛是上肢完全瘫痪后，肩关节周围肌肉松弛，在重力的影响下，肩关节受牵拉而发生半脱位，表现为患侧肩痛、手痛，上肢外展、旋外、上抬受限，强制被动运动则剧痛难忍，手背、手指肿胀，皮肤发红，皮温增高以及指腕关节屈曲疼痛等症状，护理上要做到以下几点。

（1）及早消除疼痛：早期要注意良肢位的摆放，坐位时应将患肢放在面前的桌子或者轮椅的扶手上，或者在患者双腿上放一枕头，将患肢放于枕头上，避免手受压或悬垂；立位时，肩关节半脱位的，应使用肩吊带或 Bobath 护腋将患肢托起，穿衣、翻身、体位转移时注意保护肩关节，肩痛严重时，可以给予理疗、光疗等。

（2）护士每日给老人进行无痛范围内的关节活动度训练，或协助患者行 Bobath 握手，即健手带动患手交叉上举训练，出现肩手综合征手肿胀时，可采用压迫性向心缠绕法或冷热湿敷疗法处理，以改善静脉回流，消除肿胀，并教会患者及家属。

6. 安全护理

（1）床铺加护栏，使用轮椅时加手刹，走廊、过道、厕所安装扶手，地面防滑，防止发生坠床、跌倒。

（2）加强巡视，告知老人行走训练时避免穿拖鞋，必要时使用手杖或助行器，行走时有专人陪伴。

（3）病室环境安全，物品摆放整齐、简洁，通道内无杂物；保持地面清洁、干燥，无水渍。

（4）加强安全教育，给老年人佩戴腕带，床头放置相关警示标识，有效预防跌倒、坠床、烫伤、外伤、走失等各种意外事件的发生，认真做好交接班。

【健康教育】

（1）让患者充分认识预防为主的重要性，积极治疗老年慢性疾病，如高血压、高脂血症、糖尿病等，清淡、少盐、少糖膳食，多食鱼、蔬菜、水果，少食动物内脏，戒烟、酒，保持正常体重。

（2）指导患者主动和被动功能训练，循序渐进，由简到难，康复训练时陪护在旁保护，预防跌倒。老年人从卧位到坐位，从坐位到立位时，动作应缓慢，手扶固定装置，确保安全。

（3）根据偏瘫侧的恢复情况，培养自我照顾能力，包括梳洗、穿衣、吃饭、如厕等，逐渐提高生活自理能力。

（4）偏瘫老人家庭康复要注意居家条件的改造，如地面无障碍，坐厕有扶手，带把手的杯子等。

（5）有头晕、肢体麻木、无力、口齿不清、视物模糊等先兆症状时，要及时就诊。

（6）长期卧床的老年人，应指导其家属掌握预防压疮、肺炎、尿路感染等合并症的方法。

四、截瘫的护理

【概述】

双下肢瘫痪称为截瘫，多见于脊髓胸腰段的炎症、外伤、肿瘤等引起的脊髓横贯性损害，截瘫不涉及上肢功能，但根据损伤的平面可以累及躯干、腿部或者盆腔脏器。本术语包括脊髓圆锥和马尾的损伤，但不包括腰骶丛病变及椎管外周围神经的损伤。年轻人的截瘫多由于脊髓受直接损伤或间接损伤（脊柱骨折、脱位）；老年人的截瘫除上述原因外，也可因肿瘤引起。

【临床表现】

脊髓颈膨大以上横贯性病变引起的截瘫为高位截瘫，第三胸椎以下的脊髓损伤所引起的截瘫为双下肢截瘫。脊髓损伤急性期，受伤平面以下双侧肢体感觉、运动、反射等消失，膀胱、肛门括约肌功能丧失。可分为完全性截瘫和不完全性截瘫。上述功能完全丧失者，称为完全性截瘫；还有部分功能存在的，称为不完全性截瘫，早期为迟缓性瘫痪，3~4周后转为痉挛性瘫痪。

【治疗原则】

（1）物理治疗：主要是改善全身各个关节活动和增强残存肌力训练，以及平衡协调动作和体位交换及转移动作（如卧位到坐位、翻身、从床到轮椅），以及理疗。

（2）作业治疗：主要是日常生活动作（如衣、食、住、行的基本技巧），使患者出院后能适应家庭生活、社会生活的需要。

（3）心理治疗：针对心理不同阶段（如否认、愤怒、抑郁等各个阶段）的改变制订出心理治疗计划。

（4）康复工程：定做一些必要的支具来练习站立和步行，补偿功能的不足。

（5）临床康复：应用护理和药物手段，减轻症状，预防并发症。

【护理评估】

（1）根据患者病情判断患者残疾程度及可能恢复的程度，包括肌力、肌张力、关节活动度、营养、二便、用药情况、日常生活动作（ADL）等。

（2）评估肢体深浅感觉、运动受损的部位与程度，受损部位皮肤是否有水肿、发绀，肌肉有无废用性萎缩及关节功能障碍；评估跌倒、压疮的危险因素。

（3）心理-社会状况：充分了解患者的心理状态、对治疗的信心、家庭情况及对角色改变的适应能力等。

【护理诊断】

（1）躯体移动障碍：与肢体瘫痪有关。

（2）排泄问题：与脊髓损害所致膀胱反射功能障碍有关。

（3）感知混乱：与脊髓损害感觉缺失有关。

（4）焦虑：与对疾病治疗缺乏信心，对预后的担忧有关。

（5）潜在并发症：压疮、泌尿系感染、结石、下肢深静脉血栓、体位性低血压、自主神经反射亢进、痉挛。

【护理措施】

1. 躯体移动障碍的护理　良肢位摆放，定时翻身，用软枕垫双足，使足背伸置于功能位，预防足下垂。对瘫痪下肢行关节被动运动，防止关节畸形挛缩，加强上肢主动运动，如支撑力、握力训练，采用引体向上、徒手操、牵引床拉手等，坐位静态平衡和躯干前、后、左、右旋转活动的动态平衡训练；日常生活活动训练：如穿、脱衣服，排泄，沐浴，教会患者及家属如何把患者身体自床上移到轮椅或从轮椅移到床上，以及使用辅助器材（例如轮椅、助行器、双拐等）进行站立步行训练，来增加自我照顾能力，提高生活质量。

2. 二便的护理

（1）脊髓损伤急性期膀胱的感觉及运动功能全部丧失，易出现急性尿潴留，应立即留置尿管引流膀胱的尿液，保持会阴部清洁，每天清洁尿道口，定期更换尿管，预防尿路感染，大便失禁者做好肛周皮肤护理。

（2）训练患者的排尿功能，每日饮水 1500～2000ml，定时开放尿管引流尿液，同时采用寻找扳机点，如轻扣耻骨上区或用手刺激大腿内侧、牵拉阴毛、听流水声等方法刺激膀胱反射性收缩。予间歇性导尿，每 4 小时 1 次，促进膀胱功能的恢复。

（3）老年人因长期卧床，胃肠运动减弱，会有便秘及失禁情况，指导患者高纤维素饮食，摄取足够水分，根据病前排便习惯，选择饭后进行排便训练，包括给予定时沿结肠走向腹部环形按摩（右下腹开始向上、向左、再向下顺时针按摩），排便时采用半卧位或坐位更能有效利用腹压引发排便，如无效可戴手套用指力沿直肠壁做环形运动并缓慢牵伸肛管，诱导排便反射。便秘患者可选用开塞露塞肛、小剂量药物灌肠等，每天固定时间训练。

3. 感知混乱的护理

（1）加强心理护理，稳定老年人情绪，消除其紧张、焦虑感，指导放松技术，如听音乐，增加舒适感。

（2）有浅感觉障碍的患者，衣服宜柔软，床褥宜轻软、平整，以减少皮肤刺激和防重压；床上不可有锐器，避免身体被刺伤，对有感觉障碍患肢不可使用暖水袋保暖，洗澡时应注意水温，防止烫伤。

（3）有深感觉障碍的患者，须提供安全的活动环境，活动时加强保护，预防跌伤；坚持知觉功能训练，每日3次用棉絮丝、毛线等刺激触觉，用热水、冷水刺激温度觉，用大头针刺激痛觉。

4. 预防并发症的护理

（1）老年人由于皮肤血液循环差、感觉障碍、自主神经紊乱，骶尾部皮肤长期受压，易导致压疮，应予患者睡气垫床，保持床单位整洁、干燥，定时翻身，动作轻柔，不可拖拽，避免损伤皮肤，按摩受压部位，增进血液循环，认真床头交接班，检查皮肤是否有发红等情况。

（2）给予足够营养，保持会阴、肛周皮肤的清洁，避免尿液及粪便的刺激，对排便异常患者，及时清理排泄物，温水擦洗，做好皮肤骨突部位保护，坐轮椅患者每30分钟用上肢撑起躯干或侧倾躯干，使臀部离开椅面减轻压力，以免坐骨结节发生压疮。

（3）下肢深静脉血栓护理：可选用足底静脉泵、压力弹力袜，行双下肢气压主动治疗来预防，避免选用下肢静脉输液，指导患者双下肢被动和主动运动，减少平卧时间。观察有无大、小腿肿胀，皮温升高等表现，如下肢肿胀，可抬高下肢并制动，必要时给予使用抗凝药物，避免血栓脱落造成肺、脑等重要脏器的栓塞。

（4）体位性低血压的护理：对体位性低血压患者，戴腰围，增加腹压，也可用弹力绷带包扎下肢，促进静脉回流，增加回心血量。予站立斜床训练，角度从15°、30°、45°开始，依次类推，循序渐进，直至90°。出现头昏、头晕、视物模糊、乏力等低血压症状时，立即改变体位至平卧或将轮椅后仰变为头低位，收缩压小于70mmHg时报告医生及时处理。

（5）自主神经反射亢进护理：T₆以上脊髓损伤患者多见，临床表现为头痛、突发性高血压、心动过缓或过速，伴有面部潮红、皮肤出汗。处理原则：一旦发现首先抬高床头或坐位，降低颅内压力，监测血压脉搏的变化，予心痛定10mg舌下含服，并尽快寻找诱因，如膀胱是否充盈，导尿管是否通畅，直肠内有无大量或嵌顿的粪块，衣着、鞋袜是否压迫或不适，立即予导尿或排空直肠等方式解除诱因。对经常发生自主神经反射亢进者，告知患者及家属预防和处理的方法。

（6）痉挛的护理：严重痉挛可造成坐位平衡破坏，移乘和生活自理动作困难，出现诱发意外损伤甚至骨折，应预防和去除诱发因素。要保持正确体位和关节活动度及牵张训练，避免长期处于一个固定姿势，对肢体进行主动、被动运动，每日斜床站立，或予冷疗、热疗，生物反馈、外周神经或肌肉电刺激、按摩、针灸和支具矫形器使用、抗痉挛药物（巴氯芬、地西泮等）和神经化学阻滞（肉毒素）以降低肌张力。

【健康指导】

（1）指导老年人坚持主动和被动锻炼，掌握康复器械（轮椅、助行器、拐杖）的使用、日常生活活动能力的训练方法以及注意事项，防止肢体关节畸形、足下垂的发生，加强自我管理。

（2）保持健康的生活，多食蔬菜、水果，以及含钙高的食物，少食高脂肪和碱性食物，多晒太阳，保持情绪稳定，避免体重过重或者肥胖。

（3）做好二便管理，每日定时饮水1500～2000ml,，养成规律的排便、排尿习惯。

（4）对家庭环境无障碍设施提出修改意见，以帮助老人更好地适应回归家庭、社会之后的日常生活。

（5）每月定期做尿常规、尿细菌培养及计数一次，预防各种并发症（压疮、尿路感染、膀胱结石等）。

第二节　肌张力功能障碍的护理

一、肌张力亢进的护理

【概述】

肌肉静止松弛状态下的紧张度称为肌张力，是维持身体各种姿势以及正常运动的基础。如人在静卧休息时，身体各部肌肉所具有的张力称为静止性肌张力。躯体站立时，虽不见肌肉显著收缩，但躯体前后肌肉亦保持一定张力，以维持站立姿势和身体稳定，称为姿势性肌张力。肌张力亢进是上运动神经元受损后，由于脊髓和脑干反射亢进而出现的肌张力异常增高的症候群。老年人肌张力亢进多见于锥体系（帕金森病）和锥体外系、小脑、脑干病变等。

【临床表现】

（1）锥体系病变表现为痉挛性肌张力增高，特点是其肌张力增高有选择性，上肢以内收肌、屈肌与旋前肌为主，下肢以伸肌肌张力增高占优势，上肢屈肌和下肢伸肌张力增高明显，肌张力增高的部位与瘫痪部位一致，静止状态下肌张力也增高，触诊肌肉较硬，被动运动时有阻抗感。

（2）锥体外系病变表现为强直性肌张力增高，特点是肌张力的大小与肌肉当时的长度即收缩形态并无关系，在伸肌和屈肌间也没有区别。无论动作的速度、幅度、方向如何，都遇到均等的阻力，这种肌张力增高称为铅管样强直（不伴震颤)；如因伴发震颤而产生交替性的松紧变化，称为齿轮样强直。

【治疗原则】

（1）治疗因人而异，针对病因进行综合性的治疗，包括预防伤害性刺激、早期的预防体位、运动疗法、持续被动牵伸、放松疗法、抑制异常反射模式、良好姿势及姿势转换、抗重力姿势的维持和其他物理疗法、药物、神经阻滞和手术等。

（2）减少加重肌张力亢进的不当处理和刺激，消除加重肌张力亢进的危险因素。

【护理评估】

（1）病史：了解患者起病的缓急，运动障碍的性质、程度及并发症状，评估有无神经功能受损。

（2）检查肌力、肌张力变化，注意有无损伤、抽搐、疼痛，评估姿势与步态，平衡能力及全身协调、运动反射情况，跌倒、压疮的危险因素，营养、二便、日常生活能力（ADL）。

（3）心理－社会状况：是否因病程长等产生自卑、抑郁情绪。

【护理诊断】

（1）躯体活动障碍：与肌强直有关。

（2）姿势步态异常：与肌强直有关。

（3）疼痛：与肌肉痉挛有关。

（4）有受伤的危险：与肌强直、步态不稳有关。

【护理措施】

1. 良肢位的摆放 包括健侧卧位、患侧卧位、仰卧位，每2小时翻身1次，可抑制痉挛模式（即上肢的屈肌痉挛、下肢的伸肌痉挛），对早期诱发分离运动起到良好的作用，要尽量将肢体置于舒适、不受压、方便活动的功能位置，对肌张力增高的患肢进行按摩，按摩手法主要有揉、按、捏、拿，并对关节进行牵拉屈伸运动，对于处于强直状态的关节可采用牵拉固定的方式，每天2次，每次15分钟。鼓励患者的主动活动，避免肢体长期处于一个固定姿势，对已有痉挛的躯干进行柔和地牵拉，每日做斜床站立，有效抑制下肢及躯干痉挛的发生。

2. 指导患者康复锻炼 训练老人的翻身、抬高肢体、坐位、站立、行走能力，如仰卧下屈髋屈膝，护士固定好膝、踝并左右摇摆放松训练，抑制异常反射性模式。偏瘫患者运用双上肢促进身体从坐位站起、冰水浸泡、温水浴、温热电刺激疗法等，使肌张力得到不同程度下降，而从缓解痉挛、疼痛，时间要循序渐进。

3. 药物护理 针对老年患者记忆差，对药物耐受性、敏感性差的特点，护士应向老人及家属反复宣教用药的注意事项，注意观察药物的使用效果、不良反应，如巴氯芬能有效地减少肌肉痉挛的强度，不影响正常神经支配肌肉的力量，使用时从小剂量开始，每次5~10mg，每日2次，每三日增加5mg，直到缓解痉挛为止，使用过程中必须是最后一口饭送服。巴氯芬根据每个患者的情况随时调整剂量，减量要缓慢，避免盲目停药。肉毒素主要用于靶肌肉或小肌肉痉挛，使药物集中在关键肌肉，减少副作用，指导患者注射后要多运动，以促进药物吸收。

4. 安全护理 病房应做到无障碍设施，床铺有保护性护栏；走廊、厕所安装扶手，方便老人起坐、扶行；地面平整、干燥、防滑；物品固定、摆放有序；充分照明，灯光避免直射；电源开关易触及，呼叫器置于床旁，日常生活用品放在患者伸手可及处；运动场所宽敞、明亮，没有障碍物阻挡；运动时穿防滑鞋，衣裤不可太长，选用合适的辅助工具，并专人陪伴；避免突然呼叫老人，以免分散其注意力，预防跌倒、受伤。

5. 辅具使用的护理 辅具在保护关节、预防肌腱挛缩、调节肌张力方面起到重要的作用，常用的辅具有肩托、鞋托、分指板、躯干支具、行走架、拐杖、轮椅等，辅具的选择应根据病情各阶段及个体感受而选择，指导患者正确使用，避免出现疼痛、皮肤破损等不良事件。

【健康教育】

（1）教导患者及家属要保持稳定的情绪，向患者及家属简单地解释所有的治疗过程。

（2）鼓励家属参加康复治疗的活动，康复训练有专人陪护，不要随意更改训练计划，训练中注意安全，预防发生意外。

（3）教导运动计划的重要性，并能切实实行。由于神经功能恢复较慢，只要长期坚持锻炼，数年后仍有恢复、进展可能。

（4）教导家属能适时地给予患者协助及心理支持，并时常给予鼓励。

（5）教导家属及患者重视日常生活的照顾，预防并发症。

二、肌肉痉挛的护理

【概述】

肌肉痉挛是指上运动神经元病损后，由于脊髓和脑干反射亢进而出现的肌张力异常增高的症候群，是一种由牵张反射兴奋性增高所致的、以速度依赖的紧张性牵张反射亢进为特征的运动功能障碍。多发于 60 岁以上的老年人，由于各方面机体功能下降，长期劳损，很易发生震颤、麻痹及肌肉痉挛。

【临床表现】

肌肉痉挛表现为某肌肉突然发作的明显挤压或收缩过程，患者常伴有疼痛等不适感，痉挛过程可持续数秒钟至数分钟不等，局部肌肉断续性痉挛，可发生在不同的肌肉群，通常在小腿、腘绳肌或股四头肌，其中发生在小腿后群肌肉是最常见的。常见没有任何预兆便突然发生的急性疼痛、僵硬、明显的肌肉突起，以及可持续几天的疼痛。严重时产生臀部酸痛、肌肉痉挛性疼痛、局部肢体抽动、肢体僵硬感、抽搐、肌肉神经痛等。

【治疗原则】

肌肉痉挛的治疗原则主要有电痉挛诱导、运动指导、拉伸、按摩疗法、纠正电解质紊乱等，主要用以促进康复、提高日常生活（ADL）能力、保持肌肉长度、维持肢体的正常位置、防止发生继发性软组织缩短以及减轻疼痛。治疗方法包括牵拉肌肉，在两次理疗和手法治疗的间隔期打夹板、戴矫形器，长期保持肌肉的伸展状态。

【护理评估】

（1）病史：了解患者既往史，是否患有脑卒中等脑损伤性的病史、患者的饮食习惯和日常的运动习惯。

（2）躯体状况：了解起病时间和形式，观察痉挛局部肌肉的情况，有无疼痛、僵硬，有无神经功能缺损。

（3）心理－社会状况：评估患者心理是否因此产生自卑、焦虑、抑郁等心理，随着痉挛频繁发作产生恐惧感甚至绝望的心理。

【护理诊断】

（1）运动功能障碍：与肌肉痉挛产生的僵硬、疼痛有关。

（2）营养失调：与 Ca^{2+} 低于机体需要量有关。

（3）知识缺乏：缺乏运动常识、痉挛急救相关知识。

【护理措施】

1. 运动功能障碍　急性期后（发病 1 周左右）肌张力开始增强，患肢出现屈曲痉挛，应尽早对患侧肢体进行被动运动及按摩，可促进自主神经的恢复，改善血循环及营养状况，被动运动还可对患者大脑形成反馈刺激；出现自主运动后，鼓励患者以自主运动为主，辅以被动运动，以健肢带动患肢在床上练习起坐、翻身运动；患肢肌肉恢复到一定程度时应及时协助患者离床行走，逐步锻炼直到恢复运动功能，此时应避免碰伤、坠床。当自主运动恢复后，尽早对患者进行生活自理能力的训练，预防痉挛发生。

2. 饮食护理　给予患者清淡、易消化的食物，给予高营养、高蛋白、高维生素以及增加钙微量元素的吸收。多晒太阳，适量补充维生素 D，忌食生冷辛辣食物。进食应该缓慢，防止呛入气管，吞咽困难时用鼻饲。

3. 心理护理　建立良好的护患关系是心理护理和其他治疗护理取得成功的基础。加强与患者的沟通，解释肌肉痉挛的处理方式，告知患者发生肌肉痉挛的危险因素，防止日后反复发作。积极配合完成日常治疗、康复和保健。

【健康教育】

（1）调整日常生活与工作量，有规律地进行活动和锻炼，避免劳累。

（2）保持情绪稳定，避免情绪激动和紧张。

（3）保持大便通畅，避免用力大便，多食水果及高纤维素、含钙丰富的食物。

（4）避免寒冷刺激，注意保暖。

（5）鼓励老年人做力所能及的事情，提高日常生活能力，预防肌肉功能退化，增强抵抗力。

第三节　步态功能障碍的护理

一、痉挛步态的护理

【概述】

因单侧腿部肌肉张力过高而表现为走路时足部僵硬的拖曳步态。常见于老年帕金森病、脑性瘫痪、脑血管病变性痴呆患者。

【病因】

皮质脊髓束病变、脑功能损伤导致运动功能丧失，共同运动、痉挛模式的出现导致股四头肌肌张力增高、肌痉挛，从而引起痉挛步态。

【临床表现】

下肢变得僵硬，且髋关节和膝关节的屈曲显著减少，可能伴随足跖屈畸形。通常是髋关节或膝关节无法回旋，其脚往往在地面上拖动，导致脚趾刮在地上，呈拖拽式画圈步态。

【治疗原则】

结合康复治疗中的热疗法、电疗法、针刺法与被动牵伸手法，配合使用戴矫形鞋的减重步行训练，Halliwick 技术、水中运动疗法，感觉统合训练结合常规康复训练等。

【护理评估】

（1）病史：了解患者既往史是否患有双下肢萎缩、脊髓损伤、脑瘫并发症等疾病。

（2）身体状况：了解起病时间和形式，观察痉挛局部肌肉的情况，平衡与协调能力、步行能力测定。

（3）心理-社会状况：评估患者是否因此产生自卑、焦虑、抑郁等心理，随着肢体运动障碍的加深加重，生活自理能力是否下降。

【护理诊断】

（1）运动功能障碍：与脊髓损伤有关。

（2）自我形象紊乱：与下肢步态紊乱有关。

（3）焦虑：与痉挛频繁发作和预后效果不佳有关。

（4）潜在并发症：有跌倒的危险。

【护理措施】

1. 运动功能障碍

（1）抗痉挛的良肢位摆放：下肢伸肌张力增高将下肢摆放为屈曲位，定时翻身，避免长期处于一个固定姿势，对肢体进行主被动训练，进行肌肉按摩，或温和被动牵张肌痉挛，每日斜床站立，可降低肌张力，指导患者放松训练，包括水疗、温水浸泡、冷疗或热疗均可缓解肌痉挛。

（2）针对性运动的训练：包括低强度小运动量训练、下肢身体训练、步行、有氧运动等锻炼。患者恢复到一定程度后即可进行步行训练，先令家属扶住患者腰部，患者上肢则扶住家属肩部，由缓慢原地踏步训练开始，逐步变为家属扶着患者缓慢步行，条件允许时，最后变为患者独自缓慢步行，并使用辅助工具，建议使用四脚杖或三脚杖。四脚杖和三脚杖与单脚杖相比，稳定性更好，特别是在站立时能提供有效的支撑，比较适合于步行速度缓慢、需要稳定性帮助的患者。

2. 自我形象紊乱

（1）情感支持：护理人员的言行举止对患者的自我概念变化有着重要作用。因此，要以尊重和关心的态度与患者多交谈，鼓励患者以各种方式表达形体改变所致的心理感受，确定患者对自身改变的了解程度及这些改变对其生活方式的影响，接受患者所呈现的焦虑和失落，使患者在表达感受的同时获得情感上的支持。

（2）提高适应能力：事先告知疾病的相关知识，教会患者及家属有关的护理技术及技能，交待清楚注意事项，治疗后及出院后给予必要的生活指导，帮助患者及家属正确认识疾病所致的形体外观改变，提高对形体改变的认识和适应能力。

3. 焦虑　由于患者长期遭受病痛的折磨，并且由于医疗费用较高，患者家庭经济负担比较重，老人会具有不同程度的心理负担。要密切观察患者情绪变化，及时给予安慰和疏导，使患者重新树立与疾病做斗争的信心，配合护理人员完成各种治疗、康复训练。因老年人组织损伤康复周期长，心理护理要贯穿始终，及时消除患者心理障碍，减轻患者压力。同时，要鼓励患者家属多与患者交流，给予患者信心和温暖。通过心理护理，能改善患者悲观失落的情绪，提高训练的主动性和依从性。

4. 潜在并发症　有跌倒的危险。老年患者因反应慢，常伴有多种疾病，听力下降而不能清楚地述说病情，护理时要注意患者的全身情况及其他慢性病的症状和体征，当患者要坐起、下床时，告知患者改变体位时要"三慢"，即抬头转头慢、坐起慢、站起慢，训练时指导患者正确使用各种矫形器，注意安全，预防跌倒。

5. 药物护理 向患者及家属宣教用药的注意事项及观察药物的使用效果和不良反应，如巴氯芬、肉毒素能有效地减少肌肉的痉挛，使用过程中随时调整剂量，减量要缓慢，避免盲目停药。

【健康教育】

制定科学合理的康复训练计划，有目的、有针对性地训练，以达到最好的效果，可以有效地矫正痉挛步态。向患者和家属宣教脑卒中后肌痉挛的基本知识，使其了解发生机制、影响因素及注意事项，指导患者控制和消除加重肌痉挛的某些因素。针对老年人骨质疏松、风湿性关节炎等下肢疾病致跌倒风险较高，注意做好跌倒防范措施。

二、偏瘫步态的护理

【概述】

偏瘫步态指一侧肢体正常，而另一侧肢体因各种疾病造成瘫痪所形成的步态，偏瘫时患侧下肢因伸肌肌张力高而显得较长，且屈曲困难。患者行走时偏瘫侧上肢的协同摆动动作消失，呈内收旋前屈曲姿势，下肢伸直并外旋举步时将骨盆抬高，为避免足尖拖地而向外旋转后移向前方，故又称划圈样步态。它是由一侧锥体束损害引起，多见于脑血管疾病。

【临床表现】

下肢运动异常表现为髋关节伸、内收、内旋，膝关节伸，足跖屈、内翻，趾屈曲、内收等，常见偏瘫步态有以下几种。

（1）提髋型

①表现：迈步时以躯干向健侧倾斜、提髋来代偿性提起下肢完成摆动。

②原因：屈髋困难，由于患侧下肢伸肌痉挛模式占优势，摆动相开始时不能在伸髋的情况下屈膝、踝背屈。

（2）划圈型

①表现：骨盆上提，向后旋转，髋关节外旋、外展；患足落地时，不是足跟先着地，而是足尖或整个足掌蹬地，踝内翻、脚趾跖屈，形成典型的划圈步态。

②原因：负重差、伸肌痉挛模式等。

（3）瘸拐型

①表现：患腿在摆动相开始时屈肌共同运动模式，屈髋、屈膝，摆动相结束

时脚跟不能着地。在站立相时不能负重，足内翻，行走不稳定或呈瘸拐状，呈典型的偏瘫步态。

②原因：摆动相开始时屈肌共同运动模式，结束时诱发伸肌共同运动模式。

（4）膝过伸伴髋后突型

①表现：站立相时膝关节向后过伸，髋关节后突。

②原因：患侧下肢股四头肌无力或伸肌张力过高，股四头肌与股二头肌肌力不协调，久而久之，使调控膝关节屈伸的韧带增粗或松弛，膝关节绞锁机制被破坏，髋关节稳定性差。

【治疗原则】

早期给予小腿后群肌肉牵拉、局部肉毒素注射结合腓骨长短肌、胫前肌肌力强化训练是纠正足下垂内翻、改善的偏瘫步态的优化治疗方案。

【护理评估】

（1）病史：了解患者既往史是否患有脑卒中、脑组织损伤后并发症等疾病。

（2）身体状况：了解起病时间和形式，观察偏瘫肢体的运动情况，包括评估肌力、肌张力分级、平衡与协调能力、步行能力测定，了解足下垂、内翻是否影响患侧下肢的触地、负重支撑，是否有迈步拖曳、重心后移、向前移动动力差、膝反张等，了解偏瘫患侧步长、跨步长、步频、步宽、步速、步态，患侧小腿肌肉（腓伸肌群，腓肠肌内侧群、外侧群）、踝关节背屈、跖屈、外翻肌力等。

（3）心理 - 社会状况：患者因为对疾病的部分认知，在早期往往表现为否认和不理解，继而抑郁，担心早期活动有危险，产生自卑、焦虑、抑郁等心理，随着肢体运动障碍的加深加重，生活自理能力下降，患者出现自卑、抑郁心理障碍。

【护理诊断】

（1）运动功能障碍：与脑部疾病或脑组织损伤有关。

（2）自我形象紊乱：与下肢步态紊乱有关。

（3）焦虑：与康复预后效果不佳有关。

（4）潜在并发症：有跌到的危险。

【护理措施】

1. 运动功能障碍

（1）要尽早指导患者进行早期康复训练，如仰卧、桥式运动，注意保持动作的柔和，每日 2 次，每次训练 50 ~ 100 遍；还应予患侧的上、下肢被动运动，每日 2 次，每次训练 30~50 遍。另外，也可指导患者家属对患者进行运动训练。提倡急性期根据患者情况开展运动康复训练。如早期阶段从基础的坐起、站起、坐下进行训练，增加股四头肌肌力，对抗痉挛的发生；强调不屈膝屈踝、不屈髋屈膝等，反复训练，渐进增加站立时间后，再训练患者行走，并逐步减少辅助设备。训练过程中要注意患者心率的变化，建议达到患者最大心率的 90% 后休息 5 分钟再进行训练，但要保证训练时间。当患者达到站立位三级平衡时，可进行步行训练，包括原地单腿支撑，交替单腿支撑，原地迈步，平行杠内行走，室内、外行走，上下楼梯训练，有条件时可利用减重步行训练。训练时要求患者躯干伸直，护士在旁协助保护，预防跌倒。

（2）生活护理：日常生活能力训练，包括进食、梳洗、更衣、沐浴、交流、家务、外出等训练。制订好计划，由轻到重，在早期训练过程中，需要专人陪护，防止肌力痉挛、跌倒、受伤甚至骨折。

（3）饮食护理：增加含钙丰富的食物，给予低盐、低脂、优质蛋白的清淡饮食，多食蔬菜、水果和粗纤维食物。

2. 心理护理　患者因疾病合并肢体功能障碍，需要家人的照顾，极易出现自责、抑郁等情绪，护理人员可针对患者的负性情绪设计与实际相符合的心理护理计划，为患者介绍成功病例，提升其护理信心；与患者建立良好的护患关系，主动与患者沟通，了解患者的心理状态，运用心理疏导技巧及认知行为干预，使患者及家属了解康复基本知识及康复训练的意义，结合患者实际，制订系统的康复训练计划，并给予预防偏瘫步态的康复活动指导，随时检查并纠正不良体位及不良行为。

【健康教育】

强化康复知识宣教，增强安全意识，提高患者在治疗后的生活质量。对患者及其家属进行沟通交流，消除指导者的思想顾虑。同时，也要告知患者在生活中的注意事项，要保持愉悦的心情，安排合理的作息时间，并坚持做康复活动训练，出院后要定期到医院复查等。

第十一章 皮肤、指甲和毛发功能障碍的护理

第一节 皮肤功能障碍的护理

一、破损皮肤的护理

【概述】

正常皮肤组织在机体内外因素作用下导致损伤。常伴有皮肤完整性破坏以及一定量正常组织的丢失，皮肤的正常功能受损。特别是老年糖尿病患者因为年龄的不断增加，导致其身体各项功能也变得越来越弱，并对自身的皮肤造成了一定的影响，比如说容易出现皮肤组织变薄以及弹性下降等。

【临床表现】

皮肤破损大多由于外力机械的原因造成且有伤口出现，多数情况下会有出血。出血是由于机械原因，同时也有一些其他的患病原因如湿疹、皮炎、搔痒，抓挠有时候也可以造成皮肤破损或者有液体渗出性破损。

【治疗原则】

（1）清洁伤口：去除附着于伤口和皮肤表面的坏死组织和感染性渗出液，有利于伤口愈合。

（2）发现伤口感染及时处理，避免感染扩散。监测感染情况，必要时进行伤口细菌培养。

（3）遇有穿刺、切割或怀疑有深部组织损伤时，进行伤口的探查，以免影响伤口的愈合。

（4）清创时，注意保护伤口及周围正常组织，减少组织二度伤害。

（5）根据伤口的大小、深度、颜色及渗出液选择恰当的敷料。

（6）注重身心整体护理，尽可能使患者感到舒适。

【护理评估】

1. 全身评估

（1）患者营养状况：营养是影响伤口愈合的重要因素之一，伤口愈合过程中必要的营养素有蛋白质、足够的热量、维生素 C、维生素 A、维生素 B_6、维生素 B_{12}、叶酸、锌、铁等。胶原代谢是机体代谢的一部分，营养不良所致的负氮平衡必然影响胶原合成而影响伤口愈合。

（2）年龄：老年人细胞活性广泛降低、组织再生能力衰退而致伤口愈合延迟。

（3）代谢性疾病：糖尿病患者血糖过高导致伤口愈合初期的炎症受损，增加伤口感染的机会。肾衰竭患者的全身废物和毒素的排泄、血压的调节、水及电解质的平衡及凝血的功能受损，导致伤口感染机会增加，伤口愈合减慢。

（4）免疫状态：免疫力降低时，由于白细胞数目的减少，蛋白质的摄取受损，延迟了伤口的愈合。

（5）药物：类固醇的抗炎作用，使伤口愈合的炎症期被抑制，且使血中的锌量减少，致使伤口愈合的过程受阻。化疗药物可减少骨髓中的细胞成分，使炎症细胞和血小板数量降低，相关生长因子不足，延迟伤口的正常愈合。

（6）血管功能：通过多普勒彩超评估患者的动静脉血管的功能。

（7）神经系统障碍：由于神经系统障碍，造成患者知觉、感觉和运动功能的损伤，致使伤口被污染或皮肤溃烂加重，影响伤口的愈合。

（8）凝血功能：常见于血友病、血小板减少、营养不良或接受抗凝剂治疗的患者。由于这些患者凝血功能障碍，影响伤口愈合。

（9）心理状态：适度的心理应激反应有助于调节机体免疫系统的功能，但焦虑、恐惧、悲观等负性心理状态抑制机体免疫功能。

2. 伤口评估

（1）伤口的类型：根据伤口愈合时间分为急性伤口和慢性伤口。根据伤口造成的原因，分为物理、化学、放射、温度、血管病变等因素。根据组织破坏的深度，分为部分皮层、全皮层。

（2）伤口的颜色：红色伤口，表示伤口有健康血流的肉芽组织，干净或正在愈合当中的伤口。黄色伤口，表示伤口内有腐肉、渗液和感染。黑色伤口，伤口内缺乏血液供应的坏死组织、软或硬的结痂。混合伤口，伤口内有上述各颜色。

（3）伤口的位置：是指伤口与身体解剖位置的关系，准确描述伤口位置能为确定伤口的病因提供线索。

（4）伤口的大小：指伤口的大小、深度、容量、潜行、瘘管、窦道。

（5）伤口渗液：观察渗液的量、性状及气味。

（6）伤口与周围皮肤的状态：观察伤口边缘的颜色、厚度、内卷、潜行，伤口边缘若出现内卷或与基底分离则提示伤口停止生长或发生变化，应查找相关因素。

（7）疼痛：患者对疼痛的反应，可抑制自体免疫系统的活动，间接阻碍伤口的愈合。

（8）伤口感染的评估：闻一下伤口有无恶臭，考虑伤口感染菌株；触摸伤口周围组织有无血肿、硬块、疼痛；拍照留存。

【护理诊断】

皮肤完整性受损（皮肤感染、皮肤破损）：与引起皮肤损伤的相关因素有关。

【护理措施】

（1）根据护理评估实施相应的护理措施。

（2）伤口处理

①对于患者破损的皮肤需要进行及时的清创以及消炎包扎，并需要根据患者受伤的原因来采用不同的换药方法。

②进行烫伤的处理过程中，需要用烫伤膏外涂，如果出现了水疱或者水疱破后有出水现象，就需要使用一些消炎类的药物来进行处理。

③对于因为摔伤导致的皮肤损伤，则需要首先进行创口的消毒工作，并防止伤口出现感染现象。

④老年糖尿病患者机体抵抗力较差，容易出现皮肤化脓、感染等并发症。一旦出现皮肤化脓、感染等并发症，首先要控制好血糖，并做好积极治疗。

⑤对于出现大便失禁、腹泻导致损伤的皮肤部位，采用护肤粉、皮肤保护膜，较为严重的患者应用薄膜的敷料进行外敷。

⑥对于出现皮肤破溃、渗出的患者，应用泡沫敷料或者水胶体敷料进行外敷。

（3）伤口包扎时，应使用平均的力量包扎，以免血液循环受阻；肢体保持自然正常的姿势，以免肌肉、关节或韧带的过分牵拉。特殊部位的伤口敷料，需粘贴稳妥、牢固持久，既便于患者活动又使其感到舒适，同时利于伤口愈合。

（4）全身感染时使用抗感染药物对症治疗。

（5）营养支持治疗，由专业营养师为患者制定营养补充计划，从饮食方面给予营养支持。

（6）在护理失能失智老年人的过程中，护理人员不仅要关注卧床不能自理的老年人，也不能忽视有行动能力或半自理老年人的皮肤问题，失能失智老年人往往存在着不同程度的皮肤问题或潜在危险。

【健康教育】

（1）老年人除生理活动需要的营养外，应根据老年人的皮肤干燥及易破损、皲裂的特点，适当调整饮食，多进食蔬菜和水果，多摄取维生素 A、补充维生素 B、避免刺激性食品、补充维生素 D、促进钙吸收、增加富含胶原蛋白的食物，做好饮食教育，根据患者综合评估制定相应的饮食计划。

（2）注重环境的调节，保持室内空气新鲜，适宜的温、湿度，室外活动应选择风和日丽的天气。

（3）根据老年人皮肤特点做好自身皮肤的保护，避免过频洗澡，避免碱性清洁用品，水温控制在 40℃ 左右，时间控制在 10 ~ 15 分钟，注意腋下、肛门、外阴、脚趾缝和乳房下等皱褶处应洗净后用柔软毛巾将皮肤蘸干，涂抹护肤用品。主要是清洗、润肤、观察，必要时辅以皮肤保护剂干预措施。

（4）老年人着装款式应容易穿脱、大小合适，不妨碍活动，宽松，便于更换体位；面料宜柔软、光滑、吸湿性能强、通气性好，可选择棉、麻、丝织品；内衣裤、袜子要及时更换，袜子口要宽松，选择棉质；内衣裤、外衣裤要分开清洗，洗涤用品要冲洗干净，尽量在日光下暴晒。

（5）做好前瞻性的护理，避免因各种因素引起皮肤破损时给老年患者带来身体损伤和经济上的损失，对于存在皮肤危险的高危人群，一定要早发现、早治疗。

二、皮肤瘢痕的护理

【概述】

瘢痕的形成是一个极其复杂的生物学过程，包括多种修复细胞及细胞因子等诸多因素共同参与的细胞化学、急救学、免疫学、分子生物学过程。其病理表现为成纤维母细胞的大量增殖和胶原的过度沉积；在不同阶段有着不同的临床表现和发展趋势，不仅严重影响外貌和功能，而且会造成患者的心理异常。老年患者由于自身机能的下降造成手术治疗后产生瘢痕疙瘩的概率明显高于青壮年人群。老年人由于生理性因素，一旦出现深Ⅱ度烧伤，其创面的愈合更难，并且愈合过程中更易发生瘢痕挛缩畸形以及关节功能障碍。

【临床表现】

（1）表浅性瘢痕：外表与正常皮肤稍有不同，基本上与周围皮肤齐平，颜色略红或略白；但质地柔软、平整，对机体功能无影响，外观影响也较小。随着时间的推移，瘢痕逐渐不明显。

（2）增生性瘫痕：增生性瘢痕明显高出皮面，形状不规则、高低不平、潮红充血、质硬，只在原瘢痕面上增生肥厚，不向周围扩张，与基底组织不粘连，可推动。有灼痛及瘙痒感，在环境温度变化、情绪激动或食辛辣刺激性食物时症状加重。增生往往在数月或数年后才逐渐发生退行性变。临床表现为瘢痕变平、质地变软、色泽转淡、充血消退，有些增生性瘢痕最终可转变为表浅性瘢痕。痛痒症状也大为减轻或消失。

（3）瘢痕疙瘩：瘢痕疙瘩为结缔组织高度生长所形成的良性肿瘤，常由于烧伤或轻微损伤引起。部分患者无损伤史。其特点是具有持续性强大增生力，范围超过原有病变位置向周围正常皮肤扩张，有紫红色的侵袭"蟹足"，故又名蟹足肿。

（4）萎缩性瘢痕：萎缩性瘢痕外观多平坦，与四周的皮面相齐或稍低，故又名扁平瘢痕。瘢痕表面平滑光亮，色素减退呈苍白色，少数有色素沉着呈暗褐色。瘢痕稳定，质地柔软，基底松动可提捏，一般不造成机体功能障碍。

（5）挛缩性瘢痕：在表面宽阔的躯干部位，代偿能力强，在形成挛缩性瘢痕后，如不超出代偿能力的限度，机体会逐渐调整、适应，虽可引起一定程度的挛缩畸形，但常不致出现严重的功能障碍。但在器官聚集的面部、皮肤疏松的颈前和肢体屈侧等部位，在创面愈合过程中，随着创缘的向心性收缩，将导致程度不等的瘢痕挛缩畸形，引起严重的外观畸形、功能障碍。如未能及时治疗，还可继发深部组织如肌膜、神经、血管等的短缩、移位和骨关节的变形脱位等一系列变化。如挛缩性瘢痕发生在儿童期，则会引起发育障碍。

（6）老年病理性瘢痕的发病机制与骨骼萎缩、肌肉松弛和皮肤弹性减弱有直接关系，而且老年人的皮下脂肪少，重力作用明显，皮肤下垂也相对明显；萎缩性瘢痕多呈淡红色或白色，有色素沉着，表面平坦，多伴有功能障碍。

【治疗原则】

对瘢痕主要采取综合治疗手段；对于数目少、皮损小的瘢痕，多主张在皮损内注射糖皮质激素作为一线疗法；较大瘢痕可选择手术治疗，并配合其他方法，如酌情选用硅凝胶、加压疗法、放射、冷冻、激光等方法。综合治疗不仅可以增强疗效，同时在减轻并发症方面也作用显著。

【护理评估】

根据 1970 年全国烧伤会议标准。

（1）色泽：赤红或鲜红伴毛细血管增生扩张计 3 分；淡红，按压后消失计 2 分；不红，有些灰暗计 1 分；正常肤色计 0 分。

（2）瘢痕高度：8mm 以上计 3 分；4 ~ 8mm 计 2 分；1 ~ 4mm 计 1 分；平坦或稍凹陷计 0 分。

（3）硬度：坚硬如软骨计 3 分；硬度似橡皮计 2 分；稍软计 1 分；柔软似正常皮肤计 0 分。

（4）痒：剧烈或持续性并伴有抓痕计 3 分；时常有但不太剧烈，可忍受计 2 分；有时痒计 1 分；无痒计 0 分。

（5）触痛：很强烈的"痛觉过敏"计 3 分；中等强度的过敏性疼痛计 2 分；有时有计 1 分；无计 0 分。其总积分 >10 分为重度，6 ~ 10 分为中度，1 ~ 5 分为轻度。

【护理诊断】

皮肤完整性受损（瘢痕）：与皮肤原发性受损有关。

【护理措施】

（1）加强护理评估和不良反应的观察：手术治疗前，护士需记录瘢痕部位、大小、颜色深浅、皮肤凸度、质地等，嘱患者将瘢痕周围皮肤牵拉，尽量使之松弛。术前 1 天 进行术区及供皮区皮肤准备，瘢痕皱褶处的积垢用酒精或碘伏彻底清洗；保护供区与受区皮肤组织，避免意外损伤，预防感染；手术后尽量减少肢体的活动，以降低切口张力和缓解疼痛，密切观察术区伤口渗液、敷料等情况，如有异常及时告知医生进行处理。

（2）皮肤激素治疗的疗效观察较为重要，如果注射 2 ~ 3 次后无效或有明显不良反应，需及时报告医生停药或换药。

（3）瘢痕治疗局部的并发症有：放疗引起的皮肤红斑、水肿、刺痛、萎缩、色素沉着、干性脱皮、湿性脱皮、皮肤溃疡等；瘢痕内注射皮质激素可能导致皮肤萎缩、色素沉着或减退、毛细血管扩张、坏死、溃疡、生理功能紊乱和皮质类固醇增多症等；冷冻疗法易引起组织坏死。溃烂、色素加深、皮肤轻度萎缩等；

基因治疗会导致发热和胃肠道反应等并发症。护理时需加强巡视和观察,如出现局部异常情况及时告知医生给予处理。

(4)进行皮质激素治疗、硅凝胶膜治疗、加压治疗和激光治疗时,需护士进行精准操作,操作时严格掌握瘢痕的范围、深度,以确保疗效减少并发症的发生。

(5)老年性皱纹、萎缩性瘢痕、面部光老化等的治疗。可启动组织再修复程序,致使瘢痕内胶原的重塑,达到治疗的效果。

(6)早期康复训练可有效地减轻瘢痕和功能障碍的程度。

(7)心理护理:瘢痕是老年患者皮肤损伤后比较容易出现的一种现象,它不仅给老年患者的身体带来伤害,而且也给老年患者的心理带来极大的痛苦。因此,加强对瘢痕形成的护理干预是很有必要的,特别是随着医疗技术的发展与进步,对瘢痕患者的治疗将不仅仅局限于生理方面,还需要对其心理进行有效的护理。

【健康教育】

(1)瘢痕的治疗是一个长久的过程,尤其是加压治疗需持之以恒,故护士对患者的及时指导和监督较为重要。

(2)加压治疗坚持"早期、适量、持久"的原则,弹力套必须每天穿戴18~24小时,时间一般是3~6个月,也有持续8~10个月或长达2年的。一开始使用时,患者可能感到不适,以后可以慢慢适应,一部分患者因未能足够长时间地使用而影响疗效,护理人员必须起到监督的作用。

(3)治疗区皮肤的保护和防晒也是患者要注意的重点。例如:冷冻疗法易引起色素沉着,需提醒患者1个月内对治疗区避光,皮损炎症恢复后外涂防晒霜以防止治疗区域色素加深;激光治疗后指导患者治疗区域进行防晒;放射治疗前指导患者保护好放射野皮肤的定位线,勿用力擦拭放射野皮肤,告知患者避免在放疗皮肤局部涂抹化妆品,避免抓破和过度日晒,避免衣物压迫、束缚或衣服材质过硬。

(4)基因治疗是一种新型的生物学高新技术。护理人员在配合基因治疗前要做好患者的心理宣教,消除其顾虑。

(5)可以从瘢痕的预防方法、食疗内容以及恢复期功能锻炼及并发症观察等方面入手,采取多种形式(如讲座、健康教育手册等)对瘢痕患者进行健康教育干预,通过随访的方式观察其实施效果并进行自身前后对照比较,验证护理健康教育的效果,促进患者全面康复。

三、皮肤瘙痒的护理

【概述】

皮肤瘙痒是一种无原发性破损的皮肤病，皮肤表面看不到皮疹，但感觉非常痒，可能会被迫搔抓。导致皮肤瘙痒的原因有很多，如晚上没休息好、使用碱性强的肥皂、皮肤干燥等。老年性皮肤瘙痒症是老年人的常见病、多发病，给老年人带来极大的困扰，严重影响了老年人的身心健康，降低了生活质量。

【临床表现】

一般无原发性皮肤损害，瘙痒为本病特征性表现，可有烧灼、蚁行感等。可分为全身性瘙痒和局限性瘙痒。全身性瘙痒症往往表现为痒无定处，瘙痒程度不尽相同，常为阵发性，且夜间为重；局限性瘙痒表现为局部阵发性剧痒，好发于外阴、肛周、小腿和头发。酒精、情绪波动、温度变化、衣服被褥摩擦，甚至某些暗示等可引起瘙痒发作或加重。搔抓可引起继发性皮损，表现为条状抓痕、血痂、色素沉着或减退，甚至湿疹样变和苔癣样变，还可继发各种皮肤感染如毛囊炎、疖、淋巴管炎、淋巴结炎等。

特殊类型的全身性瘙痒症包括以下三种。

（1）老年性瘙痒症：多因皮脂腺功能减退、皮脂分泌减少、皮肤干燥和退行性萎缩或过度洗烫等因素诱发，可发生在四肢及躯干。

（2）冬季瘙痒症：由寒冷诱发，多发生于秋末及冬季气温急剧变化时，由寒冷室外骤入室内或在夜间脱衣睡觉时加重，常伴皮肤干燥。

（3）夏季瘙痒症：常夏季发生，高热、潮湿时明显，出汗常使瘙痒加剧。

【治疗原则】

（1）一般治疗：治疗引起瘙痒症的系统性疾病，避免局部刺激，包括搔抓、洗烫及不当治疗，忌食刺激性事物。

（2）口服抗组胺类药物及镇静催眠药物。维生素 C、钙剂、硫代硫酸钠等溶液静脉注射。严重者可应用普鲁卡因静脉封闭。

（3）选用无刺激性止痒剂，如炉甘石洗剂、皮质激素软膏或霜剂等。

（4）物理疗法：紫外线照射、淀粉浴、糖浴、矿泉浴等。

【护理评估】

1. 健康史

（1）了解老年患者的年龄、病程长短、起病缓急程度及持续时间。

（2）了解有无刺激物质接触史或精神因素（如各种神经功能障碍或器质性病变以及情绪紧张、焦虑、恐惧等）、系统性疾病（尿毒症、糖尿病、胆汁性肝硬化等）。

（3）了解老年患者工作和居住环境、生活习惯（如使用碱性过强的肥皂、清洁护肤化妆品）、气候改变（如温度、湿度）、贴身衣服等。

2. 身体状况

（1）评估患者皮肤损害的好发部位，皮肤损害范围、大小、数量等；有无伴发症状，如瘙痒、抓痕、血痂甚至湿疹样变和苔藓样变；有无继发皮肤感染如毛囊炎、淋巴管炎、淋巴结炎等。

（2）评估患者有无入睡困难及睡眠质量。

（3）评估患者的心理状态及对治疗的依从性。本病病因较为复杂。由于瘙痒，心情烦躁，往往会影响正常的生活及工作。

【护理诊断】

皮肤完整性受损（瘙痒）：与疾病本身有关。

【护理措施】

（1）皮损时，穿棉质宽松衣物，嘱勿搔抓皮损，修剪指甲，必要时戴手套限制搔抓。

（2）注重饮食调适，注意增加膳食中部分维生素（如维生素 A、维生素 B_2、维生素 B_6）及锰的含量，以减轻和避免皮肤瘙痒的发生。应养成定时、定量喝水的习惯，每天不少于1500ml，及时为身体补充水分，保持皮肤滋润；多食粗纤维食物，保持大便通畅，以减轻瘙痒；少吃辛辣刺激性食物。

（3）洗澡忌太勤、忌水过烫、忌搓揉过频、忌肥皂碱性太强。夜间瘙痒严重者可在睡前用温水淋浴，每次沐浴 10～20 分钟，水温 30～40℃，室温 22～24℃，沐浴后可用甘油水或润肤油脂，以保持皮肤湿润，夜间瘙痒入睡困难时可遵医嘱给予止痒、镇静催眠药。提供适宜的睡眠环境。使用放松方法帮助患者入睡。

（4）皮肤瘙痒时搔抓不仅会使皮肤破损，还会继发皮炎、湿疹，而且搔抓可使局部的感觉因反复刺激而更加兴奋、敏感，使瘙痒进一步加重，越痒越抓，形成恶性循环。可选择含有薄荷、冰片的止痒药膏来止痒，同时可多用护肤霜。

（5）多与患者沟通，理解、关心患者，指导患者正确认知疾病，积极配合治疗。以成功的病例鼓励患者，使患者树立战胜疾病的信心。

【健康教育】

（1）指导老年患者生活要有规律，心情保持愉快，避免发怒和急躁，保持充足的睡眠，避免过度疲劳，适当参加体育锻炼，可促进皮肤的新陈代谢，提高皮肤对营养的吸收，还可促进汗液的分泌，减轻皮肤干燥，缓解瘙痒症状。

（2）在平时生活中，做到"6忌"：忌搔抓摩擦、忌热水烫、忌肥皂洗、忌搽化妆品、忌乱搽药物、忌饮食不当。

（3）禁烟、酒、浓茶、咖啡、辛辣刺激食物。

（4）尽量不穿化纤贴身内衣、皮毛制品。

（5）勿剧烈搔抓皮肤。

（6）控制血糖是减轻糖尿病患者皮肤瘙痒的关键。

第二节　指甲功能障碍的护理

灰指甲的护理

【概述】

甲癣，俗称"灰指甲"，是指皮癣菌侵犯甲板或甲下所引起的疾病。甲真菌病是由皮癣菌、酵母菌及非皮癣菌等真菌引起的甲感染。甲真菌病常见以下两型。

（1）真菌性白甲（浅表性白色甲真菌病）：此型病损局限于甲面一片或其尖端。

（2）甲下真菌病：又分远端侧位型、近端甲下型及浅表白色型，此型病变从甲的两侧或远端开始，继而甲板下发生感染。

【临床表现】

（1）甲下型甲癣：常从甲板两侧或末端开始，多先有轻度甲沟炎，后来逐渐变成慢性或渐趋消退。甲沟炎可引起甲面有凹点或沟纹，持续不变或渐累及甲根。一旦甲板被感染，即可形成裂纹、变脆或增厚，呈棕色或黑色。本型常见因甲下角蛋白及碎屑沉积，致甲变松及甲浑浊肥厚。

（2）真菌性白甲（浅表性白色甲癣）：为甲板表面一个或多个小的浑浊区，外形不规则，可逐渐波及全甲板，致甲面变软、下陷。无任何症状，无甲沟炎，常于甲床皱襞皮肤处见有脱屑。

（3）白色念珠菌引起的甲癣：多见于家庭主妇、炊事员及经常接触水的人。多合并甲沟炎，起于两侧甲皱襞，可有皮肤红肿、积脓、压痛。附近的甲变为暗色，高起，并与其下的甲床分离，其后整个甲板波及。

【治疗原则】

（1）治疗时间较长，一定要持之以恒。

（2）用药剂量较大，要监测不良反应。

（3）外用药使用时，按要求涂抹。

（4）观察用药后的疗效，及时调整治疗方案。

【护理评估】

（1）了解患者发病的相关因素，有无与患者密切接触史；是否存在间接接触因素，如公共浴池、毛巾。

（2）了解指甲损害的部位、范围、形态、色泽。

（3）评估炎症是否累及其他部位。

（4）评估患者是否因皮肤损害而出现不适的心理反应。

（5）评估患者是否能够配合治疗，是否了解本病的预防和治疗知识及掌握程度和心理反应。

【护理诊断】

皮肤完整性受损（指甲/趾甲完整性改变）：与真菌感染有关。

【护理措施】

（1）在生活中不要使用碱性的洗液，尤其是在洗碗、洗衣服的时候，否则会对皮肤造成很大的伤害，尤其是在洗手后一定要擦拭一些护肤霜，避免刺激。

（2）有灰指甲的患者避免剪掉死皮，尤其是灰指甲两侧的死皮不要剪掉，否则容易引起炎症。糖尿病患者若指甲两侧出现发炎的情况，应及早就诊，避免传染到其他部位。

（3）如果患者的指甲变成了绿色，那么很有可能是细菌或者是真菌感染。这个时候指甲还会松动，建议补充一些乳酸菌的成分，酸奶就是不错的选择，每次搽药前一定要用热水浸泡病甲，使药力直达病根，以加速药效。在治疗期间，切忌用冷水清洗患部，保持鞋袜干燥和清洁很重要。

（4）灰指甲患者在日常生活中从事活动的时候需要戴手套，尤其是洗碗、洗衣服接触一些化学试剂的时候，如果经常浸泡在肥皂水当中，水使指甲膨胀，当指甲脱水干燥后，又容易收缩，导致指甲松动及易碎。

（5）指甲可修剪时成弧状，而足趾甲修剪时应尽量保持跟甲床平齐，以避免在承重时甲崁入甲床，导致甲沟炎或崁甲。注意对于患病的甲板，不要过度修剪，以免造成甲板失去保护，导致病菌沿着甲床进入甲下组织。

（6）甲癣患者特别是长期治疗无效时，常常会有无法摆脱的窘迫感和受挫折感。当工作、婚姻、社交因受到灰指甲影响而失败时，对患者心理上的打击更大，往往因此产生自卑感。

（7）甲癣可引起疼痛和不适感，易引发甲沟炎、甲床炎、手指脓皮病等并发症，严重时可引发丹毒或蜂窝织炎等深部组织和器官感染的全身症状，甚至危害生命。女同胞患甲癣可传染到阴部，形成真菌性阴道炎和白色念珠菌性阴道炎等难以治愈的妇科疾病。

（8）老年人甲生长速度减慢，服药时间又需要适当延长，会进一步增加治疗过程中老年人发生系统性副作用和药物之间相互作用的危险性，因而很多老年甲真菌病患者对治疗往往有一定的顾虑，而用药的安全性也是临床医生考虑的主要因素。在临床中发现指甲真菌病更容易影响社交，给日常生活带来许多不便，对生活质量有较大影响，因而患者治疗需求较为强烈。

【健康教育】

（1）应注意及时、彻底地治疗浅部真菌感染。

（2）穿透气性能好的鞋袜，每日更换鞋袜，保持足部干燥。

（3）日常生活中，还应避免酸碱物质对手部皮肤的损伤等，做好自我保护。

（4）不共用鞋袜、浴盆、脚盆和指甲剪等生活用品，内衣与鞋袜分开洗涤，切断传播途径，以免感染。

（5）若家中宠物被真菌感染，应与人隔离，积极治疗。

参考文献

［1］贾建平. 中国痴呆与认知障碍诊治指南：2015 年版［M］. 北京：人民卫生出版社，2016.

［2］张晓培，张继萍，孙玲，等. 老年病防治与护理［M］. 上海：上海交通大学出版社，2014.

［3］葛均波，徐勇健. 内科学［M］. 8 版. 北京：人民卫生出版社，2013.

［4］李乐之，路潜. 外科护理学［M］. 北京：人民卫生出版社，2013.

［5］刘绍辉，张学军. 心血管内科分册（实用专科护士丛书）［M］. 长沙：湖南科学技术出版社，2004.

［6］霍孝蓉，江建中. 护理常规 2012［M］. 南京：东南大学出版社，2012.

［7］何玉莲. 最新医院血液科临床护理 2011［M］. 北京：人民卫生出版社，2011.

［8］丁淑贞，郝春燕. 血液科临床护理 2016［M］. 北京：中国协和医科大学出版社，2016.

［9］潘晓彦. 康复护理学［M］. 长沙：湖南科学技术出版社，2013.

［10］李胜利. 言语治疗学［M］. 北京：求真出版社，2010.

［11］张朝霞，史绍蓉，刘芳. 健康评估基本技能［M］. 西安：第四军医大学出版社，2015：44 – 46.

［12］李津，李桂玲. 康复护理学［M］. 南京：江苏科学技术出版社，2014：102 – 104.

［13］尤黎明，吴瑛. 内科护理学［M］. 6 版. 北京：人民卫生出版社，2017.

［14］丁淑贞，丁全峰. 消化内科临床护理一本通［M］. 北京：中国协和医科大学出版社，2016.

［15］成蓓，曾尔亢. 老年病学［M］. 2 版. 北京：科学出版社，2017.

［16］化前珍. 老年护理学［M］. 3 版. 北京：人民卫生出版社，2016.

［17］余学锋. 内分泌代谢疾病诊疗指南［M］. 3 版. 北京：科学出版社，2018.

［18］张会君，王红霞. 泌尿和生殖系统疾病护理［M］. 北京：科学出版社，2016.

［19］杜春萍，包芸，刘素珍. 康复医学科护理手册［M］. 北京：科学出版社，2011.

［20］丁炎明. 伤口护理学［M］. 北京：人民卫生出版社，2017.

［21］丁淑贞，戴红. 皮肤科临床护理一本通［M］. 北京：中国协和医科大学出版社，2016.

［22］赵辨. 中国临床皮肤病学［M］. 3 版. 南京：江苏科学技术出版社，2017.

［23］朱建英，叶文琴. 创伤骨科护理学［M］. 北京：科学出版社，2017.

［24］张新，恽晓平. 失算症的评定与康复［J］. 中国康复理论与实践，2010，16（10）：923.

［25］单媛媛，王婷，尤敏，等. 脑卒中后吞咽功能障碍患者抑郁与生活质量相关性研究［J］. 齐鲁护理杂志，2017，23（17）：28 – 29.

［26］中国吞咽功能障碍康复评估与治疗专家共识组. 中国吞咽功能障碍评估与治疗专家共识（2017 年版）—第一部分：评估篇［J］. 中华物理医学与康复杂志. 2017，39（12）：

881 - 892.

[27] 中国吞咽功能障碍康复评估与治疗专家共识组. 中国吞咽功能障碍评估与治疗专家共识 (2017 年版) —第二部分: 治疗与康复管理篇 [J]. 中华物理医学与康复杂志. 2018, 40 (1): 1 - 10.

[28] 曹娟, 王燕萍, 任浩翡, 等. 老年人误吸风险评估量表的临床应用 [J]. 解放军护理杂志, 2017, 34 (20): 69 - 71.

[29] 高玉秀. 功能性消化不良的临床观察与护理要点 [J]. 航空军医, 2018, 46 (5): 246 - 247.

[30] 张娟娟, 秦芳, 王云霞. 系统性护理干预在低位结肠癌肠道造瘘口术患者中的应用 [J]. 中国肿瘤临床与康复, 2016, 23 (9): 1126 - 1128.

[31] 吕银婵. 老年糖尿病患者的皮肤护理 [J]. 实用临床护理学杂志, 2017, 2, (15): 31 - 33.

[32] 尧淑娣. 重症监护室患者预防肛周皮肤不同护理方法效果对比 [J]. 中西医结合心血管病杂志, 2017, 5 (22): 102.

[33] 罗世俐. 护理干预对烧伤后瘢痕形成的影响研究 [J]. 中国医药指南, 2013, 11 (36): 237 - 238.

[34] 李静华, 张志明. 伊曲康唑对灰指甲的治疗效果临床观察 [J]. 中医临床研究, 2014, 6 (32): 139, 146.